创伤骨科生物力学：
基础与病例分析

**Essential Biomechanics for Orthopedic Trauma:
A Case–Based Guide**

主　编　（美）布雷特·D. 克里斯特（Brett D. Crist）
　　　　（美）小约瑟夫·博雷利（Joseph Borrelli Jr.）
　　　　（加）爱德华·J. 哈维（Edward J. Harvey）

主　译　林凤飞　陈顺有　刘清平

辽宁科学技术出版社
·沈阳·

First published in English under the title
Essential Biomechanics for Orthopedic Trauma: A Case-Based Guide
edited by Brett D. Crist, Joseph Borrelli and Edward J. Harvey

Copyright © Springer Nature Switzerland AG, 2020
This edition has been translated and published under licence from
Springer Nature Switzerland AG.
Springer Nature Switzerland AG takes no responsibility and shall not be
made liable for the accuracy of the translation.

©2023辽宁科学技术出版社
著作权合同登记号：第06-2021-235号。

图书在版编目（ＣＩＰ）数据

创伤骨科生物力学：基础与病例分析 /（美）布雷特·D.克里斯特
（Brett D. Crist)，（美）小约瑟夫·博雷利（Joseph Borrelli Jr.），（加）爱
德华·J.哈维（Edward J. Harvey）主编；林凤飞, 陈顺有, 刘清平主译. —沈
阳：辽宁科学技术出版社, 2023.5
　　ISBN 978-7-5591-2946-8

　　Ⅰ.①创… Ⅱ.①布… ②小… ③爱… ④林… ⑤陈… ⑥刘… Ⅲ.①骨
损伤 ②骨骼－生物力学 Ⅳ.①R683 ②R322.7

中国国家版本馆CIP数据核字（2023）第048376号

出版发行：辽宁科学技术出版社
　　　　　（地址：沈阳市和平区十一纬路25号　邮编：110003）
印　刷　者：辽宁新华印务有限公司
经　销　者：各地新华书店
幅面尺寸：210mm×285mm
印　　张：18.5
插　　页：4
字　　数：420千字
出版时间：2023 年5月第1版
印刷时间：2023 年5月第1次印刷
责任编辑：吴兰兰
封面设计：顾　娜
版式设计：袁　舒
责任校对：王春茹

书　　号：ISBN 978-7-5591-2946-8
定　　价：298.00 元

编辑电话：024-23284363
邮购热线：024-23284502
邮箱：2145249267@qq.com

译者名单

主　　译　林凤飞　厦门大学附属福州第二医院
　　　　　陈顺有　厦门大学附属福州第二医院
　　　　　刘清平　福建医科大学附属闽东医院

参译人员（按姓氏拼音排序）
　　　　　陈福明　漳州正兴医院
　　　　　陈晋宸　厦门大学附属福州第二医院
　　　　　陈培生　厦门大学附属福州第二医院
　　　　　陈　嵩　厦门大学附属福州第二医院
　　　　　陈溢彬　福建中医药大学研究生院
　　　　　方克恒　漳浦县医院
　　　　　黄殿华　厦门大学附属福州第二医院
　　　　　黄　健　福建中医药大学研究生院
　　　　　黄玉玲　福建医科大学研究生院
　　　　　李　煜　厦门大学附属福州第二医院
　　　　　林斌斌　福建中医药大学研究生院
　　　　　林　然　厦门大学附属福州第二医院
　　　　　卢育南　厦门大学附属福州第二医院
　　　　　潘源城　厦门大学附属福州第二医院
　　　　　唐　昊　厦门大学附属福州第二医院
　　　　　汪　强　厦门大学附属福州第二医院
　　　　　吴晓瑛　福建中医药大学研究生院
　　　　　吴新武　厦门大学附属福州第二医院
　　　　　张信照　福建中医药大学附属宁德中医院

前言

感谢您对《创伤骨科生物力学：基础与病例分析》的厚爱。本书致力于使生物力学这一在骨折处理中至关重要的主题，更加合理地应用于临床。

本书从生物力学的角度探究骨折处理的进程，讨论了骨折愈合的原理及不同类型骨折的处理方式。我们希望通过列举一些成功及失败的实际案例，能规范生物力学原则，从而提高我们骨科医生处理骨折及畸形的能力。

幸运的是，本书由众多专家合力撰写。他们不仅是骨折及畸形领域的专家，亦是伟大的教育工作者。

我们要感谢我们的家人在我们完成项目的过程中给予我们的支持、宽容和耐心。我们也要感谢 Springer 出版社，特别是 Kristopher Spring 和 Katherine Kreilkamp，正是他们耐心的工作，才使得本书问世。最后，我们要感谢我们的共同编辑——Ed Harvey 和 Joe Borrelli，他们从探讨概念，挑选专家，编辑和撰写章节等方面做出了巨大的贡献，并最终令此书出版问世！

祝大家生活愉快。

Columbia, MO, USA　　　　　　Brett D. Crist, MD

编者名单

Timothy S. Achor, MD Department of Orthopedic Surgery, University of Texas Health Science Center, Houston, TX, USA

John D. Adams Jr., MD Prisma Health, Department of Orthopedic Surgery, School of Medicine Greenville, University of South Carolina, Greenville, SC, USA

Mitchell Bernstein, MD, FRCS(C) Division of Orthopaedic Surgery, Departments of Surgery & Pediatric Surgery, McGill University Health Center and Shriners Hospitals for Children–Canada, Montreal, QC, Canada

Gabrielle A. Bui Department of Orthopaedics and Rehabilitation, University of Iowa Hospitals & Clinics, Iowa City, IA, USA

Seong-Eun Byun, MD, PhD Department of Orthopedic, Denver Health Medical Center, Denver, CO, USA

Chad P. Coles, MD, FRCS(C) Division of Orthopedic Surgery, Department of Surgery, QEII Health Sciences Centre, Dalhousie University, Halifax, NS, Canada

Gregory J. Della Rocca, MD, PhD Department of Orthopaedic Surgery, University of Missouri, Columbia, MO, USA

Jonathan G. Eastman, MD Department of Orthopaedic Surgery, Davis Medical Center, University of California, Sacramento, CA, USA

Fabricio Fogagnolo, MD, PhD Division of Knee Surgery and Lower Extremity Trauma, Department of Biomechanics, Medicine and Rehabilitation of Locomotor Apparatus, Hospital das Clinicas, Ribeirao Preto School of Medicine, University of Sao Paulo, Ribeirao Preto, Sao Paulo, Brazil

Austin T. Fragomen, MD Weill Medical College of Cornell University, New York, NY, USA

Limb Lengthening and Complex Reconstruction Service, The Hospital for Special Surgery, New York, NY, USA

Elizabeth B. Gausden, MD, MPH Department of Orthopedic Surgery, Mayo Clinic, Rochester, MN, USA

Chetan Gohal, BHSc, MD Division of Orthopaedic Surgery, Department of Surgery, Hamilton General Hospital, McMaster University, Hamilton, ON, Canada

Predrag Grubor, MD, PhD Clinic of Traumatology Banja Luka, Faculty of Medicine, University of Banja Luka, Banja Luka, Republic of Srpska, Bosnia and Herzegovina

Sascha Halvachizadeh, MD Department of Trauma Surgery, University Hospital Zurich,

Zurich, Switzerland

Roberto C. Hernández-Irizarry, MD, MSc Department of Orthopaedic Surgery, Jackson Memorial Hospital, University of Miami Miller School of Medicine, Miami, FL, USA

Dolfi Herscovici Jr., DO Center for Bone and Joint Disease, Hudson, FL, USA

Jihyo Hwang, MD Department of Orthopedic, Denver Health Medical Center, Denver, CO, USA

Herman Johal, MD, MPH, FRCS(C) Division of Orthopaedic Surgery, Department of Surgery, Hamilton General Hospital, McMaster University, Hamilton, ON, Canada

Mauricio Kfuri, MD, PhD Department of Orthopaedic Surgery, University of Missouri, Columbia, MO, USA

Mark A. Lee, MD Department of Orthopaedic Surgery, UC Davis Medical Center, University of California at Davis, Sacramento, CA, USA

Ross K. Leighton, MD, FRCS(C) Division of Orthopedic Surgery, Department of Surgery, QEII Health Sciences Centre, Dalhousie University, Halifax Infirmary, Halifax, NS, Canada

Kristin S. Livingston, MD Department of Orthopaedic Surgery, Benioff Children's Hospital at Mission Bay, University of California at San Francisco, San Francisco, CA, USA

Jason A. Lowe, MD Department of Orthopaedics, Banner University Medical Center Tucson, University of Arizona-Phoenix and Tucson, Tucson, AZ, USA

Maureen E. Lynch, PhD Department of Mechanical Engineering, University of Colorado Boulder, Boulder, CO, USA

Austin Edward MacDonald, MD Division of Orthopaedic Surgery, Department of Surgery, Hamilton General Hospital, McMaster University, Hamilton, ON, Canada

Michael Maher, MD Department of Orthopedic, Denver Health Medical Center, Denver, CO, USA

J. Lawrence Marsh, MD Department of Orthopaedics and Rehabilitation, University of Iowa Hospitals & Clinics, Iowa City, IA, USA

Cyril Mauffrey, MD, FRCS Department of Orthopedic, Denver Health Medical Center, Denver, CO, USA

Sarah H. McBride-Gagyi, PhD Department of Orthopaedic Surgery, Saint Louis University, St. Louis, MO, USA

Brent L. Norris, MD Department of Orthopedic Trauma, University of Oklahoma, Tulsa, OK, USA

Jessica L. Page, MD, FRCS(C) Division of Orthopedic Surgery, Department of Surgery, QEII Health Sciences Centre, Dalhousie University, Halifax, NS, Canada

Hans-Christoph Pape, MD Department of Trauma Surgery, University Hospital Zurich, Zurich, Switzerland

Joshua A. Parry, MD Department of Orthopedic, Denver Health Medical Center, Denver, CO, USA

Robinson Esteves Pires, MD, PhD Orthopaedic Surgery, Department of the Locomotor Apparatus – Federal University of Minas Gerais Clinics Hospital and Felicio Rocho Hospital, Belo Horizonte, Minas Gerais, Brazil

Stephen M. Quinnan, MD Department of Clinical Orthopaedics, University of Miami Miller School of Medicine, Miami, FL, USA

Shea B. Ray, MD Prisma Health, Department of Orthopedic Surgery, School of Medicine Greenville, University of South Carolina, Greenville, SC, USA

Dominique M. Rouleau, MD, MSc, FRCS(C) Department of Surgery, Hôpital du Sacré-Coeur de Montréal, Université de Montréal, Montréal, QC, Canada

S. Robert Rozbruch, MD Limb Lengthening and Complex Reconstruction Service, Department of Orthopedic Surgery, Hospital for Special Surgery, New York, NY, USA

Sanjeev Sabharwal, MD, MPH Department of Orthopedics, Benioff Children's Hospital of Oakland, University of California–San Francisco, Oakland, CA, USA

Julia M. Scaduto, ARNP Center for Bone and Joint Disease, Hudson, FL, USA

Kyle M. Schweser, MD Orthopaedic Trauma Service, Department of Orthopaedic Surgery, University of Missouri, Columbia, MO, USA

Michael C. Willey, MD Department of Orthopaedics and Rehabilitation, University of Iowa Hospitals & Clinics, Iowa City, IA, USA

Justin C. Woods, MD Department of Orthopaedic Surgery, University of Missouri, Columbia, MO, USA

目录

第一部分

应力、应变、杨氏模量与骨折愈合的关系

第 1 章 骨折愈合的生物力学原理

Sarah H. McBride-Gagyi, Maureen E. Lynch

引言

骨骼对力学环境非常敏感[1-3]。在整个生命过程中，整体结构不断适应局部机械刺激——在机械负荷增加的区域骨组织增加，在没有机械负荷刺激的区域骨组织减少，该原理称为 Wolff 定律[3]。因此，骨骼是一种具有最小重量、最大强度的高度组织化的人体结构，能满足日常体育活动的需要。骨修复过程中也涉及 Wolff 定律，修复的组织类型和数量因修复部位的机械稳定性和整个肢体负荷的不同而有显著差异[4-6]。因此，对骨科医生来说，了解基本的力学知识对于改善患者的骨修复是非常重要的。

单个骨、骨痂或植入物所能承受的力是其材料强度和结构强度的组合（图 1.1）[7-13]。材料强度是一种固有的属性，像密度或温度一样，它与材料的数量无关。结构强度不仅与尺寸有关，而且与材料的分布有关。例如，一个矩形截面的悬臂梁一端受到弯曲应力时，弯曲或折断由钢制成的梁所需的力会比由泡沫聚苯乙烯（陶氏化学公司，Midland，MI，美国）制成的要大得多，因为钢和泡沫聚苯乙烯的材料强度不同。然而，弯曲或折断2.5cm 厚的泡沫聚苯乙烯梁所需要的力要比 30.5cm 厚的泡沫聚苯乙烯梁小。像鞋底厚的泡沫聚苯乙烯梁增加的强度是由于更大的结构、更大的尺寸。或者，一个非常大的泡沫聚苯乙烯梁，如果其材料结构被重新排列和优化（例如，工字梁的截面），则可以像钢梁一样坚固以对抗负载，因为材料的分布方式不同。

材料强度

应力 – 应变

当讨论材料强度时，使用的术语是应力和应变，而不是力和位移（或形变）。应力和应变是按物体尺寸标准化的指标。应力 σ（Sigma）或 τ（Tau）是按其作用的横断面标准化的力，然而应变 ε（Epsilon）或 γ（Gamma）是分别用原始长度或角位移归一化的指标（即长度变化）（图 1.2）。应力 / 应变可以是压缩、拉伸或剪切，这取决于物体是否能够被短缩、延长或成角畸形（图 1.2）。压应力 / 应变定义为负值，张应力 / 应变为正值，剪切应力 / 应变的符号取决于旋转的方向（顺时针或逆时针）。应力的单位为 Pa，即 1 N/m^2，生物组织的单位通常为 kPa（10^3）、MPa（10^6）或 GPa（10^9）。应变是无单位的或以弧度表示。骨的应变通常表现为微应变［μ（mu）应变，μ（mu）ε（Epsilon）10^{-6}］。材料的特性，如弹性、延展性、强度和韧性，是由机械试验产生的应力 – 应变曲线确定的。现实中，多数用于工程目的的应力 – 应变曲线都是针对张力或剪切力[13,14]。类似于许多其他材料，骨骼抗压缩的强度大于抗拉伸或抗剪切[7-9,11]。因此，即使受到严格限制负重（如股骨头上的步态载荷），像骨骼这样的物体也容易在张力或剪切力中失效，因为受压应力的同时会伴随着张力或剪切力所引起的弯曲或扭转，后两个力会先达到极限而失效。为了简化，我们将只使用张力或正剪切力作为例子在本节的其余部分讨论。

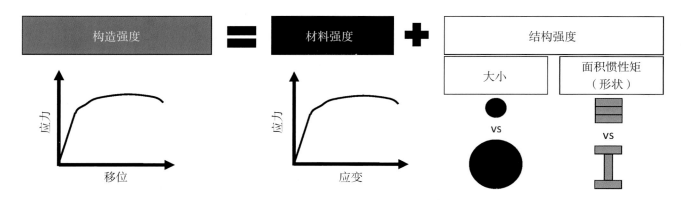

图 1.1　物体的整体强度。任何物体所能承受的力（和最大位移）是其材料强度和大小、面积（横截面）所产生结构强度的组合

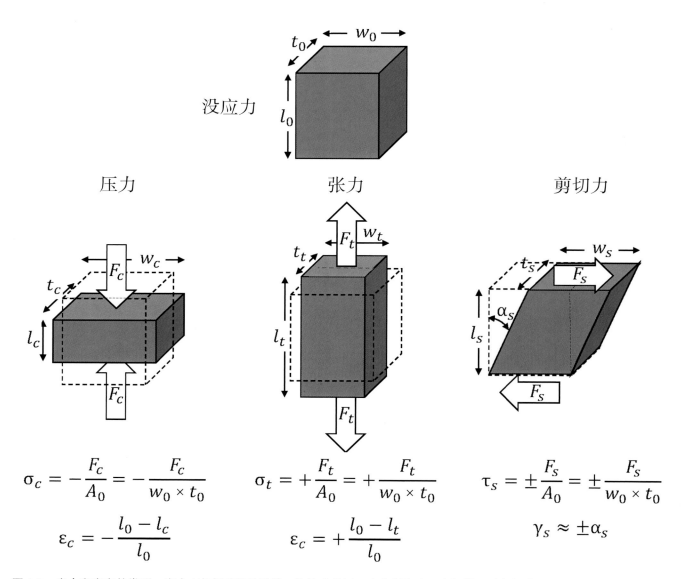

图 1.2　应力和应变的类型。应力 / 应变可以是压缩、拉伸或剪切，这分别取决于它们是否引起短缩、延长或形变。应力是力除以它初始作用的横断面积（垂直于压力 / 张力方向，平行于剪切力方向）。压缩 / 拉伸应变是总长度除以原始长度的变化量。小偏差的剪切应变近似等于角度的变化量

应力 – 应变曲线有几个重要特征，可用于确定材料的性质。屈服点是应力 – 应变曲线由线性变为非线性时的转折点，将弹性区域（线性区域）与塑性区域（非线性区域）分隔开来（图 1.3）。确定这个转换点可能有点主观性，为了客观分析数据，通常采用两种方法：工程学上，最常用的方法是取应力 – 应变曲线与平行于线形区域且平移 0.2% 直线（x 轴截距）的交点（图 1.3a）[7、9、11、13]；生物学上，也可采用经过同一起点且硬度低 10%（– 10% 斜率）的直线交点（图 1.3b）[12]。

当材料在弹性区域受应力／应变时，没有明显的累积损伤，应力去除后材料将恢复到原来的形状，称为可逆形变。理论上讲，这种材料就像一个完美的弹簧，一旦移除载荷，就会释放形变所存储的所有势能[13]。弹性区域内曲线的斜率定义了材料的硬度，又称为杨氏模量或弹性模量（图 1.3c）。柔韧或弹性材料在很小应力下会发生很大形变，其对应较低的杨氏模量（斜率）。刚性材料在相同的应力下形变很小，其具有较高的杨氏模量（斜率）。在骨骼等矿化组织中，杨氏模量主要由矿物质成分决定[7-9、11、15-17]。虽然，其他成分（如非胶原蛋白、胶原交联）也有影响，但密度越大的骨骼通常越硬。此外，单个骨骼内的矿物质密度通常在空间分布上也是不均匀的，因此骨骼局部的弹性模量处处都是变化的。对于骨痂来说，尤其如此，骨痂在靠近骨折远、近端处是较成熟的编织骨，比靠近骨折间隙处的新生编织骨密度更大，硬度也更大[16、17]。

硬度经常与强度相互混淆。虽然一种材料是刚性的，具有很高的杨氏模量，但它不一定坚固。强度是指材料能够承受的最大或"极限"应力，它几乎普遍发生在塑性区域而不是弹性区域（图 1.3）。然而，一些关于强度的推论可以从弹性线性区域做出，因为大多数材料／结构在屈服点以下可以长时间运行。如果弹性区域很大并且能扩展到很高的应力，那么极限应力必须更高——这样的材料我们认为是坚强的。例如，图 1.3c 所示，考虑 3 种不同的材料以及它们各自的应力 – 应变曲线的线性区域（直到屈服点）。材料 A 和材料 B 具有相同的杨氏模量，并且两者都比材料 C 坚硬。材料 A 可能比材料 B 强，因为它的屈服点要高得多。相反，由于屈服点相似，材料 A 和材料 C 的强度可能更接近，尽管材料 C 在任何给定的应力下都会比材料 A 发生更大的形变。

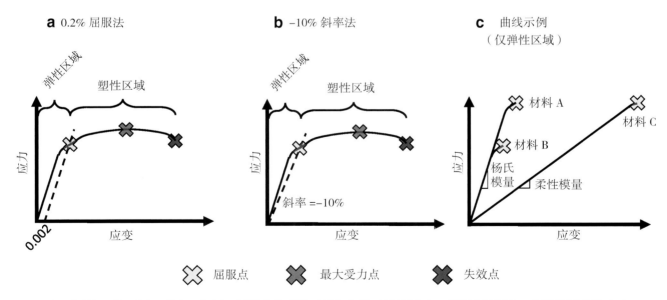

图 1.3　屈服点的识别和刚度 / 强度坐标图。屈服点使弹性区域与塑性区域分隔开，系统地识别这一点通常用采用（a）0.2% 屈服法；（b）然而，在处理生物标本时，如果应力 – 应变曲线难以获得，则采用 10% 斜率法，此方法可用于应力 – 应变曲线或力 – 位移曲线；（c）材料 C 和材料 B 具有相同的刚度（杨氏模量），但是材料 A 可能比材料 B 更强，因为它的屈服点对应更大的应力，材料 C 比上述两种材料更柔韧（杨氏模量更低），但其强度可能和材料 A 一样，因为屈服点对应相似的应力

然而，为了真正地比较极限强度，需要评估整个应力–应变曲线，即弹性和塑性区域。

在屈服点的右边是非线性的曲线，是塑性区域。一旦施加的应力/应变进入塑性区域，就会发生严重的损坏，并且当应力消除时，材料不会恢复到原先的形状（不可逆形变）（图1.4a）。在单轴拉伸试验中，达到极限应力后产生的损伤可以通过材料内部的"颈缩"来显示（图1.4b）[14]，这个区域决定了材料的延展性。如果屈服后它能承受更多的塑性形变，则称为韧性（图1.5a，b）。如果在塑性形变不大的情况下迅速达到断裂，则称为脆性（图1.5c，d）。极限应力，即曲线上的最大应力，几乎都出现在塑性形变区域。对于韧性材料，极限应力可能比屈服应力或破坏应力大得多（图1.5b）；对于非常脆的材料，极限应力可能等于或略高于屈服应力或破坏应力（图1.5c）。在骨骼和大多数生物组织中，延展性主要由胶原蛋白控制[7, 9, 11, 18, 19]。随着疾病和衰老，胶原蛋白的减少会使骨骼脆性增加。

应力–应变曲线最终决定材料的韧性，从数学角度讲，韧性就是整个应力–应变曲线下的面积。韧性代表材料在破坏前单位体积所能承受的能量。韧性有时分为屈服前和屈服后，因为通常需要在不产生损伤的弹性区域进行比较。韧性是顺应性、强度和延展性的函数，因此在比较不同材料或组间的抗断裂能力时，韧性是一种合适的单一评估方法。

讨论材料性能时，要记住两个重要的概念。首先，前面提到的许多术语都是相对的。刚度、韧性和强度的评估高度依赖于正常或控制条件。例如，一块"坚硬"的肌腱可能比一块"脆弱"的骨头吸收更少数量级的能量，一块"柔韧性"的金属变形到屈服点可能比一块"易碎"的塑料更容易。因此，对于不同材料间的比较，在可能的情况下报告每个组织/材料的绝对数是很重要的（表1.1）。其次，力–位移曲线的形状在视觉上与应力–应变曲线非常相似，这里讨论的每一种材料特性在力–位移曲线上都有一个非归一化的外在模拟。许多术语可以互换

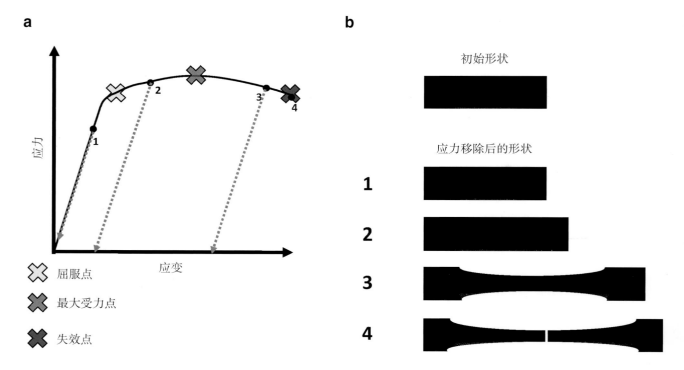

图1.4　韧性材料的弹性和塑性形变图。（a）某一材料的应力–应变曲线，图中有4个不同的点，它可以加载，然后卸载。（b）当材料被拉伸到弹性区域内的点1时，它可以恢复到原来的形状。当拉伸到点2时，已超过屈服点进入塑性区域，出现一些永久性的损伤，材料稍微长了一点，但基本上形状未变。当拉伸到点3时已经超过极限应力，当载荷移除后它不仅更长，而且开始出现"颈缩"现象。拉伸到点4时材料继续拉长，"颈缩"更加明显，并裂成两段，材料破坏失效

图 1.5 韧性和脆性的应力 – 应变曲线图。这 4 种材料具有相似的硬度（相同的杨氏模量），具有相同的屈服点，在弹性区域的表现相同。但是，图 a 和图 b 中的材料是柔韧性的，图 c 和图 d 中的材料是脆性的，这意味着图 a 和图 b 中的材料在断裂前会先变形。（a）韧性材料 1 不能承受比屈服应力大得多的极限应力。（b）韧性材料 2 可以承受比屈服应力大得多的极限应力。（c）脆性材料 1 的材质极脆，屈服点同时也是极限应力点和破坏应力点。（d）脆性材料 2 的极限应力和破坏应力略高于屈服应力

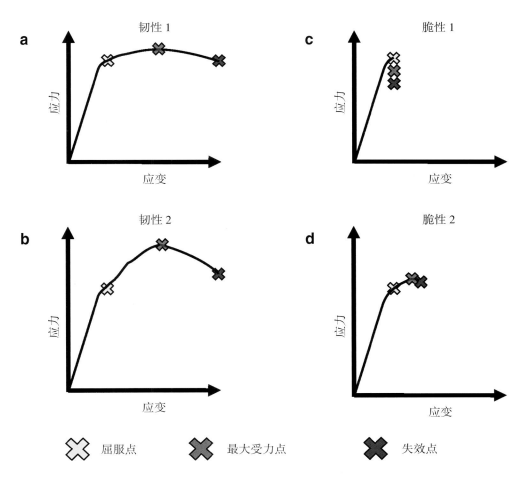

使用。例如，"刚度"可以指应力 – 应变曲线的斜率，单位为帕斯卡（Pa/ 无单位），也可以指力 – 位移曲线的斜率，单位为 N/mm。而杨氏模量仅指应力 – 应变曲线的斜率。对于生物标本，由于技术上的限制，例如分离几何形状一致的样品、精确描述复杂形态，或者满足测试标准 / 假设，常报道拟合的力 – 位移曲线 [10, 12]。

异质性

同质性描述了所有加载方向上相同的材料特性和机械行为（图 1.6a）。这是大多数均匀材料的情况，例如金属或塑料植入物。而现实中，生物组织在组织水平上很少是均匀的，它们通常由结构有序的胶原蛋白和其他基质蛋白组成，在正常骨骼和骨折晚期还有矿物质成分。复合材料具有典型的异质性，其性能取决于应力加载的方向（图 1.6b）。骨骼在不同方向上的异质性是生物进化的一个重要体现，它允许生物组织以最优化的方式承载初始应力 [21, 22]。这样，他们就可以通过最小的材料承受日常生活中负载的需求。例如，在长骨干骨皮质中，板层骨的逐层叠加，胶原纤维与骨纵轴平行排列 [18]。

一般认为皮质骨在纵轴或横轴方向具有同质性，其纵轴方向的材料强度最大，横轴方向（前后或内外）的强度稍弱（图 1.6c，表 1.1）[11]。松质骨通过骨小梁的排列方向决定其异质性，大部分骨小梁排列的方向即为坚强的轴线 [7]。例如，股骨头负重时会导致下方股骨近端的弯曲，股骨近端外侧为张力侧，内侧为压力侧，骨小梁则遵循该法则在两个方向上生长（图 1.6d）。根据长度尺度，这属于一种结构效应，而不是材料属性。骨修复中起重要作用的组织，

如血凝块、软骨和编织骨，均是异质性的。这些组织中，基质纤维相对无序，因为它们是快速生成

的[1, 21-25]。所以，尽管它们是复合材料，但其在各个方向上的机械结构都很相似[26]。

表 1.1　骨和普通种植体材料的平均材料特性

植入材料	模量（GPa）	极限应力（MPa）	
		张力	压力
骨皮质纵向	17	133	193
骨皮质横向	11.5	51	133
骨皮质剪切	3.3	68	
不锈钢	190~210	586~1351	
钴铬合金	210	770~1500	
钛	97~116	240~965	
超高分子量聚乙烯	1	45	
聚甲基丙烯酸甲酯	2.3~2.7	35	

疲劳

疲劳加载是指材料在极限应力或断裂点以下的重复应力加载，随着时间的推移会减弱材料性能[11, 13]。疲劳载荷引起的失效是由于在初始循环中施加的应力－应变引起一些不可逆的形变或破坏，当载荷去除时材料没有恢复到原始形态，仍存在一些应变（即应力－应变曲线上的应变起点没恢复到 0）（图 1.7a）。

对于纯弹性材料，应力卸载曲线平行于弹性形变区域，在正 x 轴上某一点停止，下一个应力加载周期从新的起始点开始，直至达到新的屈服点。更

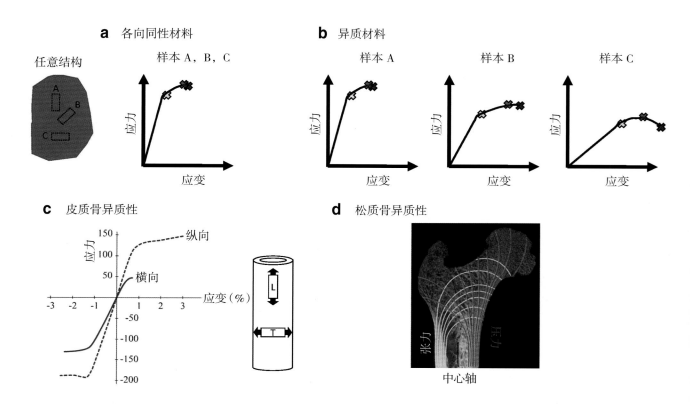

图 1.6　同质性材料和异质性材料的性能。在单轴试验中，从特定材料上以不同的方向切取同样大小的样本 A、B、C。（a）如果材料是各向同质的，则所有试验将得到相同的应力－应变曲线，并且无论应力从哪个方向施加，材料出现的应变都是相同的。（b）如果材料是各向异质的，样本 A、B、C 的应力－应变曲线会有所不同，材料的行为会随着加载方向的不同而不同。（c）皮质骨在试验的两个方向（纵向或横向）和力加载的方向（张力或压力）表现为各向异性。（d）松质骨根据骨小梁结构主轴线呈现各向异性，图中显示的是贯穿股骨头的骨小梁方向，由于股骨颈的弯曲形态，出现不同方向的张力侧和压力侧

以通过直接重塑板层骨、Haversian系统和骨血管来实现直接骨愈合。这种类型的愈合通常需要几个月到几年才能完全愈合（这个过程包括缓慢的重塑过程）。因此，一期骨愈合过程比二期骨愈合慢得多。

在一期骨愈合过程中，有接触愈合，即骨折块直接接触；也有间隙愈合，即骨折块有间隙。这两种愈合方式都在骨折部位直接重建具有生物力学稳定的板层骨结构。重建生物力学稳定必须通过双侧皮质骨的结合。当骨端之间的间隙小于0.01mm，骨折块间应力＜2%，骨折端通常采取接触愈合的方式愈合[5]。

在多数情况下，锥体切割效应在最接近骨折端的尽头形成。越过骨折端的切割锥尖端由破骨细胞组成，这些切割体在骨折愈合中令骨折端产生了许多纵向间腔，其速度为50~100μm/日。这些空腔随

后由成骨细胞产生的骨质填充，成骨细胞位于破骨细胞后面，排列在切割锥的两侧。这同时发生骨愈合和轴向哈弗氏系统的重建。重建的哈弗氏系统中因新生血管的生成带来了成骨细胞的前体。形成的骨桥后期通过直接重塑成板层骨而成熟，因此骨折愈合不形成骨痂或瘢痕。

间隙愈合通常是一期骨愈合的组成部分，与接触骨愈合不同的是，间隙愈合中同时发生骨愈合和Haversian系统重建。间隙愈合发生在稳定（如果不是刚性）的环境中，且骨折块接近解剖复位。然而，骨折块间隙必须＜800μm到1mm才能发生间隙愈合[5]。在间隙愈合中，骨折块间的间隙首先被垂直于骨长轴的板层骨填充，随后需进行二次骨重建，这与接触愈合过程不同（图3.2b）[8]。

这种初始的骨结构随后逐渐被具有新鲜血运的

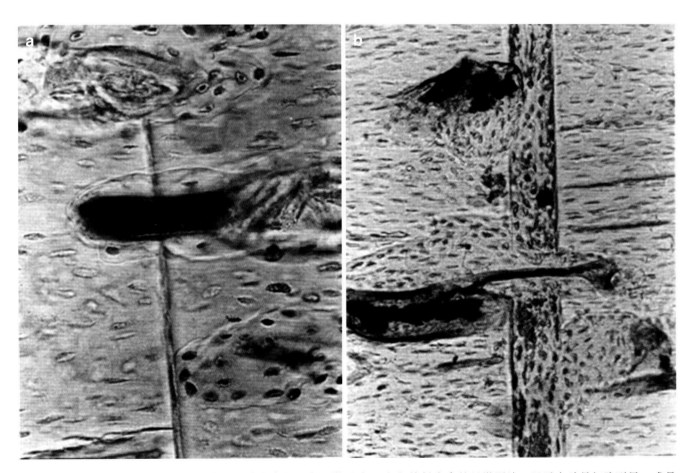

图3.2　兔子经典实验研究：接触愈合和间隙愈合的历史显微照片。（a）接触愈合的显微照片，显示由破骨细胞引导、成骨细胞跟随所形成的切割锥穿过骨折端，骨折端发生直接接触。（b）间隙愈合的显微照片，显示编织骨最初在骨折断端间形成，随着愈合过程逐渐形成板层骨

轴向骨组织所取代，这些新生骨组织含有骨祖细胞，骨祖细胞分化为成骨细胞，并且形成板状骨。在这些微小缝隙中产生的板层骨较为薄弱。填补间隙的初始过程大约需要 3~8 周，之后会发生类似接触愈合的二次重塑。为了完全恢复骨的解剖和生物力学特性，这个阶段是必要的。

在上述两例前臂骨折中（"病例 1"），骨折端得到了接近解剖复位，并通过骨间拉力螺钉和动态加压钢板实现了绝对稳定性。骨折愈合是在骨折发生后不久开始的，主要是在切开复位内固定后进行一期骨愈合。虽然在平片上看不到，但原发性骨愈合同时伴随接触和间隙愈合。需要再次强调的是，接触愈合要求骨折块间的张力不超过 2%；间隙愈合要求骨折块"间隙" < 1mm。通过实现每个骨折的解剖复位，并且通过合适大小的拉力螺钉和有限接触动态加压钢板进行固定，能够满足了这种复杂一期骨愈合所需的生物力学条件。

骨折延迟愈合或不愈合

病例 2（图 3.3）

骨折愈合是一系列复杂的过程，其中涉及许多因素，受患者和骨折情况的影响。患者因素包括患者的年龄、是否存在基础病、某些药物、吸烟和饮酒，还有基因。动物实验研究表明，骨愈合潜力随着年龄的增长而下降，这一点已被多项临床研究证实。这些研究表明，在某些骨折中，年龄是骨折愈合的消极因素[9-11]。包括营养不良和代谢缺陷在内的基础

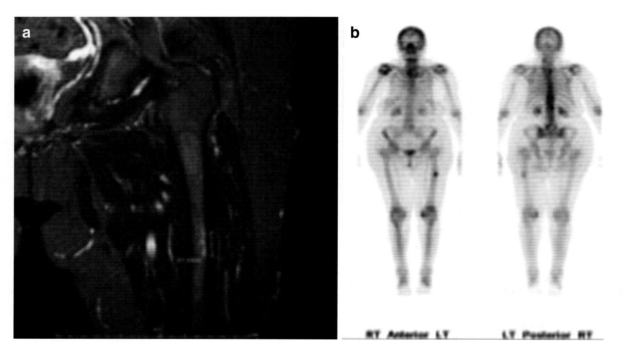

图 3.3 （a）一名骨质疏松症患者在抗骨质疏松治疗数年后仍抱怨左大腿疼痛，MRI 显示股骨转子下区域存在髓内水肿。（b）全身骨扫描显示，锝 -99 示踪剂沿左股骨转子下区外侧皮质的摄入量显著增加。（c，d）在全身锝 -99 骨扫描中放射性同位素增加和磁共振成像正侧位上表现出骨髓水肿和病理性骨折。骨折是横断的，骨折线是由外下斜向内上方。也可以看到外侧皮质增厚，这与长期骨质疏松症治疗相关的非典型股骨骨折一致。（e，f）上述骨折经髓内钉固定的正侧位片；骨折在冠状面和矢状面上复位不良，骨折近端内翻，导致骨折部位剪切力增加。（g，h）取出髓内钉，切开复位，用加压钢板固定后的正侧位片显示骨折已一期愈合，并持续重塑

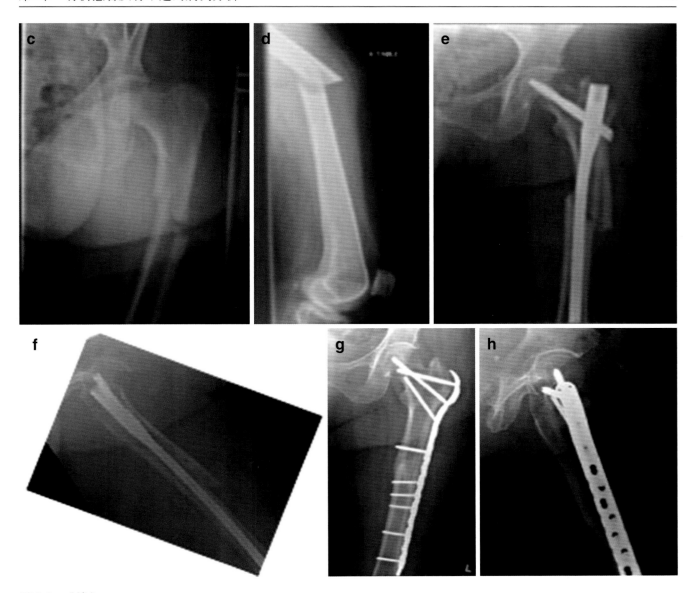

图 3.3 （续）

病也被认为是骨折不愈合的主要危险因素。微量元素钙、磷、维生素 C 和 D、白蛋白和蛋白质的缺乏都被发现对骨愈合有消极影响 [12, 13]。

某些药物对骨折愈合有直接的负面影响，包括抗肿瘤药物以及广泛使用的皮质类固醇。已知皮质类固醇可促进成骨细胞凋亡和骨细胞凋亡，并抑制成骨细胞的生成 [14]。此外，广泛用于治疗骨质疏松症（最常见于老年人群）的双膦酸盐也显示出可影响骨折愈合。这些药物通常通过减轻破骨细胞的作用来抑制骨吸收。一些研究人员提出，双膦酸盐可能是实际上促进骨愈合的候选药物 [15, 16]。还有其他

研究人员和临床医生注意到其在骨稳态和骨重塑过程中对破骨细胞作用。不典型的股骨骨折与双膦酸盐的长期使用有关。大约 10~15 年前，双膦酸盐作为治疗骨质疏松症的一种手段引入不久后，人们就对其认识和治疗方法进行了概述 [16-20]。已发现这类非典型股骨骨折具有一致的影像学表现和骨折模式，并与延迟愈合和骨不连的高风险相关。这些并发症被认为是多因素的：包括骨愈合的改变（这是双膦酸盐在愈合过程中的直接结果），骨质疏松症，以及在切开复位内固定和骨愈合过程中难以获得和维持骨折端的稳定性。

病例2所示的患者，由于长期使用双膦酸盐，出现了一种非典型性股骨骨折。显然，这种潜在骨折直到发生明显移位发生时才被发现。不幸的是，在进行髓内钉固定时，骨折近端内翻并发生移位。骨折近端内翻及双膦酸盐的残留作用可能导致了萎缩性骨不连的发生。第二次取出髓内钉，解剖复位骨折端，并在骨折端使用钢板固定。随后她的骨折通过一期骨愈合并恢复了正常的日常活动。

影响骨折愈合还有骨折端因素。这些因素包括骨折的特点、位置、周围软组织损伤情况，当然也包括固定方法及手术技术及生物力学因素。

在骨不连发生后，能否成功地刺激骨折愈合通常取决于骨不连的类型和骨折最初不愈合的原因。一般来说，有几个潜在的方法可以用来改善骨折和骨不连的愈合。除了改善骨折不愈合端的生物力学条件，其他治疗方法，即通过应用在骨折端/不愈合端的成骨的材料，如自体骨、骨形成蛋白（BMP）、同种异体移植骨、纤维母细胞生长因子（FGF）、血管内皮生长因子（VEGF）、血小板源生长因子（PDGF）等。

在某些情况下，机体部分物质的高表达水平可以影响骨折愈合，诸如甲状旁腺激素、双膦酸盐、抗硬化蛋白抗体、重组人蛋白抗体以及其他。近年来，生物刺激及物理刺激也被用于促进骨不连愈合和加速常规骨折愈合，但效果不一[19, 20]。这些方式包括电磁场刺激、低强度脉冲超声刺激、体外冲击波治疗[21]。

二期愈合

病例3（图3.4）

一名18岁的男性患者，机动车碰撞（MVC）时坐在后座而未系安全带发生了左肱骨闭合性螺旋形骨折。骨折发生在肱骨干中下1/3交界处（图3.4a，b）。急诊行骨折闭合复位，并在其左前臂和肱骨夹板固定。

受伤数日后，经患者和家属讨论并选择保守治疗。受伤后10天，患者左上肢行外展支具固定，铰链位于肘关节水平，并早期主动进行左肩、肘、腕和手的功能锻炼。

病例4（图3.5）

病例5（图3.6）

二期骨愈合是最常见的骨折愈合形式，愈合过程中伴随着软骨内成骨和膜内成骨[22]。它不需要骨折块解剖复位，也不需要坚强固定和稳定。二期骨愈合需要通过骨折端的微动来促进骨折愈合。当然，骨折端过多的活动或负荷会导致延迟愈合甚至不愈合[23]。

二期骨愈合通常发生在非手术治疗中，这通常需要使用石膏和支具以允许骨折部位有一定的微动。在大多数情况下，二期骨愈合遵循髓内钉、外固定器或桥接钢板的使用原则，每种方法都为骨折部位提供相对稳定性[24, 25]。

对于骨折来说，骨折发生后骨折端立即形成血肿。血肿由外周血和髓内血以及其释放的骨髓细胞组成。产生的血肿在骨折端间、周围、髓腔内凝结，最终形成骨痂[26]。随后发生了急性炎症反应，炎症分子进入骨折部位和周围受损软组织，这对组织再生和骨折愈合很重要。通常反应在最初的24h内达到峰值，持续约7天[27]，这有助于炎症细胞进一步聚集并且促进血管生成。炎症反应中产生的肿瘤坏死因子α和数种白细胞介素（如白细胞介素1和白细胞介素6）被认为在骨折愈合中起重要作用[28-31]，其功能包括促进软骨痂产生和血管生成。

为了使骨折愈合，骨髓间充质干细胞募集到骨折端，并使其增殖并分化为成骨细胞。这些细胞的确切来源尚不完全清楚，大量数据表明这些骨髓间充质干细胞来自骨折端周围的软组织和骨髓，以及全身血液循环，它们可能通过骨形成蛋白被募集到骨折部位[32]。为了进行骨愈合，这些间充质干细胞必须分化为软骨细胞、成骨细胞或破骨细胞。

二期骨愈合包括膜内成骨和软骨内成骨，其中软骨痂形成后经过钙化、再吸收，然后被新生骨替代。软骨痂的这一系列变化是这个过程的关键特征。初始的血肿形成后，逐渐形成富含纤维蛋白的肉芽组织。在这种组织内，软骨内成骨发生在骨折端和

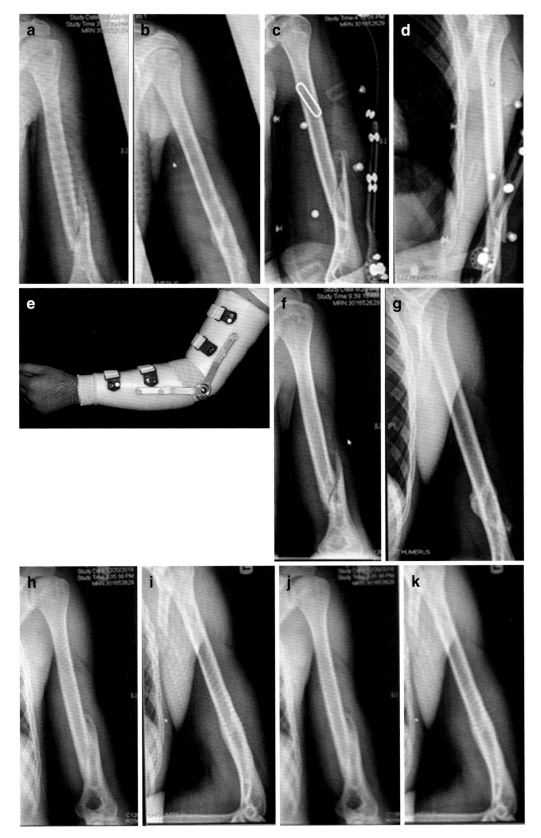

图 3.4 （a，b）一名车祸致左肱骨闭合性螺旋形骨折的男性患者；其上臂的侧位和斜位片。（c，d）伤后 10 天骨折端的侧位、斜位片。（e）使用带有肘部铰链的支具固定患肢。（f，g）伤后 2 个月骨折端的正侧位片，显示骨折端通过二期骨愈合形成骨痂。（h，i）伤后 3 个月骨折端的正、侧位片。骨折端开始二期愈合并形成骨痂。（j，k）伤后 7 个月的正、侧位片。骨折已经愈合，患者恢复了正常的生活

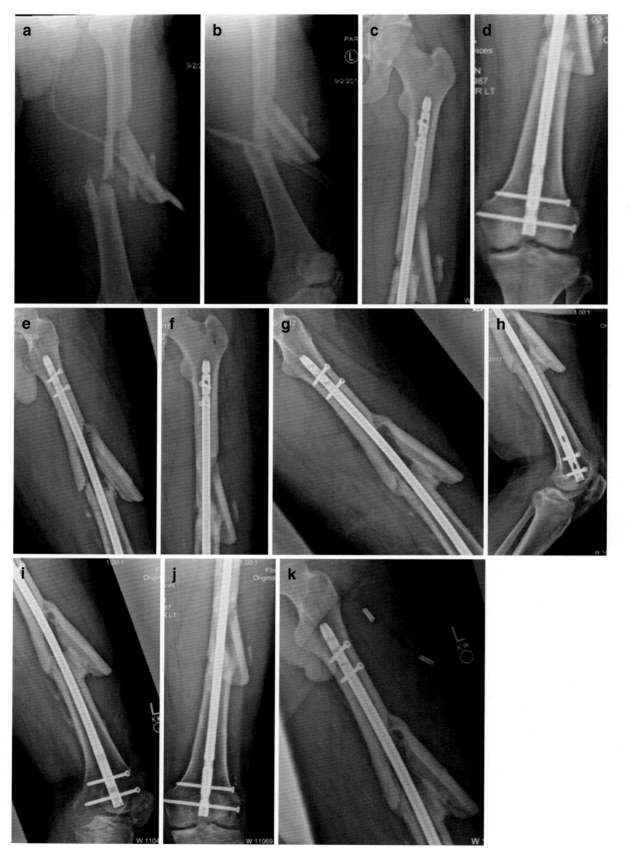

图 3.5　（a，b）一名 23 岁男性的 X 线片，车祸外伤致左股骨干闭合性粉碎性骨折。（c~e）左股骨干骨折闭合复位交锁髓内钉固定 6 周后正、侧位片。（f~h）左股骨干骨折闭合复位交锁髓内钉固定 6 个月后的正、侧位片，二期骨愈合。（i~k）左股骨干骨折闭合复位交锁髓内钉固定 9 个月后的正、侧位片。骨折端已经完全愈合，患者恢复了日常生活

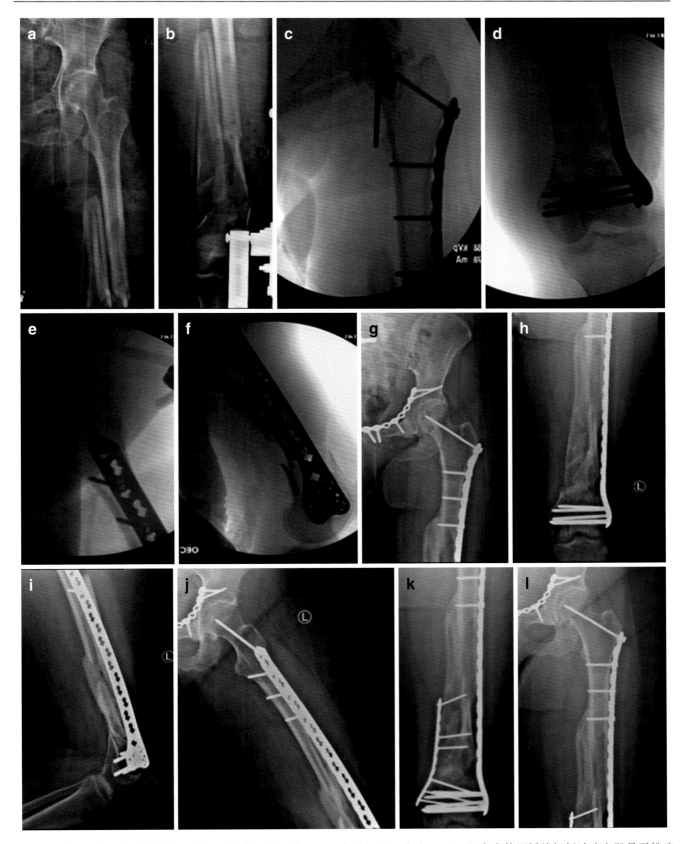

图 3.6 （a，b）一名女性患者因车祸致左股骨干闭合性粉碎性骨折的正位片。（c~f）术中使用桥接钢板治疗左股骨干粉碎性骨折。（g~j）术后 3 个月，骨折的正、侧位片上显示主要骨折端早期二期骨愈合。（k~n）术后 6 个月骨折的正、侧位片，添加内侧钢板以稳定骨折端，促进骨折愈合。（o~r）骨折术后 2 年的 X 线片显示骨折完全愈合，骨干的长度恢复，骨折对位对线和旋转得到纠正

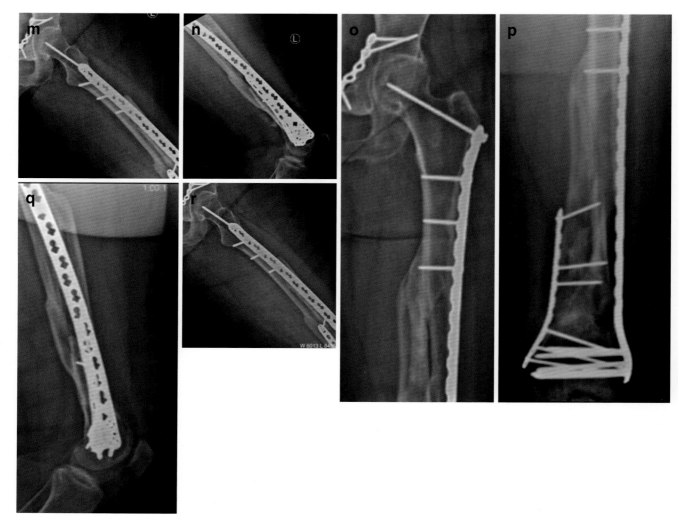

图 3.6　（续）

周围骨膜。虽然骨折在开始时是不稳定的，但形成的软骨痂能提高骨折的稳定性、促进骨折愈合[23]。

与此同时，膜内成骨反应在骨折端发生，逐渐形成硬骨痂。最终中央的硬骨痂相连接，为骨折提供半刚性结构[22]。

最初的软骨痂被重新吸收，并且被硬骨痂所取代，以促进骨折愈合。骨折愈合的这一步骤，在一定程度上再现了新生骨形成，这个过程伴有细胞增殖和分化，从而增加细胞体积和基质沉积[33]。

虽然硬骨痂能够为生物力学稳定性提供刚性结构，但它不能完全恢复骨的正常生物力学特性。

为了达到这一目的，骨折愈合后迅速启动第二个吸收阶段，将硬骨痂重塑为具有中央髓腔的板层骨结构[26]。硬骨痂的重塑是通过维持破骨细胞的吸收和成骨细胞的板层骨沉积来实现的。这种重塑可能需要数年才能完成，达到正常骨结构[34]。为了使骨重塑成功，充足的血供和逐渐增加的机械稳定性是至关重要的。若不能满足这两个条件将会导致萎缩性骨不连的发生。然而，在血管丰富但固定不稳定的情况下，愈合过程中骨折端会形成大量软骨痂，并导致肥厚性骨不连或假关节（图 3.7）[36-38]。

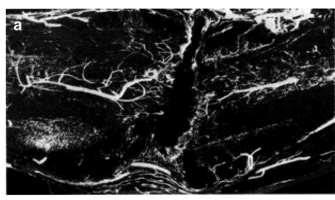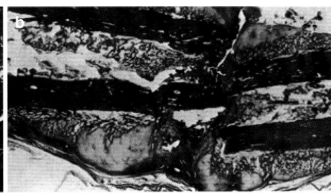

图3.7　经典文献中二期愈合的显微照片。（a）二期愈合的显微照片，血管造影显示骨折愈合需要丰富的血管供应。（b）截骨端发生二期愈合的显微照片，随着骨折的愈合，截骨端两侧早期有大量骨痂形成

肥厚性骨不连

病例6：骨折愈合失败（图3.8）

　　肥厚性骨不连被认为是由于生物力学稳定性不足（相对不稳定）所致。这种相对的不稳定的环境导致在骨折内部和周围形成大量的软骨痂，这阻碍了骨髓间充质干细胞向成骨细胞分化。骨折愈合被认为是一个复杂的生理过程，许多骨不连的成功治疗也同样复杂。近年来，关于直接影响骨折愈合的分子生物学和遗传学的研究取得了进展，研究发现一些关键的细胞、蛋白质及数百种基因表达的空间、时间均会影响骨折愈合。在过去，使用生长因子、支架和间充质干细胞作为促进骨折愈合的标准化治疗方案，这种方案通常被称为"三角概念"。最近Giannoudis等在这种骨折愈合治疗方法中增加并强调了的力学稳定的重要性[39]。这种改良的"三角概念"现在被称为"钻石概念"，认识到成骨细胞、支架和生长因子对骨折成功愈合的重要性及力学稳定在治疗骨折愈合及不愈合上的重要性。

　　虽然最初"钻石概念"被提出用于严重骨折的治疗，但现在外科医生已将其应用于骨折不愈合的治疗。依据钻石概念，维持力学稳定性在肥厚性骨不连的治疗中尤为重要。在这些病例中，由于骨折端或者骨不连端的生物力学稳定性较差，需要重新进行骨折端内固定以改善骨折端或骨不连端的力学稳定。在单纯的肥厚性骨不连病例中，如果患者在合理的时间内，进行完全负重的情况下，通常可行髓内钉的动力化[40]。

　　动力化过程通常包括移除一或两枚锁定螺钉，让主要骨折块相互接触，从而恢复骨折端部分稳定性以促进愈合过程。在更复杂的肥厚性骨折不愈合情况下（包括那些切开复位钢板螺钉内固定失败的案例），重新固定骨折端是必要的，同时需要开放髓腔以及扩大髓腔以放置更适合的髓内钉或重新复位获得骨不连端的绝对稳定性。

　　在上述肥厚性骨不连病例中，清除骨不连端的组织，重新开放髓腔，骨不连发生减少；并且根据钻石概念采用刚性内固定治疗。这种系统的治疗方法在一系列肱骨骨不连患者中被证明是非常成功的[41]。

结论

　　据统计，美国每年发生790万例骨折。大约10%的骨折愈合受到影响，通常认为这是不良的愈合环境和骨折端生物力学的结果。因为骨愈合和骨重建是一个复杂的过程，其中涉及多个相互作用的生物学和生物力学因素。我们仍在探索影响骨折愈合的每一个未知因素，这样我们可以为患者提供更好的治疗方案，以加速骨折愈合，恢复肢体功能。通过更好地了解治疗骨折的各种不同机制及不同生物力学环境如何影响骨折愈合，将大大有助于降低骨不连率和改善骨折患者预后。

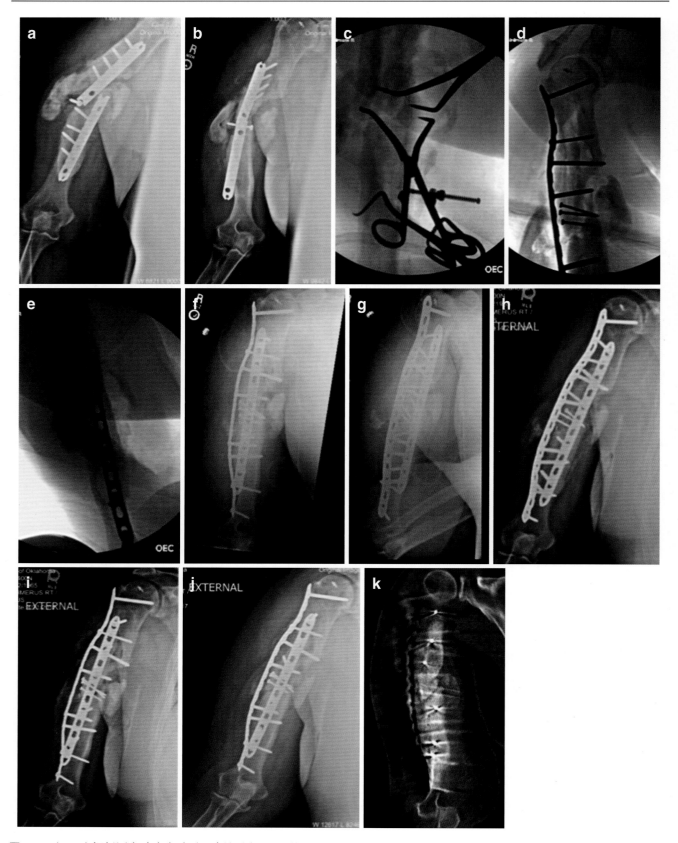

图 3.8　（a，b）钢板固定治疗失败后，肱骨干发生肥厚性骨不连。（c，d，e）术中用尖头复位钳和拉力螺钉获得骨折端的加压；采用中和钢板以提供额外的稳定性和保护拉力螺钉。（f，g）术后正、侧位片。（h~j）术后 3 个月的正位、内旋位和外旋位片显示了先前骨不连部位发生一期愈合。（k）术后 8 个月的 CT 证实骨不连已愈合。患者没有疼痛症状，并且恢复正常活动及日常生活

参考文献

[1] Mountziaris PM, Mikos AG. Modulation of the inflammatory response for enhanced bone tissue regeneration. Tissue Eng Part B Rev. 2008;14(2):179–186.

[2] Xing Z, Ku C, Hu D, Miclau T 3rd, Marcucio RS. Rejuvenation of the inflammatory system stimulates fracture repair in aged mice. J Orthop Res. 2010;28(8):1000–1006.

[3] Pountos I, Giannoudis PV. Fracture healing: back to basics and latest advances. In: Giannoudis PV, editor. Fracture reduction and fixation techniques. Cham: Springer International; 2018.

[4] Lane WAL. The operative treatment of fracture. 2nd ed. London: The Medical Publishing Co., Ltd; 1914.

[5] Shapiro F. Cortical bone repair. The relationship of the lacunar-canalicular system and intercellular gap junctions to the repair process. J Bone Joint Surg Am. 1988;70(7):1067–1081.

[6] Kaderly RE. Primary bone healing. Semin Vet Med Surg (Small Anim). 1991;6(1):21–25.

[7] Kitaori T, Ito H, Schwarz EM, Tsutsumi R, Yoshitomi H, Oishi S, et al. Stromal cell-derived factor 1/CXCR4 signaling is critical for the recruitment of mesenchymal stem cells to the fracture site during skeletal repair in a mouse model. Arthritis Rheum. 2009;60(3):813–823.

[8] Rahn BA, Gallinaro P, Baltensperger A, Perren SM. Primary bone healing. An experimental study in the rabbit. J Bone Joint Surg Am. 1971;53(4):783–786.

[9] Aho AJ. Electron microscopic and histologic studies on fracture repair in old and young rats. Acta Chir Scand Suppl. 1966;357:162–165.

[10] Parker MJ. Prediction of fracture union after internal fixation of intracapsular femoral neck fractures. Injury. 1994;25(Suppl 2):B3–B6.

[11] Robinson CM, Court-Brown CM, McQueen MM, Wakefield AE. Estimating the risk of nonunion following nonoperative treatment of a clavicular fracture. J Bone Joint Surg Am. 2004;86(7):1359–1365.

[12] Einhorn TA, Gerstenfeld LC. Fracture healing: mechanisms and intervention. Nat Rev Rheumatol. 2015;11(1):45–54.

[13] Einhorn TA, Bonnarens F, Burstein AH. The contributions of dietary protein and mineral to the healing of experimental fractures. A biomechanical study. J Bone Joint Surg Am. 1986;68(9):1389–1395.

[14] Pountos I, Georgouli T, Blokhuis TJ, Pape HC, Giannoudis PV. Pharmacological agents and impairment of fracture healing: what is the evidence? Injury. 2008;39(4):384–394.

[15] Burke D, Dishowitz M, Sweetwyne M, Miedel E, Handkenson KD, Kelly DJ. The role of oxygen as a regulator of stem cell fate during fracture repair in TSP2-null mice. J Orthop Res. 2013;31(10):1585–1596.

[16] Jeffcoach DR, Sams VG, Lawson CM, Enderson BL, Smith ST, Kline H, et al. Nonsteroidal anti-inflammatory drugs impact on nonunion and infection rates in long bone fractures. J Trauma Acute Care Surg. 2014;76(3):779–783.

[17] Goh SK, Yang KY, Koh JS, et al. Subtrochanteric insufficiency fractures in patients on alendronate therapy: a caution. J Bone Joint Surg Br. 2007;89(3):349–353.

[18] Schilcher J, Michaelsson K, Aspenberg P. Bisphosphonate use and atypical fractures of the femoral shaft. N Engl J Med. 2011;364(18):1728–1737.

[19] Tyler W, Bukata S, O'Keefe R. Atypical femur fractures. Clin Geriatr Med. 2014;30(2):349–359.

[20] Einhorn TA, O'Keefe RJ, Buchwalter JA, American Academy of Orthopaedic Surgeons. Orthopaedic basic science: foundations of clinical practice. 3rd ed. Rosemont: AAOS; 2007. p. 331–346.

[21] Kwong FN, Harris MB. Recent developments in the biology of fracture repair. J Am Acad Orthop Surg. 2008;16(11):619–625.

[22] Gerstenfeld LC, Alkhiary YM, Krall EA, Nicholls FH, Stapleton SN, Fitch JL, et al. Three-dimensional reconstruction of fracture callus morphogenesis. J Histochem Cytochem. 2006;54(11):1215–1228.

[23] Green E, Lubahn JD, Evans J. Risk factors, treatment, and outcomes associated with nonunion of the midshaft humerus fracture. J Surg Orthop Adv. 2005;14(2):64–72.

[24] Pape HC, Giannoudis PV, Grimme K, van Griensven M, Krettek C. Effects of intramedullary femoral fracture fixation: what is the impact of experimental studies in regards to the clinical knowledge? Shock. 2002;18(4):291–300.

[25] Perren SM. Evolution of the internal fixation of long bone fractures. The scientific basis of biological internal fixation: choosing a new balance between stability and biology. J Bone Joint Surg Br. 2002;84(8):1093–1110.

[26] Gerstenfeld LC, Cullinane DM, Barnes GL, Graves DT, Einhorn TA. Fracture healing as a post-natal developmental process: molecular, spatial, and temporal aspects of its regulation. J Cell Biochem. 2003;88(5):873–884.

[27] Cho TJ, Gerstenfeld LC, Einhorn TA. Differential temporal expression of members of the transforming growth factor beta superfamily during murine fracture healing. J Bone Miner Res. 2002;17(3):513–520.

[28] Sfei C, Ho L, Doll BA, Azari K, Hollinger JO. Fracture repair. In: Lieberman JR, Friedlaender GE, editors. Bone regeneration and repair. Totowa: Humana Press; 2005. p. 21–44.

[29] Kon T, Cho TJ, Aizawa T, Yamazaki M, Nooh N, Graves D, et al. Expression of osteoprotegerin, receptor activator of NF-kappaB ligand (osteoprotegerin ligand) and related proinflammatory cytokines during fracture healing. J Bone Miner Res. 2001;16(6):1004–1014.

[30] Lee SK, Lorenzo J. Cytokines regulating osteoclast formation and function. Curr Opin Rheumatol. 2006;18(4):411–418.

[31] Yang X, Ricciardi BF, Hernandez-Soria A, Shi Y, Pleshko CN, Bostrom MP. Callus mineralization and maturation are delayed during fracture healing in interleukin-6 knockout mice. Bone. 2007;41(6):928–936.

[32] Bais MV, Wigner N, Young M, Toholka R, Graves DT, Morgan EF, et al. BMP2 is essential for post natal osteogenesis but not for recruitment of osteogenic stem cells. Bone. 2009;45(2):254–266.

[33] Dimitriou R, Tsiridis E, Giannoudis PV. Current concepts of molecular aspects of bone healing. Injury. 2005;36(12):1392–1404.

[34]Breur GJ, VanEnkevort BA, Farnum CE, Wilsman NJ. Linear relationship between the volume of hypertrophic chondrocytes and the rate of longitudinal bone growth in growth plates. J Orthop Res. 1991;9(3):348–359.

[35]Wendeberg B. Mineral metabolism of fractures of the tibia in man studied with external counting of Sr85. Acta Orthop Scand Suppl. 1961;52:1–79.

[36]Carano RA, Filvaroff EH. Angiogenesis and bone repair. Drug Discov Today. 2003;8(21):980–989.

[37]Rhinelander FW. Circulation in bone. In: Bourne GH, editor. The biochemistry and physiology of bone, vol. 2. New York, London: Academic Press; 1976.

[38]Rhinelander FW. Tibial blood supply in relation to fracture healing. Clin Orthop Relat Res. 1974;105:34-81.

[39]Giannoudis PV, Einhorn TA, Marsh D. Fracture healing: the diamond concept. Injury. 2007;38(Suppl 4):S3–S6.

[40]Andrzejowski P, Giannoudis PV. The 'diamond concept' for long bone non-union management. J Orthop Traumatol. 2019;20(1):21.

[41]Miska M, Findeisen S, Tanner M, Biglari B, Studier-Fischer S, Grutzner PA, et al. Treatment of nonunions in fractures of the humeral shaft according to the Diamond Concept. Bone Joint J. 2016;98-B(1):81–87.

第二部分

外固定原理及病例

第4章　骨折外固定架的生物力学：单平面的、多平面的、环形

Predrag Grubor, Joseph Borrelli Jr.

引言

外固定支架是应用于骨与关节手术的装置，通过穿过骨骼的钢针稳定骨折碎块，外部连接外固定器[1-3]。这种使用外固定架的治疗方法称为外固定技术，它将骨折块固定并维持在需要的位置。通过使用外固定架，可以实现恢复骨折块的高度、加压、动力化、牵张、成角、旋转、整复、软组织复位、弹性固定和生物加压[1-3]。恢复高度的概念是指为避免肢体短缩而维持肢体长度，表现在因为骨折块太小而不能直接固定在外固定架上的粉碎性骨折，以及伴有骨缺损的骨折的稳定性中。跨越骨折块的外架保持与骨折块直接接触而不移位。外架上的压力可以加快骨折愈合的进程[4]。外架的动力化使得轴向力由装置转移到骨骼，允许骨折断端存在微动[2]。由于外架结构的不同，每种外架实现动力化的方式也不同。有的外架为了保证骨折端的微动而使用细钢针且一般不需要动力化[4]。

骨折块的牵张用于骨折端或截骨术后，通过"黏性"骨痂等外观实现恢复骨折肢体的长度或替代缺损骨折块的目的。可用于骨损伤中干骺端和关节内的骨折[3]。外固定有纠正肢体成角畸形的功能。在外架结构中使用活动铰链可以纠正除成角外的旋转畸形。

Hoffmann提出了"整复"这一个专业术语，是指骨折端没有切开的闭合复位。软组织复位是指通过韧带和关节囊复位骨折块，并且外架通过经皮固定维持骨折复位直到骨折愈合[6]。通过弹性固定的应用，Burny等在1979年指出为了达到骨折最佳愈合，必须在骨折端持续存在1mm左右的微动[7]，这可通过外固定架的硬度和弹性的交替来实现[7]。生物加压是指不通过外固定支架而通过肌肉力量和体重直接将力传输到骨折端，这样能避免骨折活动导致的弯曲、旋转、移位、分离等[8]。

外固定架的适应证

外固定架的适应证因人而异。每个问题必须个性化处理并且熟悉其他传统的治疗方法，在此基础上寻找最好的解决方法。多数作者认为外固定架适用于开放性骨折（Gustilo Ⅱ型和Ⅲ型）、初期手术时存在软组织缺损和需要皮瓣移植手术的伴有烧伤或皮肤缺损的骨折[4]。外固定架在治疗感染性骨折、慢性骨感染、假关节、畸形矫正、个性化治疗及骨缺损中有非常好的临床效果。

外固定架的生物力学

运动系统的矫形和创伤生物力学是指关于骨骼、肌肉、软骨、筋膜、肌腱和关节的生理学和病理学研究[1]。生物力学检测最常用的术语是固定骨折块支架的刚度和硬度。在外固定架用于治疗急性骨折和创伤后肢体重建时主要要考虑外固定架的刚度和硬度[2-4]。

生物力学刚度是指在受到以下3种不同因素影响时外固定架的抗压能力：

- 轴向的压缩和分离
- 前后和侧方的弯曲
- 扭转

刚度取决于骨折类型及骨折块复位的程度[8]。在

外固定架中生物力学抗压强度取决于外架如何组装，以及如何利用和利用多少组件。三角形、半圆形及环形的外固定架抗压强度较高[8, 9]。

钢钉或钢针在外固定架生物力学中的重要性

外固定架的抗压强度不仅取决于组装的类型还取决于以下因素：

- 骨折类型（在横向骨折及复位良好的骨折中比没有复位的粉碎性骨折强度更高）
- 钢钉的结构、数量和粗细
- 骨骼和钢钉之间的接触
- 骨骼和外架之间的距离
- 钢钉的材料
- 钢钉分组和放置的方法[7-10]

钢针（钢钉）和半钉在外固定架的生物力学中非常重要，一般细针、半钉和钢钉与支架连接处以及骨折块连接处是外固定架的生物力学薄弱点[1]。半钉用不同的方法固定在骨骼上，且从外侧通过夹块固定在支架上，组装夹块时要确保打入的钢针是牢固的和可靠的。使用没有螺纹的钢钉将导致连接非常不稳定。在10~15天之后，当骨吸收出现时外固定架自动滑脱或丢失，为了使滑脱最小化，钢钉应该置于同一平面上[10]，尤其是在双边架中，关节内骨折中使用的Charnley支架的钢钉的预加应力能提供更强的稳定性（最常见于骨折端加压）。但在不稳定的、粉碎性的或骨块缺损的骨折中预加应力是不足的[11]，一端带有螺纹的半钉和中间有螺纹的螺钉可以为半钉和骨之间提供更好的稳定性[11]。

为了实现骨与钢钉之间的更坚强的连接，外固定架的钢钉有3种最常见的螺纹：

- 螺纹螺距较大
- 锥形螺纹
- 顶部有短螺纹的钢钉，使得钢钉只有在第二层皮质才能拧紧

外固定架钢钉的较大螺距保证了在放置半钉后为骨组织保持活性提供良好的条件。因为有较大的螺距，螺纹间的骨组织体积就更大，血运情况就更好，因为骨质溶解而导致断裂的风险就更小[11]。

为了使骨螺纹更加坚硬，Orthofix外架（Orthofix Medical, Lewisville, Texas, USA）应用了锥形螺纹。这种螺纹结构有利于钢钉在骨组织中的应用及提供良好的接触，取钉更加容易[12]。

短螺纹钢钉穿过近端皮质到达远端皮质。这种钢钉的螺纹只嵌入骨骼的远端皮质。体外研究证实这种排列提供了更好的固定条件而且在骨表面的钢钉弯曲变得更小。从而减少半钉的松脱情况[13]。

外固定架杆或环之间的距离增加了其结构的稳定性，使穿过骨骼的钢针更稳定，数量更少。过度的微动会加剧骨折不愈合的可能。因此，在外固定架的应用过程中外固定架尽可能贴近皮肤（即在最小的距离）。这在肥胖患肢中难以实现，所以如果有外固定架的适应证，应选择软组织最薄的地方，并且通过使用多个钢钉及将它们组合在一起来增加结构的稳定性[13, 14]。

显而易见的是，使用更多的钢钉会影响外固定支架的抗压强度。许多结构抗压强度的不足常常是因为使用细的钢针。力学检测表明如果钢钉的直径从3mm增加到6mm，则外架的抗压强度会增加。在骨折上下两端各使用2枚钢钉的双边外架固定的骨折模型中，发现6mm粗的钢钉的抗压强度是4mm粗钢钉的4倍。直径超过6mm似乎没有实际意义，因为更进一步的抗压强度取决于钉-骨复合体[13]。

平行钢针的外固定架（单边和双边）的稳定性显示出不符合生理需求相关的生物力学特征。单侧结构是最简单的应用，在这种支架结构中，冠状面（钢针的水平面）的稳定性和矢状面（前后平面）的稳定性呈12：1的比例。在钢针结构中，认为钢针间的夹角需要沿着纵轴。先前研究表明当钢针夹角为90°的时候，固定架在冠状面及矢状面上有最好的稳定性[1, 4]。

在应用外固定架装置中钢针适当的聚拢对于支架的稳定性是十分重要的，钢针间的距离不能超过4cm。不锈钢材质的钢针优于钛、陶瓷等材质。所有外固定支架的独特之处在于尽可能地将钢针放置在肌群之间的肌间隙，且理论上穿钉处皮肤完整且避开骨折端[15]。

半圆和环形外架用不锈钢的细针，这些细针一般有1.5mm和1.8mm两种直径以及150mm、170mm、250mm和370mm 4种长度。这些细针尖端有一个棘

或驼峰，这使得在将三角形尖头的钢针打入骨骼时的热量低于克氏针。直径增加到1.8mm，张力度增加5%~6%（压力达30kg）或高达13%（压力高于30kg），这是标准的钢针，还有的伴有塞子、橄榄头、翻领或刺刀样。橄榄针有1.5mm和1.8mm两种直径及250mm和400mm两种长度[15-18]。为了提高装置-骨骼的稳定性，应使用橄榄针。建议将橄榄针缩短到1.5~2cm，且将针头尖部塑形成斜坡形。这些钢针的灭菌作用可以通过表面镀金、银或铂实现[19]。

基于生物力学、常用的技术、几何结构和外固定架结构的组成，外固定架可以以各种方式组装，包括：

- 单边
- 双边
- V形
- 三角形
- 四边形
- 半圆形
- 环形
- 使用交叉钢钉的单边架

将外固定架放在一个平面的称为单边架，将两个架子放置于同一平面即称为双边架[2]（图4.1）。

单边外固定架（图4.1a）是在一个平面上平行放置钢针，最早出现的外固定架就是单边的。首次报道使用单边外固定架的包括Malgaigne（1840年）、Langebeck（1851年）、Lambotte（1910年）

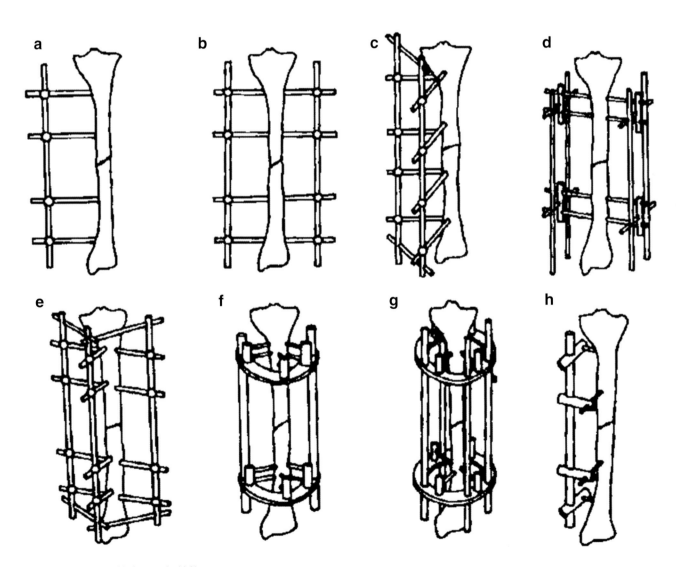

图4.1 外固定架的技术和几何结构

和 Chalier（1917 年）。在生物力学上，单边外固定架会造成前后和侧方的不稳定性[11]。对单边外固定架不稳定性的认识促使了对外固定架构型的改变。为了解决不稳定性，Hoffmann、Charnley 和 ASIF（内固定研究协会）分别在 1938 年、1948 年和 1952 年指出除了单边外架，外固定架还可以设定为双边、三角形及四边形来提高生物力学稳定性和弹性。

通过使用较大直径和更多数量的钢针，将他们交叉放置在至少一个连接杆并靠近骨头 / 皮肤来提高所有的单边外固定架的稳定性。因此如果外固定架按这些概念组装，则单边外固定架可以为骨折提供稳定性。在轴向稳定性方面，单边外固定架的稳定性较低。现在多数的单边外固定架使用由碳纤维制成的轻质连接杆，这提高了它的稳定性。此外，双边和三角形外固定架也可由用棒夹连接杆和各个方向的钢钉组成。这使得无论哪种类型的骨折或骨缺损都能实现足够的稳定性。通过外固定架的前部定位，前后位水平的平衡很好地得到实现[9]。在胫骨的前侧应用外架得到了更好的临床疗效[11]。外固定架在一个平面上前侧的组装，提供了在这个平面上更大的弯曲刚度[9]。当这些类型的固定架受到内外翻应力或扭转力时，在骨折端的稳定性和微动性较低。如果需要组装单边外固定架，例如胫骨骨折，则需要放在正中矢状面，且半钉需要放置在胫骨嵴内侧半指宽的位置[9]。当骨折端受到轴向力时以这种方式放置的外固定架有更好的稳定性。用单边外固定架固定的骨折端非对称性的载荷不符合骨折恢复的生物力学标准[12]。

现代的单边外固定架使用轻型杆，例如单管、ASIF 管、Aesculap（Aesculap Inc. USA, Center Valley, Pennsylvania, USA）、Stuhler-Heise 架、Orthofix 外固定架等。French 外固定架是一个典型的单边外固定架（图 4.2），即钢钉通过固定孔固定，因此在使用时钢钉的位置不会变化。

De Bastiani 发明的单边矫形外固定架象征着现代技术的解决方案，它由两个夹杆组成，通过球形关节连接到中间的伸缩架。在每个夹杆中，可以在一个平面以相同的距离放置 4 枚钢钉[11]。球形关节使得夹杆能够在 3 个平面上移动，使解剖结构能通过可靠的夹块调整到要求的位置（图 4.3）。一般来说，半钉的使用是坚固的且为锥形切割。这些凹槽保证

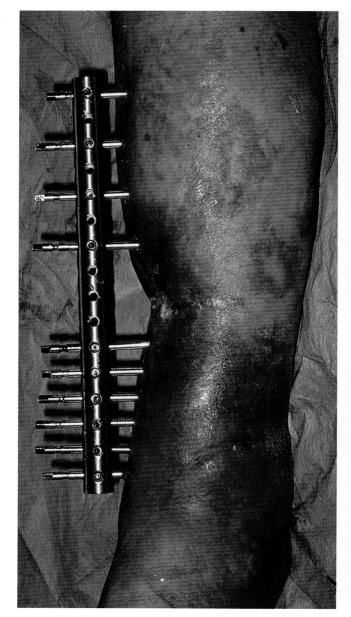

图 4.2 单边 French 外固定架

了应用更方便、钉 - 骨连接的更稳定、取除更方便和钉眼周围感染更少。这种钢钉也能降低对骨的热损伤的发生率，而且在取除过程中，这种锥形螺纹钉的第一次扭转时几乎没有疼痛。支架的核心部分是伸缩架，这使得骨折端之间能够加压、牵张和生物压缩。在粉碎性、多段骨折中使用这种外固定架能够为骨折块提供极好的稳定性且抵消承受的重力。钢钉的直径和长度使得其只适用于长骨干骨折的治疗。Orthofix 单边外固定架的稳定性是通过伸缩架的牵拉 - 加压机制实现的。这种外架可以应用于骨修

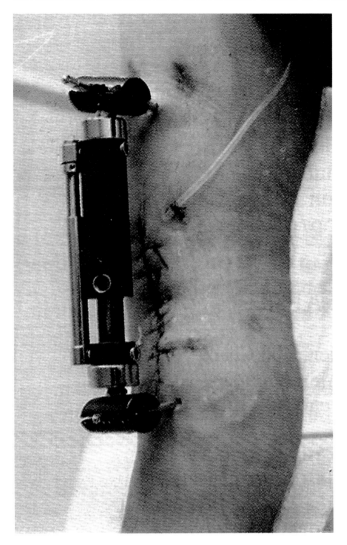

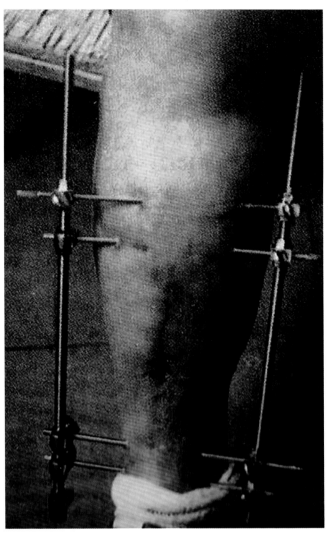

图4.3　单边外固定架——Orthofix

图4.4　Charnley 双边外固定架

复和双下肢不等长、骨缺损和创伤后肢体短缩的治疗[11, 12]。

双边外固定架（图4.1b）允许矢状面不稳定但冠状面有良好稳定性。一般矢状面的不稳是最不稳定的，且只存在于钢钉平行放置的单边或双边固定中[1, 2]。简单的 Charnley 单边外固定架可以通过平行钢钉（双侧）改装为双边（图4.4），这可以在冠状面具有良好的稳定性，但降低了矢状面的稳定性。

单边外固定架一般能实现手部长骨，即肱骨、桡骨和尺骨的稳定[20]。三边形、V 形或四边形架更能够适应股骨的结构。螺纹杆和螺母使骨块之间能够加压和拉伸。骨块之间可以实现高达 500N 的加压[21]。在双边架中必须使用中间螺纹转换钉。这种外固定架提

供了满意的稳定性、平衡、加压和牵张[20, 21]。

三角形外固定架（图4.1e）和半圆形外固定架（ASIF）在矢状面及冠状面都提供了更好的稳定性和强度。扭转稳定性也比单边和双边外固定架更高，且能够促进骨折愈合[1]。在体内冠状面及矢状面的扭转力远低于弯曲应力和压缩力。在这种外架中 20~30kg 的压缩力允许 0.5~1mm 的环轴心运动，这被认为是骨痂形成的最优的生物力学刺激效果[6]。

AO 外固定架（骨合成问题工作组；内固定学研究协会）——一般采用中空杆而非实心的外部连接杆，且通过棒夹连接多向钢钉，这减少了支架的重量且能纠正内外翻和旋转（图4.5）。

AO 外固定架的基本配件是不同长度的杆、4 种

不同类型的楔形夹以及钢钉和杆、杆和杆之间的连接。这些杆通过半钉（斯氏针）或转换钉（Steinmann）固定在主要的骨块上，且可组成 3 种基本结构：单边、双边和三角形 [21, 22]。

外固定架构型由骨折类型、周围软组织损伤的严重程度和类型决定。单边固定架在上肢损伤中的稳定性比下肢骨折更好。为了提供足够的稳定以支持骨折愈合，在下肢骨折中需要安装双边和三角形外固定架。这些类型的外固定架可以消除承受的重力且能够加压、拉伸和矫正成角畸形 [23]。

使用交叉钢钉的单边外固定架（图 4.1h）在骨折或截骨的钢钉平面提供均匀的稳定性。

单边外固定架通过平行或交叉的钢钉组成。生物力学测试指出在垂直交叉组装支架可以提供矢状面、冠状面及轴向平面相同的稳定性 [1, 7]。钢钉的交叉角度较小（接近平行）会逐渐降低骨折端的生物力学稳定性。临床实践表明垂直交叉固定的钢钉的优势在于可以为成骨提供最优的生物力学条件 [2, 3, 5]。临床结果表明在通过交叉钢钉固定的外固定架中，与平行钢钉固定的外固定架相比，骨折愈合更快且具有更多的骨痂 [5]。Mitković M20 外固定架是一种带有交叉钢钉的单边外固定支架的类型（图 4.6）。

这种支架有 320mm 长的支架、4 个 60mm 的可移动夹，4 枚 150mm 的钢钉，重达 650g。如果活动夹、钢针和骨骼固定在 90°，则能实现在 3 个平面的生物力学稳定。可移动夹块之间的距离不能超过 40mm，且皮肤到钢钉的距离保持在 2cm 以内。这样，外固定架的应用在冠状面和矢状面上提供了均匀的稳定性，且为骨折愈合创造了理想的生物及生物力学条件。钢钉以这种方式放置有利于在远离骨折处成骨，且与平行钢钉相比，从骨膜反应形成开始骨痂更丰富（图 4.7）。

每枚钢钉之间要相互间隔 40mm，单边、双边和三角形支架都一样。通过组装时使用铰链杆和 M20，可以形成半圆形结构。使用弧形针和橄榄针使得外固定架有更多的治疗方法。

利用交叉螺钉的 Shearer 单边外固定架是一种一次性的外固定支架（图 4.8）。这些组件通过 25kGray 伽马射线进行消毒。包装成两种型号：下肢的大包装和上肢的小包装。

单边外固定架由两个通过特殊铰链夹在中间连

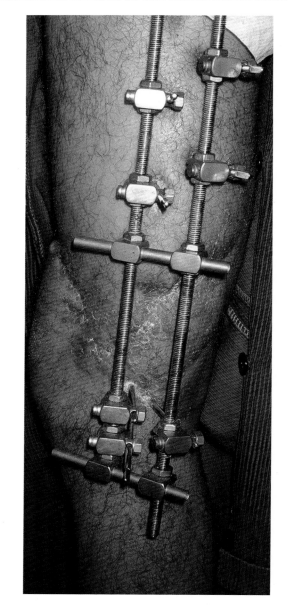

图 4.5　AO 的三角形外固定架（V 形）

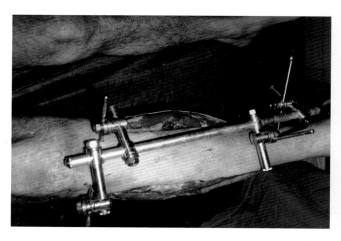

图 4.6　Mitković M20 外固定架

图 4.7　（a）肌皮瓣重建皮肤缺损后安装 M20 环形外固定架以牵张成骨。（b）骨缺损修复的影像

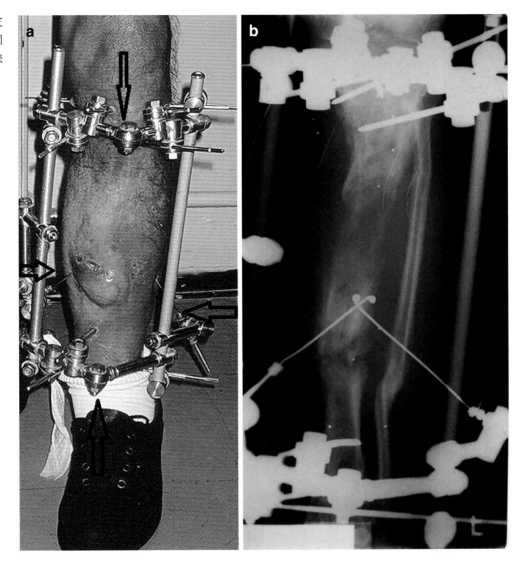

接的杆组成。铰链夹使得外架的杆能够放在理想的位置，且可以根据需要对骨折端进行加压和拉伸。铰链部分使支架能够沿骨骼的解剖轴固定。6 个可移动的铰链夹使交叉的楔形夹只能固定在和骨纵轴呈 60° 的夹角位置上。移动夹上的楔形夹的位置是固定的，所以楔形夹放置位置的精准度是有要求的。必须确定最远端和近端楔形夹的位置，将外架固定到已置入的楔形夹上，并交替安装其他 4 个近端和远端的楔形夹。当实现复位时加压装置能实现骨折块的加压。

在治疗高能量骨折中，如果必须要在 Shearer 和 Mitković M20 两种单边外固定架中选择，作者建议选择 Mitković M20 外固定架，因为与其他类型的外固定架相比，它应用简单且快速、有无数的安装变化、成本相对较低、大量生产时更简单。

四边形支架由两个双边支架组成（图 4.1d）。这种外固定支架的组装方法实现了骨块在所有平面的稳定性[24]。最被接受的四边形支架是 Hoffmann 外固定支架。在 1938 年，来自瑞士日内瓦的外科医生 Raoul Hoffmann 阐述了一种现在以他名字命名的外固定支架（图 4.9）。Hoffmann 不仅是名医生而且是名神学博士和木匠。这种支架通常应用于治疗下肢高能量损伤，例如战争伤、高速机动车碰撞伤和行人被汽车撞伤。虽然 Hoffmann 支架与最初版本有所改变，但是基本构造和原则仍然维持不变。Ray、Vidal 和 Adrey 描述了这种改进，通过改进支架以提高静态和

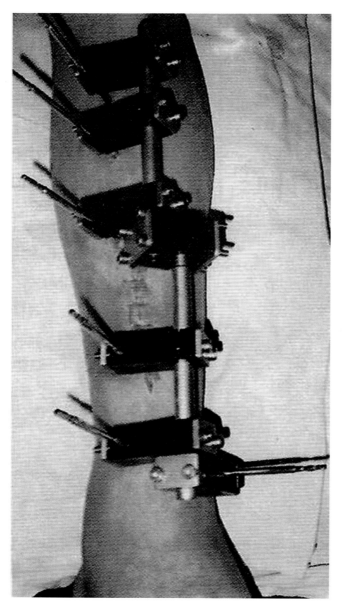

图 4.8　J. R. Shearer 外固定架

动态属性以及应用的模式 [23-25]。它有 3 种尺寸可供选择，因此适用于包括儿童在内的所有运动系统部分。在安装这个支架过程中，将平行的钢钉放在预定的位置上是非常重要的 [25]。钢钉用自攻螺钉手动拧入。4 枚钢钉被组装在一个架子上且通过一个夹块固定。远端和近端的夹块通过滑动杆连接，使得骨块能够维持高度、加压和拉伸。支架能构成单边、双边、三角形、三边和四边形。外科医生的经验和知识会影响钢钉的合理数量、夹块和连接外架的杆的摆放位置，正确的安装能为骨骼愈合提供有利的

生物力学条件 [24, 25]。一般来说，对于近端和远端的骨块至少需要两个固定点。当可以容纳额外的钢钉或钢针而不影响关节囊、骨折血肿或以后手术切口入路时，需要在每个骨块中增加固定。如果骨干之间存在较大的骨块且可以满足以上条件，有时也需要稳定这个骨块。这么做可以提高结构的稳定性且能纠正肢体长度、力线和控制旋转。

对于肱骨、桡骨和尺骨的骨折，Hoffmann 单边外固定支架能够为骨折愈合提供足够的稳定性。胫骨或股骨干骨折需要安装三角形、三边外固定架，如果有必要可以使用四边。一般来说，外固定架的类型取决于骨折、患肢大小、患者的要求和外架的目的（终末或临时固定）。脊柱肩胛骨支架可用作肱骨近端骨折中的前侧支架。有史以来，骨盆骨折通过 Hoffmann 支架的 Slätis 结构来实现完全稳定，也就是梯形支架 [24-26]。

闭合支架可以是环形或半环形的

使用细钢针的环形或者半环形支架（图 4.10）能够实现前后及侧方的稳定性且在使用时能动力化。由四肢肌肉收缩提供的永久弹性加压使骨块之间产生生理加压 [27]。

带有克氏针的环形外固定架

包括使用或不使用橄榄针的经皮固定在内，他们最理想的交叉角度为 90°，但不低于 60°，以确保环的最大稳定性和张力。细钢针尽可能放在靠近环的不同平面同时注意神经血管和软组织的路径和位置 [27-29]。

为了避免并发症（主要是感染）需要尽量做到在放置钢针时遵循无菌技术。尤其是在靠近关节时，需要极认真地安装每枚钢针以确保钢针不穿透关节囊、刺穿附近的韧带、限制关节活动或导致软组织撞击 [28]。在儿童患者中，需要定位用于组成环形架的细钢针以确保它们不插入生长板。此外，为降低软组织损伤的风险，放置钢针时应该尽可能使用最低能量。许多外科医生选择仔细地将钢针钻过骨头

图 4.9 （a）三角形和（b）
Hoffmann 单边外固定架

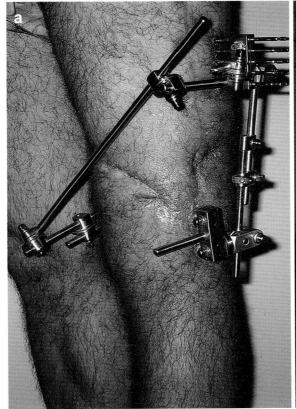
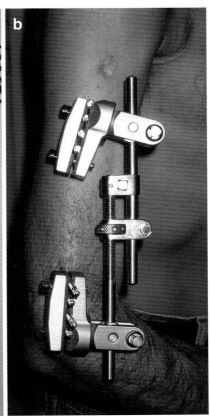

且一旦钢针穿过对侧皮质剩下的针道用锤子轻轻敲过去。

细钢针适度的紧张度（大约 90~130kg）是外固定架最大稳定性的基本要求 [29, 30]。钢针粗细的选择受应用位置和患者年龄、体格影响。也就是说，与所谓的 "2 的原则" 联合时一般 1.8mm 的钢针是最常用的，当应用 Ilizarov 外固定架时：

- 外架环和皮肤之间距离 2cm
- 每个解剖段 2 个环
- 外架上每个环 2 枚钢针
- 每个装置 2~4mm 的距离

在成人中最常用 2mm、4mm 或 6mm 的距离，尤其是西欧国家和美国。这些钢针适用于维持大多数骨干区骨折的稳定性 [30]。越来越多的钢针和楔形夹用羟基磷灰石包裹用于提高成骨率 [31]。另一个 Ilizarov 环形支架的便利在于可以纠正成角及轴向加压和分离 [26-30]。这些支架也可以应用于包括掌骨、距骨和锁骨在内的小骨头 [26]。

技术的进步不断改进了现在外固定支架的各种

组件。现在最常用的外固定架包括：

- Ilizarov 环形外固定架，Taylor 空间架（Smith & Nephew, Andover, Massachusetts, USA）
- 坚强的单边外固定架：Wagner、Orthofix、Mono-tube
- 有角度的单边外固定架：Heidelberg
- 髓内固定：髓内骨骼动力学牵张器，Albizzia，Fitbone®（Wittenstein, Igersheim, Germany）

因为使用了橄榄针、线缆和适量的环和锥形钢钉，所以骨折块不会沿着钢针水平移动。此外，为了实现均匀的负荷和稳定性，伸缩架在长骨的间距要相同 [27, 28]。使用 4 环装置并采用以下这些原则能够实现最好的稳定性：

- 基本环要尽可能地放置在远离骨折近端和远端的位置，且像前面叙述的一样避免将细针放置在关节囊和生长板的位置
- 至少 2 个额外环尽可能地放在离骨折端近的位置，且尽量避免局部骨折血肿形成和损伤软组织
- 无论使用或不使用橄榄针，最少数量的钢针或钢钉

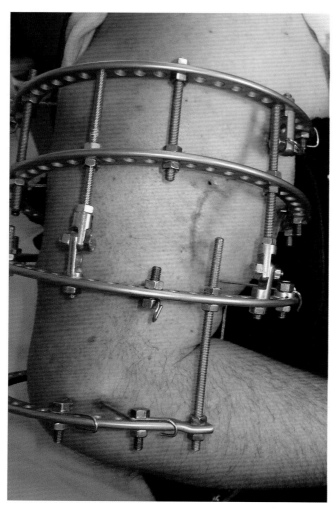

图 4.10　Ilizarov 环形外固定架

需放在每个骨折块的各种水平和不同平面[30]。

外架的机械力学特征允许轴向应力的积极作用而不受扭转和水平弯曲的影响[27]。通过利用逐步拆除支架的动力化技术，实现对轴向微动的改进、骨骼重塑以及骨骼再生的优点。一个减少支架稳定性和控制骨折端加压的方法是在骨折愈合期间定期拆除环架上的一个钢针或半钉，但保留剩余钢针的张力[28]。在应用这款支架时，需要牢记在心的是环的直径会影响环形支架的稳定性。小直径的环比相同粗细的大直径环更稳定。当环的直径减少 2cm，外架的刚度增加 70%[29]。因此，在安装支架时应该使用适合肢体的最小的环架。当然，在选择环的大小时也应当要考虑到术后肢体肿胀[30]。大多数情况下皮肤和环架的边缘间要保留至少 2cm 的空间。若没有遵守这些原则，会导致环架对肢体的压迫进而加重水肿和皮肤溃疡。为了达到舒适和优化骨块的稳定性，不同直径的环可以安装在同个肢体上。在各种情况下，骨段最好放在环的中心位置。在多段骨折中，建议在每个骨段上安装 2 个环以获得足够的稳定性[26-30]。

最常用的一款半圆形外固定架：Volkov–Oganesyan 支架

这款外固定架可以用于治疗骨折不愈合，关节纤维化和漏诊的关节脱位以及开放性和闭合性骨折和先天性肢体畸形的截骨矫形治疗。这种支架由 2 个或 3 个连接器固定不同结构（图 4.11）。这些肢体节段与 3 个半环连接，通过这 3 个半环放置克氏针。这些钢针垂直 90° 打入骨块。两个纵向连接提供了矢状面和冠状面很好的移动性且可以作为矫正矢状面跖屈和背伸的铰链关节。如果有需要，这款外固定支架也可以完成加压和拉伸。这款外固定架在治疗关节挛缩和强直中也有很好的临床疗效。当用于治疗关节强直时，必须在最初将关节撑开 1~2mm。在不能撑开的关节中，需要关节镜下松解关节。术后通过固定的支架尝试逐步消除挛缩和恢复关节活动范围。通过弹性架或拉伸架解决挛缩问题，每天 1mm 相当于减少大约 3° 屈曲。支架的中间杆每天移动 1mm 预期能增加大于 3° 的关节功能，一直持

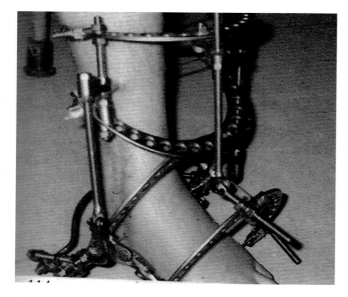

图 4.11　Volkov–Oganesyan 半圆形外固定架

续到完全恢复屈伸运动。在第二阶段，可以每天延长 3~4mm 就是 9°~12° 以获得完全的关节的功能。治疗至少 7~8 周，这取决于挛缩程度、患者年龄和关节的紧张度。支架要一直佩戴到屈伸活动得到完全恢复。但是外架的治疗需要相当长的时间，在此期间患者需要配合理疗。当完全恢复肢体功能，需要额外进行 8~10 天的主动功能锻炼。这时可以拆除整个外固定架但仍要进行积极的理疗。

　　Osteo Mechanic, Kotajev 外固定架用细针和楔形夹稳定骨块。它做成有孔的 2/3 环，这种半环保证有足够空间安装足够数量的细针且能避免关节撞击。如果有必要还可以增加环以进一步增加强度。半环通过伸缩杆连接，这可以产生骨折块间的加压和牵张。为了进一步提高这款外架的适应性，环中可以加入穿孔板以安装楔形夹和细针（图 4.12）。在主要的固定中，这款外固定架用细针和钢钉稳定骨折块或截骨段。在治疗期间，在半圆形环之间采用拉伸杆可以使这种固定的支架转变成弹性架。

总结

　　多年来，为了解决各种骨骼问题，改进和使用了种类繁多的外固定支架。虽然这些支架在外观和应用上差异非常大，但所有的支架都有相同的配件。总的来说，每个外架使用某种细针或半钉插入骨折块或骨段中。然后这些钢针或钢钉通过钉－棒夹或环－钉夹连接到任何的环、部分环（半环）或杆上。在使用杆的外架中，这些杆进一步通过棒夹连接到其他的钢钉，使得其他的半钉沿着长轴稳定。在使用环的支架中，各种环通过螺纹固定杆连接使骨折或截骨端产生加压或分离，或通过铰链纠正成角。

　　因为支架的灵活性，在不同的情况广泛应用。然而，随着钢板和髓内针技术及经皮钢板内固定技术的不断提高，在开放性骨折的治疗中，外固定支架作为终末的治疗手段已经很少应用。话虽如此，外固定支架仍然广泛应用于伴有显著软组织损伤的严重骨折、伴有软组织缺损的开放性骨折或开放性骨折延迟愈合。此外，外固定架因为轴向稳定性仍广泛应用于损伤控制骨科（DOC）的多发创伤患

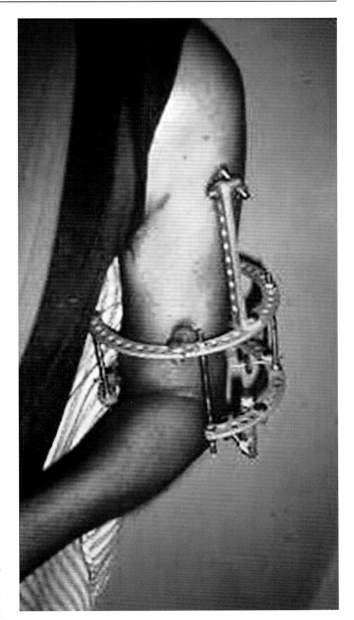

图 4.12　使用细针和楔形夹的 Igor Kotajev 外固定架

者和高能量的关节内移位骨折，使严重软组织损伤患者有机会康复。在最后两个情况中，外固定架用于临时稳定直到能采取安全的终末治疗重新固定骨折块。

　　总的来说，本章综述了多年来常见的不同类型外固定支架。虽然骨科医生没必要掌握每种类型的外架使用方法，但对于治疗严重损伤患者或损伤后遗症的骨科医生来说，外固定架使用最广泛，且良好的知识储备能确保每位患者在治疗当中获益。

参考文献

[1] Mitković MI. Spoljnja fiksacija u traumatologiji: razvoj i primena aparata autora. Niš: Prosveta; 1992.

[2] Grubor PR, Grubor MI, Asotic MI. Comparison of stability of different types of external fixation. Med Arh. 2011;65(3):157–159.

[3] Perren SM, Boitzy AL. La différenciation cellulaire et la biomécanique de l'os au cours de la consolidation d'une fracture. Anat Clin. 1978;1(1):13–28.

[4] Grubor PR. Treatment of war wounds: the extremities. New York: Nova Science Publishers; 2014.

[5] Grubor PR. Spoljnja fiksacija u koštano-zglobnoj hirurgiji. Banja Luka: Medicinski fakultet; 2013.

[6] Hoffmann R. Rotule à os pour la direction dirigée non sanglante des fractures (ostéotaxis). Helv Med Acta. 1938;5:844–850.

[7] Burny F, El Banna S, Evrard H, Vander Chinst M, Degeeter L, Peeters M, et al. Elastic external fixation of tibial fractures. Study of 1421 cases. In: Brooker AF, Edwards C, editors. External fixation: the current state of the art. Baltimore: Williams & Wilkins Co.; 1979. p. 55–73.

[8] Mitković M. Fracture treatment with M.9 external fixation system. 90° convergent orientation of the pins. 18th World Congress (SICOT '90), Proceedings. Montreal: Société Internationale de Chirurgie Orthopédique et de Traumatologie; 1990. p. 479–480.

[9] Dell'Oca F, Alberto A. Modular external fixation in emergency using the AO tubular system. Montevideo: Mar Adentro; 1989.

[10] Behrens FF, Searls K. External fixation of the tibia. Basic concepts and prospective evaluation. J Bone Joint Surg Br. 1986;68(2):246–254.

[11] De Bastiani G, Aldegberi R, Renzi Brivio L. Dynamic axial fixation. Clin Orthop. 1986;10(2):95–99.

[12] De Bastiani G, Aldegheri R, Renzi Brivio L. The treatment of fractures with a dynamic axial fixator. J Bone Joint Surg Br. 1984;66(4):538–545.

[13] Green SA. Complications of external skeletal fixation. Clin Orthop Relat Res. 1983;180:109–116.

[14] Aro HT, Hein TL, Chao EY. Mechanical performance of pin in external fixators. Clin Orthop Relat Res. 1989;248:246–253.

[15] Carpenter JE, Hipp JA, Gerhart TN, Rudman CG, Hayes WC, Trippel SB. Failure of growth hormone to alter the biomechanics of fracture-healing in a rabbit model. J Bone Joint Surg Am. 1992;74(3):359–367.

[16] Gasser B, Boman B, Wyder D, Schneider E. Stiffness characteristics of the circular Ilizarov device as opposed to conventional external fixators. J Biomech Eng. 1990;112(1):15–21.

[17] Duda GN, Kassi JP, Hoffmann JE, Riedt R, Khodadadyan C, Raschke M. [Mechanical behavior of Ilizarov ring fixators. Effect of frame parameters on stiffness and consequences for clinical use.] Unfallchirurg. 2013(10):839–845. [Article in German].

[18] Ilizarov GA. Transosseus osteosynthesis. Theoretical and clinical aspects of the regeneration and growth of tissue. Berlin: Springer; 1992. p. 63–136.

[19] Saragaglia D, Pernoud A, Tourné Y, Leroy JM, al Zahab MA. [Tibiotarsal arthrodesis: value of external fixator associated with in situ cancellous bone graft. Initial results apropos of 18 cases]. Rev Chir Orthop Reparatrice Appar Mot. 1995;80(1):51–57. [Article in French].

[20] Fabrin JE, Larsen KI, Holstein PE. Arthrodesis with external fixation in the unstable or misaligned Charcot ankle in patients with diabetes mellitus. Int J Low Extrem Wounds. 2007;6(2):102–107.

[21] Perren SM. Biological internal fixation: its background, methods, requirements, potential and limits. Acta Chir Orthop Traumatol Cech. 2000;67(1):6–12.

[22] Jakob RP, Fernandez DL. The treatment of wrist fractures with the small AO external fixation device. In: Uhthoff HK, Em S, editors. Current concepts of external fixation of fractures. Berlin/Heidelberg: Springer; 1982.

[23] Benum P, Svenningsen S. Tibial fractures treated with Hoffmann's external fixation: a comparative analysis of Hoffmann bilateral frames and the Vidal-Adrey double frame modification. Acta Orthop Scand. 1982;53(3):471–476.

[24] Vidal J, Rabishong P, Bonnel F, Adrey J. Étude bioméchanique du fixateur externe d'Hoffmann dans les fractures de jambe. Montpellier Chir. 1970;16:43–52.

[25] Finlay JB, Moroz TK, Rorabeck CH, Davey JR, Bourne RB. Stability of ten configurations of the Hoffmann external-fixation frame. J Bone Joint Surg Am. 1987;69(5):734–744.

[26] Fleming B, Paley D, Kristiansen T, Pope M. A biomechanical analysis of the Ilizarov external fixator. Clin Orthop Relat Res. 1989;(241):95–105.

[27] Podolsky A, Chao EY. Mechanical performance of Ilizarov circular external fixators in comparison with other external fixators. Clin Orthop Relat Res. 1993;(293):61–70.

[28] Ilizarov GA, Emilyanova HS, Lebedev BE. Some experimental studies. Mechanical characteristics of Kirschner wires. In: Perosseus compression and distraction osteosynthesis in traumatology and orthopedics. Kurgan Publishers, 1972. p. 14–25.

[29] Calhoun JH, Li F, Bauford WL, Lehman T, Ledbetter BR, Lowery R. Rigidity of half pins for the Ilizarov external fixator. Bull Hosp Jt Dis. 1992;52(1):21–26.

[30] Tomic SL, Bumbasirevic MA, Lesic AL, Bumbasirevic VE. Modification of the Ilizarov external fixator for aseptic hypertrophic nonunion of the clavicle: an option for treatment. J Orthop Trauma. 2006;20(2):122–128.

[31] Popkov AV, Gorbach EN, Kononovich NA, Popkov DA, Tverdokhlebov SI, Shesterikov EV. Bioactivity and osteointegration of hydroxyapatite-coated stainless steel and titanium wires used for intramedullary osteosynthesis. Strategies Trauma Limb Reconstr. 2017;12(2):107–113.

连接杆

连接杆应用于构建外固定架的框架。可由不锈钢、铝合金或碳纤维制成，并且可以具有圆形、椭圆形、正方形或多平面的几何构型。碳纤维棒是一种具有放射穿透性的连接杆，在透视和影像学检查中不会引起遮挡，使骨骼整体可视化。尽管碳纤维棒售价比不锈钢或铝合金贵，但力学测试表明，碳纤维棒的失效载荷比不锈钢管高15%[18]。不锈钢在50%的最大载荷下会产生形变，而碳纤维棒在失效前仍保持相同的刚度。然而，与不锈钢相比，夹块紧固碳纤维棒的能力较弱，因此，碳纤维棒的硬度只有不锈钢框架的85%。单平面外固定架可通过增加第二个固定平面（双平面）、在已经构建的固定装置上堆叠第二根连接杆，或将连接杆贴近于骨面来获得更强的稳定性[8]。

解剖考虑

在置针之前，必须考虑相关的软组织解剖，对患者的生理和护理的影响，以及这些针和外固定架的放置将如何影响终末固定。这也包括考虑神经血管和肌肉－肌腱在置针期间的损伤可能性。因此，必须对肢体的横截面解剖有很好的了解，尤其是置针水平。为了帮助理解这一点，Behrens将四肢的骨骼分为偏心骨和同心骨[7]。偏心骨有皮下边界（如胫骨、尺骨、骨盆、掌骨），很少发生针道并发症。同心骨位于四肢的中央，被肌肉（如肱骨、桡骨、股骨）包围，需要进行更深层的软组织剥离，以便进行骨针固定。因此，便存在更大的肌肉损伤、关节僵硬、神经血管损伤以及针道并发症的发生可能性。Behrens将每根骨骼中针插入的3个不同区域描述为安全通道、危险通道和不安全通道[7]（表5.1）。

表5.1 骨骼的划分及外固定如何应用于偏心节段和同心节段

肢体节段	偏心节段	同心节段
● 单节段		
上肢	肩胛骨 尺骨 掌骨	肱骨 桡骨 指骨
下肢	骨盆 胫骨 跖骨	股骨 腓骨 趾骨
● 跨关节多节段		
并发症	罕见	关节僵硬 固定针相关并发症 神经血管损伤
外固定架应用	长期	短期 ▶内固定 ▶支具

表5.2 安全通道、危险通道和不安全通道置针，点代表强度
- ● = 一般
- ● = 更严重
- ● = 最严重
- （●）= 可能

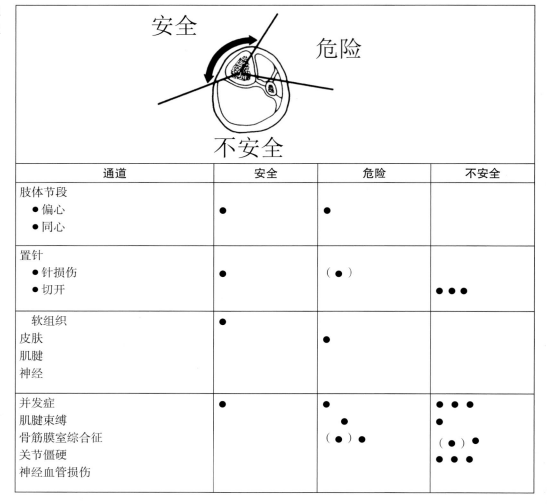

安全
危险
不安全

通道	安全	危险	不安全
肢体节段			
● 偏心	●	●	
● 同心			
置针			
● 针损伤	●	（●）	
● 切开			●●●
软组织	●		
皮肤		●	
肌腱			
神经			
并发症	●	●	●●●
肌腱束缚		●●	
骨筋膜室综合征		（●）●	（●）●
关节僵硬			●●
神经血管损伤			

安全通道不包含肌腱或任何重要的神经血管结构，位于偏心的四肢，针道感染或固定松脱的发生率较低。危险通道含有肌腱，但没有重要的神经血管结构，危险通道的骨针可导致骨筋膜室综合征，并可能束缚肌腱或韧带导致永久性的关节僵硬，具有较高针道并发症发生率。在没有神经血管和肌腱的区域，是置针最安全的区域。不安全通道包含有肌腱和重要的神经血管结构，具有最高的针道相关并发症发生率和最大的神经血管损伤可能性。如果在此通道置针，必须进行开放式置针，并且仔细地进行软组织剥离（表5.2）。

安全通道和危险通道的宽度很少超过90°~140°[6,7]。这意味着插入（中心螺纹）针通常是禁忌的。如果安全通道超过180°（例如胫骨近端）或置针的优势超过其潜在风险（例如跟骨）的情况可以例外。

同样重要的是，要记住即使使用细针固定（1.5mm、2mm），与穿越危险或不安全通道相关的风险仍然存在。这就是一些使用细针固定的患者会有过度疼痛，远端关节活动减少，并可能持续出现严重的神经血管问题的原因所在。

临时外固定的适应证

临时外固定可用于损伤控制或仅作为一种临时固定方法。在本讨论中，前者被定义为应用于多发伤患者的外固定，即该患者出现危及生命或肢体的情况，需要紧急进行骨骼端的稳定。后者适用于出现不稳定性骨折的创伤患者，在非急诊的情况下使用固定器恢复肢体长度和骨折端对位。

损伤控制整形外科学

多发伤患者最初被视为病情严重，无法耐受进行骨折端的固定。这是因为多发伤患者的死亡率已被确定为双峰型。这种病理生理学概念被描述为双重打击模型，即死亡在创伤后立即发生或在创伤后几天内发生。第一次打击开始于创伤初始，出现一个主要的炎症级联反应，表现为低氧血症（急性呼吸窘迫综合征）、低血压和多器官衰竭等，通常会导致患者的早期死亡。第二次打击始于初次打击之后，并产生较轻的炎症反应，表现为缺血或再灌注问题，发生骨筋膜室综合征，或感染和脓毒血症，如果不加以适当处理，就会导致继发性的死亡。在二次打击模型中，很明显，早期广泛的骨骼固定是不可取的，因为它会导致更大的生理损伤和产生更多的并发症[20, 21]。

这就引出了损伤控制骨科的概念[22]。Scalea 等认为这一概念始于海战时期的损伤控制理念，即适用于大出血、穿透性腹部创伤患者的初始有限治疗[23]。处理原则包括：认识到谁需要控制损伤，仅进行绝对必要的手术，维持患者的体温和生命体征，接受手术过程的并发症，并在术后提供正确的护理。需要损伤控制的群体是指存在生命或肢体丧失风险的患者。绝对必要的手术包括有限的开放性骨折清创术、筋膜切开术、长骨骨折端和骨盆环的稳定，以及决定是采用保肢还是截肢[24]。除了不稳定的骨盆环损伤和长骨骨折外，对于膝关节关节内骨折、多发性开放性骨折、大面积烧伤患者以及其他关节损伤/脱位也可以考虑进行损伤控制。

研究人员发现，对于不稳定的多发伤患者，将重大骨折手术推迟几天可以避免二次打击，对炎症反应具有保护作用，并减少了肺和肝的功能障碍[21, 22, 25]。因此，目前的建议是将骨科损伤控制视为治疗生理不稳定/复苏不足的多发性创伤患者的主要方法（图 5.2）。

临时固定

临时固定的适应证包括移位的关节周围或关节内骨折、四肢骨折脱位或移位的骨干骨折，这些骨折不能进行早期的终末固定。"跨越式外固定"可

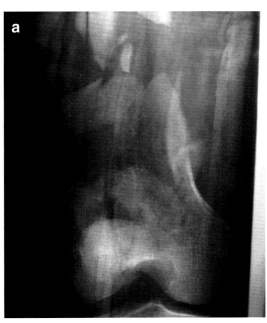
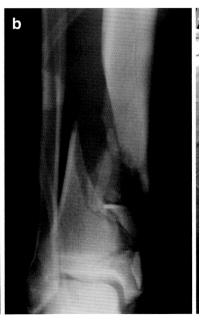
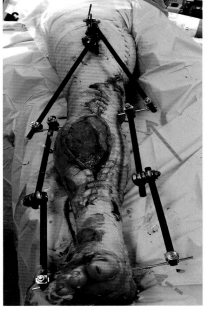

图 5.2　（a）股骨远端开放性粉碎性骨折正位片（一名 26 岁多发性创伤患者，合并有肝脏撕裂、肺挫伤和闭合性头部损伤）。（b）正位片显示患者伴有同侧胫骨远端开放性粉碎性骨折。（c）骨科损伤控制应用的正面观，应用双侧单平面外架，通过胫骨近端（实心红色箭头）和跟骨（虚线红色箭头）的固定钉连接到股骨近端外架的前部

以更好地描述这种固定方式，即固定物跨越损伤区域。临时固定的目的是恢复肢体的长度、患肢轴线以及骨折端的对位对线，并保护损伤区周围的软组织。这可以减少肢体疼痛，避免长时间压力导致的皮肤坏死和软组织的不可逆损伤，并纠正骨折移位引起的血管变形，改善肢体循环 [26, 29]。

临时固定的优点包括使固定物远离损伤区域，排除对手术切口的影响，为肢体维持一定的长度，通过软组织的合页力量来协助骨折端复位 可观察软组织情况，允许患者早期活动，避免长期卧床（图 5.3）。

外固定架的构型

外固定架已用于骨盆、四肢、脊柱 [30] 和胸部 [31] 的创伤。它的多功能性、可重复性以及可有效的维持复位使其成为一种极有价值的固定方式。固定应该是一种简单的结构，放置的最佳位置取决于骨折部位、其与安全或危险通道的接近程度，以及对终末固定的影响。

置针技术

使用外固定物无论是为了控制损伤还是临时外固定，首先要注意的是正确的置针技术。这是最关键的一步，决定了整体的成功，因为使用正确的置针技术能提高针的抗扭转刚性，并可最大限度地减少针的松动。

术野行大切口，钝性剥离骨膜暴露骨皮质。为了最大限度地减少软组织损伤，可将套筒直接放置在骨面上，并保持原位进行置针。预先钻通一个双皮质导孔，并将针置入正确的深度。置针时应避免

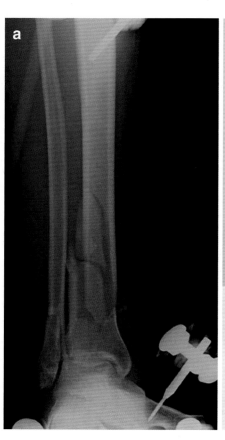
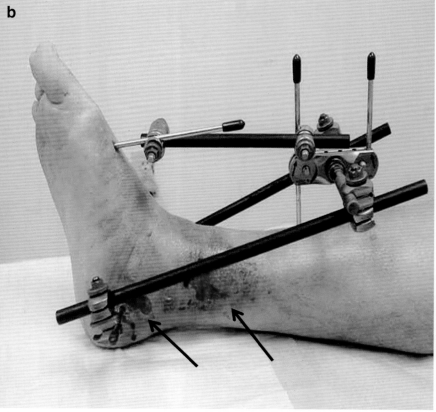

图 5.3　（a）Pilon 粉碎性骨折的正位片，使用临时外固定复位骨折端。（b）临时外固定可充分暴露骨折局部皮肤水疱，并进行治疗直到表皮再生（黑色箭头）

摇晃，因为这可能会导致近端皮质出现的小而明显的锥体样形变，降低近端皮质处针体稳定性，并增加远端皮质[32]处的压力。为了避免这种情况，作者经常使用电池驱动的钻头以低速插针，直到针到达对侧皮质，然后再手动完成置针。

使用自钻或自攻针虽然更容易、更快捷，但其产生的温度很容易超过90℃，会导致骨坏死与不可逆的骨细胞死亡和碱性磷酸酶失活[15]。自钻针也会导致两侧皮质出现微裂隙，导致骨吸收和拔出强度[16]降低。当前的改进结合了钻头和凹槽，并具有改进的螺距，从而避免了钻孔远端皮质时剥离近侧皮质，但与预钻孔技术[33]相比，骨皮质获得减少了22%。此外，一些学者指出当针尖穿过远端皮质[32]的髓内表面时，很难感觉到针尖。这导致了针插入深度的增加以及软组织内陷（即将周围组织拉入针道）[16, 33]。然而，在危及生命或肢体的情况下，如何在有限的时间内稳定患者病情，作者提出：即使存在这些问题，为了提供固定和快速获得骨稳定性，使用自钻针也是可以接受的。

骨干骨折的治疗

在20世纪70年代和80年代，外固定被用于骨干骨折的终末治疗。这些外固定连续放置了3~4个月，并且研究人员描述了在使用外架时如何增加固定刚度，以及如何降低外架刚度（动力化），使骨折端微动促进间接骨愈合[8]。

相比之下，外固定架作为临时固定的目的是维持骨折端的稳定，使骨折端处于可接受的对位对线范围，直到进行终末固定。以下是骨干骨折的处理原则：

1. 半针置于骨的皮下（偏心）边界。在同心骨中，置针之前应进行大范围切口和软组织的钝性剥离。
2. 在置针时，将肌肉置于拉伸状态，可以保持相邻关节的活动，并能最大限度地减少固定针刺激。
3. 避免将针置入骨骺、关节面或临近关节面的区域，尤其对于膝关节而言。研究发现，股骨远端关节囊由髁间窝前中心向近端平均延伸

7cm，向胫骨近端前关节面平均延伸< 6mm[34, 35]。
4. 外固定架的长度应该包含整根长骨，并且应尽可能由简单的框架构建。
5. 如果可能，应将连接杆放置在距离体表至少一手宽的位置，以适应肢体肿胀，并使软组织结构可见。
6. 如果需要额外的稳定性，可在单侧外固定架上增加第二根连接杆（堆叠），或可以使用后侧夹块来获得额外的稳定性。
7. 评估固定位置对终末固定过程中骨折复位的影响（帮助或干扰），决定是否保留原始固定位置（图5.4）。
8. 目前尚不清楚，在不增加感染风险的前提下，外固定作为终末固定的安全固定时长。因此，当患者病情和周围软组织稳定后，建议立即进行终末固定。

为了稳定骨干骨折及增加固定架刚度，应至少使用四根单边架半针或两根双边架固定针。此外，在应用外固定治疗 Winquist Ⅰ~Ⅲ型骨折时，以及通过外固定架对骨折块进行加压时骨折端的解剖复位同样可以增加外固定架刚度[8]。对于不稳定的骨折，可以在后期增加固定针，或者在重症监护下进行损伤控制时，直接放置整个外固定架。

固定架的选择取决于所治疗的长骨。肱骨针应放置在肱骨近端前外侧，避免损伤腋神经和桡神经，或放置在肱骨远端后外侧，避开鹰嘴窝和桡神经。在前臂，最佳的置针区域是通过尺骨的皮下边界，并且使用直径更小的针（34mm）。如果需要固定桡骨，建议进行切开置针，以避免损伤近端骨间后神经和远端桡神经浅支。股骨针的放置应通过相对安全的通道，包括前侧入路、外侧入路或前外侧入路。胫骨前内侧皮下表面适合放置垂直于胫骨皮质前内侧或后表面的固定针。在胫骨远端1/5处进行置针时，应进行切开置针，以避免损伤胫骨前血管和腓深神经。

外固定架可通过两根杆分别连接骨折远端或近端的两根固定针，并使用第三根杆连接构成组合架进行骨折端的固定。而作者更青睐于在使用固定针进行骨折块复位后，使用一根长杆连接所有固定针。临时固定并不是为了实现解剖复位，而是为了稳定和改善骨折端的对位对线，直到可以进行终末固定。

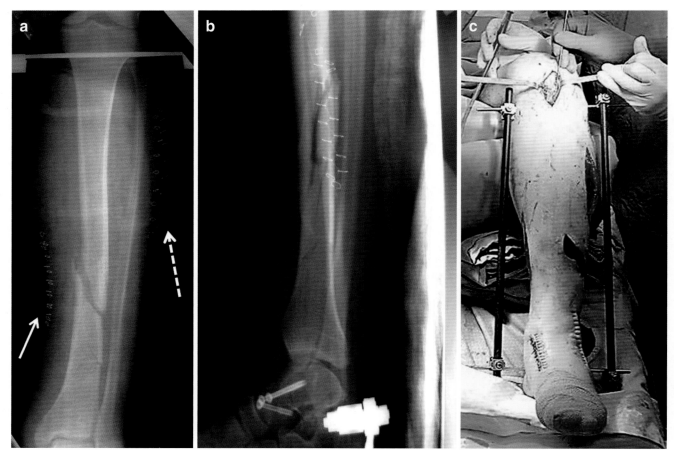

图 5.4 （a）正位片显示应用双侧、单平面外固定架治疗开放性（实心白色箭头）胫骨干骨折（白色虚线），并进行了骨筋膜室切开减压。（b）侧位片显示合并有距骨颈骨折，因此要进行跟骨置针。（c）在对胫骨进行髓内固定时，外固定保留原位以维持骨折复位

关节内骨折的治疗

　　治疗目标是改善肢体的对位对线，避免皮肤和软组织的长期受压，使用软组织的合页力量来协助复位，并改善肢体的循环[26, 28]。

　　要实现这些目标，需要在关节处放置一个跨越固定架，但骨盆损伤除外。当使用固定架来进行骨盆减压和稳定骨／韧带损伤时，可沿着髂嵴，从髂前上棘（ASIS）后 2cm 开始，于骨盆臀柱的内、外表面之间指向后内侧进行置针。如果需要第二根固定针，则将其置于髂棘后侧。应小心避免穿透外侧皮质，以免导致固定针脱落。另一种选择是在髋臼进行切开置针，与带有髂嵴钉的外固定架相比，通过每个髂前下棘，沿着骨盆髋臼上方向后内侧置针可以更好地稳定单侧骨盆[38]（图 5.5）。

　　通过在肱骨远端后外侧和尺骨皮下边界置针来稳定肘关节。在桡骨远端置针时，可在切开后，于桡动脉后方打入 3~4mm 固定针，以避免损伤桡神经浅支。桡骨上的首选置针位置位于桡骨桡侧缘中 1/3，采用切开置针以避免损伤桡神经浅支，并剥离背侧骨间肌，将 3mm 的固定针置入第二掌骨背侧缘。手术结束时，将手腕置于中立位，可避免因过度牵拉而产生的手指被动屈曲问题。

　　对于膝关节周围的损伤，可以将固定针侧向置入股骨，并与胫骨前侧的固定针连接，或将整个外固定架放置在胫骨前侧（图 5.6）。这两种外固定架都通过两根长杆分别连接胫骨和股骨上的两根固定针，并且每根杆都具有足够长度能够与另一根杆进行连接，外固定架和膝盖应屈曲 5°~15°。对于踝关节损伤，最常用的外固定架为三角架（图 5.7）。

固定针放置在胫骨前侧或前内侧，并与穿过跟骨的固定针（中央螺纹）连接。跟骨的内侧进针点位于跟骨后下缘与内踝下缘的连线中点，舟骨粗隆和跟骨后下缘连线的后侧（图5.8）[39]，处于危险通道。如前所述，后侧夹块可为所有的关节内骨折提供额外的稳定性。

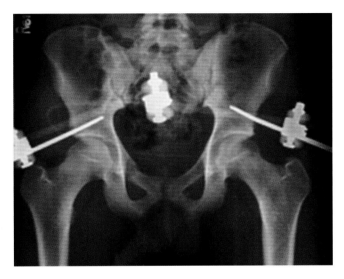

图5.5　髋臼上放置外固定架治疗骨盆环损伤的正位片

并发症及固定针的护理

针道感染是外固定架最常见的并发症，也是一些医生避免使用它的原因。据报道，[40]针道感染的发生率为0~100%。当膜蛋白和多糖与细菌于针表面结合时，针道感染可在置针后立即发生。当细菌数量足够多时，菌落形成并分泌保护性生物膜，使细菌对抗生素产生耐药性（图5.9）[41]。针尖感染的定义是指针尖周围出现任何感染的迹象或症状，需要使用抗生素、拔针或清创治疗[42]。导致固定针并发症的因素包括：针体有较多的软组织包裹（肌肉、固定针松动、针眼周围皮肤张力过大或针体刺激、固定时间过长等。这些因素导致了局部炎症、针道感染和可能的骨髓炎。为了指导并发症的处理，我

图5.6　（a）胫骨近端骨折临时固定，股骨外侧钉和胫骨前侧钉通过支撑杆连接。（b）胫骨近端粉碎性骨折患者，将整个外支架放置在胫骨前侧

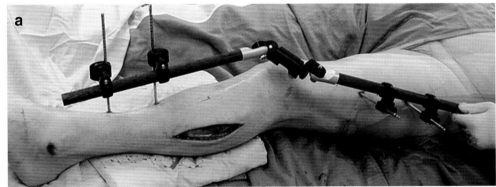

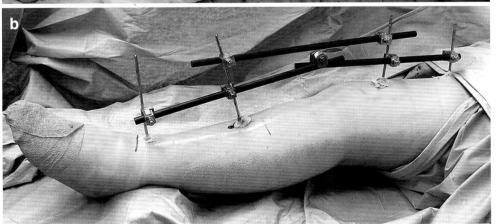

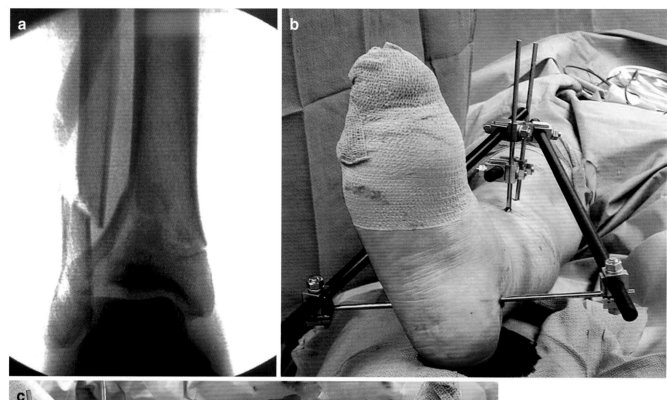

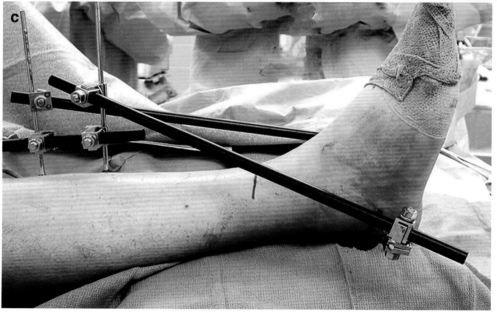

图 5.7　（a）Pilon 骨折的正位片，使用三角架改善了骨折端的对位对线，注意 X 线片上并未显示外固定架。（b）前视图显示三角架的构型，固定钉位于胫骨近端和跟骨。（c）三角架的侧视图

们描述了两种分类系统 [43, 44]。

　　固定针松动也是一种常见的并发症，常导致固定失败和复位丢失。原因包括置针过程中骨骼热坏死、针 – 骨界面的应力过大或针道感染的进展。降低针 – 骨界面应力的策略已经讨论过了。如果发现

固定针松动，应将其移除并更换。

　　对于固定针的护理，相较于针眼消毒而言，减小皮肤张力和稳定固定针周围的软组织似乎更为重要。可用软垫或海绵包裹在固定针周围以稳定软组织，从而防止肢体活动时出现针松动 [7, 32]（图

图 5.8　跟骨置钉期间存在危险的神经血管结构。了解小窗口的解剖结构以安全置针。A，跟骨后下缘；B，内踝下缘；C，舟骨粗隆；PTA，胫骨后动脉；PTN，胫后神经；MPN，足底内侧神经；LPN，足底外侧神经；MCN，足底内侧神经；MPLPN，足底后外侧神经

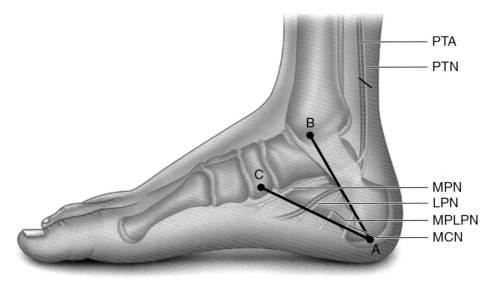

图 5.9　外固定架放大视图显示多处针眼红肿流脓（黑色箭头）

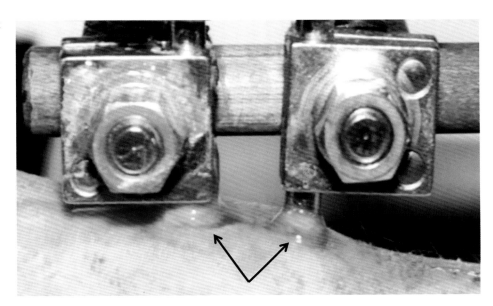

5.10）。出院时，应该告知患者如何进行固定针护理。

固定针可以不进行护理，也可以每天用过氧化氢、酒精或其他消毒剂清洗针眼 3 次。在两项 Cochrane 系统回顾和 meta 分析研究中，Lethaby 等比较了钉眼消毒或没有消毒的差异，发现在炎症、感染率或针松动率方面没有显著差异[45, 46]。他们得出的结论是，没有足够的证据表明——可通过消毒以减少感染风险。

考虑到这一点，作者倾向于在移除手术敷料后，允许患者每天洗澡，并指导他们用肥皂和水清洁固

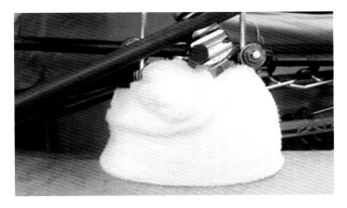

图 5.10　用于减少三角架近端皮肤运动的软组织垫

定针和外支架，但不要浸泡固定针。作者建议不要让固定针裸露，如果患者需要外出，指导患者在必要时需用干净的敷料或软垫覆盖针眼。

结论

综上所述，临时外固定架是治疗骨和关节内骨折极有价值的工具。单平面外固定架应用简便，能更好地暴露软组织和伤口。重要的是要充分了解肢体的横截面解剖结构，考虑可以用于放置固定钉的3个解剖学通道，并使用良好的置钉技术。如果需要增加稳定性，可通过增加第二根连接杆或增加后侧夹块获得。最后，目前尚没有足够的证据阐明钉眼护理的最佳频率，或钉眼消毒的具体建议，以降低感染风险。

参考文献

[1] Malgaigne JF. Considérations cliniques sur les fractures de la rotule et leur traitement par les griffes. J des Connnaissances Med Pratiques. 1853;16:9.

[2] Johnson HF, Stovall SL. External fixation of fractures. J Bone Joint Surg Am. 1950;32A(2):466–467.

[3] Brooker A, Edwards C. External fixation: the current state of the art. Baltimore: Williams and Wilkins; 1979.

[4] Mears DC. External skeletal fixation. Baltimore: Williams and Wilkins; 1981.

[5] Behrens F, Jones RE 3rd, Fischer DA, Mears DC. External skeletal fixation. Instr Course Lect. 1981;30:112–182.

[6] Behrens F. A primer of fixator devices and configurations. Clin Orthop Relat Res. 1989;(241):5–14.

[7] Behrens F. General theory and principles of external fixation. Clin Orthop Relat Res. 1989;(241):15–23.

[8] Behrens F, Johnson W. Unilateral external fixation. Methods to increase and reduce frame stiffness. Clin Orthop Relat Res. 1989;(241):48–56.

[9] Behrens F, Johnson WD, Koch TW, Kovacevic N. Bending stiffness of unilateral and bilateral fixator frames. Clin Orthop Relat Res. 1983;(178):103–110.

[10] Holt J, Hertzberg B, Weinhold P, Storm W, Schoenfisch M, Dahners L. Decreasing bacterial colonization of external fixation pins through nitric oxide release coatings. J Orthop Trauma. 2011;25(7):432–437.

[11] Jennison T, McNally M, Pandit H. Prevention of infection in external fixator pin sites. Acta Biomater. 2014;10(2):595–603.

[12] Gil D, Shuvaev S, Frank-Kamenetskii A, Reukov V, Gross C, Vertegel A. Novel antibacterial coating on orthopedic wires to eliminate pin tract infections. Antimicrob Agents Chemother. 2017;61(7):e00442-17. https://doi.org/10.1128/AAC.00442-17.

[13] Slate AJ, Wickens DJ, El Mohtadi M, Dempsey-Hibbet N, West G, Banks CE, Whitehead KA. Antimicrobial activity of Ti-ZrN/Ag coatings for use in biomaterial applications. Sci Rep. 2018; 8:1497. https://doi.org/10.1038/s41598-018-20013-z. Author correction: Sci Rep. 2018;8(1):6251. https://doi.org/10.1038/s41598-018-24174-9.

[14] Toksvig-Larsen S, Aspenberg P. Bisphosphonate-coated external fixator pins appear similar to hydroxyapatite-coated pins in the tibial metaphysis and to uncoated pins in the shaft. Acta Orthop. 2013;84(3):314–318.

[15] Eriksson A, Albrektsson T, Grane B, McQueen D. Thermal injury to bone: a vital microscopic description of heat effects. Int J Oral Surg. 1982;11(2):115–121.

[16] Moroni A, Vannini F, Mosca M, Giannini S. Techniques to avoid pin loosening and infection in external fixation. J Orthop Trauma. 2002; 16(3):189–195.

[17] Aro HT, Hein TJ, Chao EY. Mechanical performance of pin clamps in external fixators. Clin Orthop Relat Res. 1989;(248):246–253.

[18] Kowalski M, Schemitsch EH, Harrington RM, Chapman JR, Swiontkowski MF. Comparative biomechanical evaluation of different external fixation sidebars: stainless- steel tubes versus carbon fiber rods. J Orthop Trauma. 1996;10(7):470–475.

[19] Faist E, Baue AE, Dittmer H, Heberer G. Multiple organ failure in polytrauma patients. J Trauma. 1983;23(9):775–787.

[20] Pape HC, Rixen D, Morley J, Husebye EE, Mueller M, Dumont C, et al.; EPOFF Study Group. Impact of the method of initial stabilization for femoral shaft fractures in patients with multiple injuries at risk for complications (borderline patients). Ann Surg. 2007;246(3):491–499; discussion 499–501.

[21] Morshed S, Miclau T III, Benbom O, Cohen M, Knudson MM, Colford JM Jr. Delayed internal fixation of femoral shaft fracture reduces mortality among patients with multisystem trauma. J Bone Joint Surg Am. 2009;91(1):3–13.

[22] Scalea TM, Boswell SA, Scott JD, Mitchell KA, Kramer ME, Pollak AN. External fixation as a bridge to intramedullary nailing for patients with multiple injuries and with femur fractures: damage control orthopedics. J Trauma. 2000;48(4):613–621; discussion 621–623.

[23] Rotondo MF, Schwab CW, McGonigal MD, Phillips GR 3rd, Fruchterman TM, Kauder DR, et al. 'Damage control': an approach for improved survival in exsanguinating penetrating abdominal injury. J Trauma. 1993;35(3):375–382.

[24] Tscherne H, Regel G, Pape HC, Pohlemann T, Krettek C. Internal fixation of multiple fractures in patients with polytrauma. Clin Orthop Relat Res. 1998;(347):62–78.

[25] Tuttle MS, Smith WR, Williams AE, Agudelo JF, Hartshorn CJ, Moore EE, Morgan SJ. Safety and efficacy of damage control external fixation versus definitive stabilization for femoral shaft fractures in the multiple-injured patient. J Trauma. 2009;67(3):602–605.

[26] Haidukewych GJ. Temporary external fixation for the management of complex intra- and periarticular fractures of the lower extremity. J Orthop Trauma. 2002;16(9):678–685.

[27] Sirkin M, Sanders R, DiPasquale T, Herscovici D Jr. A staged protocol for soft tissue management in the treatment of complex pilon fractures. J Orthop Trauma. 1999;13(2):78–84.

[28] Egol KA, Tejwani NC, Capla EL, Wolinsky PL, Koval KJ. Staged management of high-energy proximal tibia fractures (OTA Types 41). J Orthop Trauma. 2005;19(7):448–455.

[29] Min W, Ding BC, Tejwani NC. Staged versus acute definitive management of open distal humeral fractures. J Trauma. 2011;71(4):944–947.

[30] Wang W, Yao N, Song X, Yan Y, Wang C. External spinal skeletal fixation combination with percutaneous injury vertebra bone grafting in the treatment of thoracolumbar fractures. Spine (Phila Pa 1976). 2011;36(9):E606–E611.

[31] Henley MB, Peter RE, Benirschke SK, Ashbaugh D. External fixation of the sternum for thoracic trauma. J Orthop Trauma. 1991;5(4):493–497.

[32] Ziran BH, Smith WR, Anglen JO, Tornetta P 3rd. External fixation: how to make it work. J Bone Joint Surg Am. 2007;89(7):1620–1632.

[33] Seitz WH Jr, Fromison AI, Brooks DB, Postak P, Polando G, Greenwald AS. External fixator pin insertion techniques; biomechanical analysis and clinical relevance. J Hand Surg Am. 1991;16(3):560–563.

[34] Lowery K, Dearden P, Sherman K, Mahadevan V, Sharma H. Cadaveric analysis of capsular attachments of the distal femur related to pin and wire placement. Injury. 2015;46(6):970–974.

[35] DeCoster TA, Crawford MK, Kraut MA. Safe extracapsular placement of proximal tibial transfixation pins. J Orthop Trauma. 2004;18(Suppl 8):43–47.

[36] Nowotarski PJ, Turen CH, Brumback RJ, Scarboro JM. Conversion of external fixation to intramedullary nailing for fractures of the shaft of the femur in multiply injured patients. J Bone Joint Surg Am. 2000;82(6):781–788.

[37] Winquist R, Hansen S. Comminuted fractures of the femoral shaft treated by intramedullary nailing. Orthop Clin N Am. 1980;11(3):633–647.

[38] Stahel PF, Mauffrey C, Smith WR, McKean J, Hao J, Burlew CC, Moore EE. External fixation for acute pelvic ring injuries: decision making and technical options. J Trauma Acute Care Surg. 2013;75(5):882–887.

[39] Casey D, McConnell T, Parekh S, Tornetta P 3rd. Percutaneous pin placement in the medial calcaneus: is anywhere safe? J Orthop Trauma. 2004;18(8 Suppl):S39–S42.

[40] Kazmers NH, Fragomen AT, Rozbruch SR. Prevention of pin site infection in external fixation: a review of the literature. Strategies Trauma Limb Reconstr. 2016;11(2):75–85.

[41] Parameswaran AD, Roberts CS, Seligson D, Voor M. Pin tract infection with contemporary external fixation: how much of a problem? J Orthop Trauma. 2003;17(7):503–507.

[42] Ceroni D, Grumetz C, Desvachez O, Pusateri S, Dunand P, Samara E. From prevention of pintract infection to treatment of osteomyelitis during paediatric external fixation. J Child Orthop. 2016;10:605–612.

[43] Dahl MT, Gulli B, Berg T. Complications of limb lengthening. A learning curve. Clin Orthop Relat Res. 1994;(301):10–18.

[44] Checketts RG, MacEachem AG, Otterbum M. Pin tract infection and the principles of pin site care. In: DeBastiani G, Apley AG, Goldberg AA, editors. Orthofix external fixation in trauma and orthopaedics. London: Springer-Verlag London Ltd; 2000. p. 97–103.

[45] Lethaby A, Temple J, Santy J. Pin site care for preventing infections associated with external bone fixators and pins. Cochrane Database Syst Rev. 2008;(4):CD004551. https://doi.org/10.1002/14651858.CD004551.pub2.

[46] Lethaby A, Temple J, Santy-Tomlinson J. Pin site care for preventing infections associated with external bone fixators and pins. Cochrane Database Syst Rev. 2013;(12):CD004551. https://doi.org/10.1002/14651858.CD004551.pub3.

第 6 章　关节周围骨折

Michael C. Willey, Gabrielle A. Bui, and J. Lawrence Marsh

引言

在距今不到 30 年间，外固定架才开始作为关节骨折的临时或终末治疗方法[1-6]。在这段时间里，外固定架技术的流行程度随着外科医生的偏好、文献以及其他内固定技术的可用性和安全性的变化而变化。

外固定架通常被认为是减少软组织并发症的最佳技术。在治疗原则上，外固定经常用来治疗皮肤条件较差的关节骨折。相比于内固定术，对于外科医生来说，用外固定架固定关节骨折作为终末治疗是一项耗时费力的工作。外固定架的护理对门诊患者来说确实很困难。并且有经济上的问题，特别是当昂贵的外固定架短暂地用于内固定之前的临时固定。此外，外固定架治疗的有效性，尤其是作为终末治疗手段时仍然存在问题[7]。

在目前的实践中，外固定架在关节骨折治疗中被多种因素影响。这些因素包括特定的关节与软组织、其他可用的治疗方案和解剖结构。外固定架可用于关节骨折的临时或终末治疗。目前的生物力学原理取决于治疗的目的。本章将分别介绍这些着重点。

外固定架临时固定

外固定架在关节骨折的临时治疗中起着重要作用[3, 8]，其目的是恢复长度和力线，提供一定程度的关节稳定性，保护受损的软组织，并在等待骨折终末治疗的同时可以移动患者。

在外固定架运用于临时固定与终末治疗期间，可以：①改善患者的全身状况；②观察局部软组织条件；③选择合适的手术时间；④决定终末的固定和软组织覆盖。当应用于临时治疗时，外固定架几乎总是跨越关节和关节内骨折块。若移位的关节内骨折块上有软组织相连，允许使用手法来复位。通常在固定数天或数周后取出外固定。

外固定架终末治疗

在某些关节中，外固定架可作为关节内骨折终末治疗的主要固定装置[1, 5-7]。在这种治疗下，外架需要佩戴直至骨折愈合或接近愈合。使用外固定架进行终末治疗会带来更复杂的力学和解剖问题，因此外架必须在骨折愈合前提供数月的稳定性[9]。

在治疗期间，跨关节固定的时间是有限的。单边架通常需要跨关节固定直到骨折愈合，而环形外固定架中的张力可以稳定关节内骨折块，从而移除外架的跨越关节部分。无论使用何种器械，外固定的构件通常用于直接稳定关节内骨折块，而螺钉辅助固定大型骨干骺端或关节内骨折块通常遵循外固定原则。

关节外固定架的技术问题

受外固定架的力学稳定性的影响，关节骨折外固定存在着几个问题。而这些问题在骨干外固定架治疗中均不存在。关节外固定是一种妥协与替代的技术，由于与软组织解剖和损伤相关的因素，很难恢复最佳力线。

不同关节的局部解剖和损伤模式都有其特有的治疗挑战，并不是放之四海而皆准的。例如，胫骨近端和远端关节囊反折限制了关节附近的固定选择[10-12]。关节囊与干骺端的距离，需选择不同的关节固定方式。化脓性关节炎与关节囊内放置外固定钉或弹力橄榄针有关[13]。而在胫骨近端，发生这种并发症的风险可通过在软骨下骨远端放置至少14mm的固定物来减少。如果需要更坚强的固定，可以在关节的前半部分，软骨下骨放置至少6mm的固定物[14]。

踝关节囊反射到胫骨远端从内踝顶端平均延伸32mm，从前外侧关节线延伸21mm[11]。尸体研究已经确定了钉入股骨远端的"安全区域"[12]。固定可以安全地放置在股骨远端、内收肌结节的近端和股骨后部的3/4处，以避免关节囊内固定。高能量损伤导致的关节骨折经常对周围软组织造成严重的损伤，这可能限制了钉或橄榄针置入的最佳路径。交叉关节外固定可以固定连接关节，跨越关节和约束关节运动的肌腱。

由于一些骨折距离关节面较近，所以有一个相对短的节段。标准的力学原则表明，钉的伸展是最佳的，但对于关节的短节段，不可能使用钉。此外，最佳的稳定性要求固定组件靠近骨折处，但严重的软组织损伤、关节的存在以及未来内固定的需要通常会阻碍这种最佳固定。

骨折本身也会产生更大的挑战。短节段通常会破碎成不同数量的骨折块。在放置外固定钉或橄榄针前，关节块必须复位固定。这些钉或橄榄针必须直接穿过骨折线放置，这种技术在其他受伤部位通常是被避免的。更具挑战性的是，支撑外固定钉或橄榄针的关节块位于干骺端，它提供的稳定性比骨干的皮质骨要弱。

钉和橄榄针感染是所有外固定架的常见并发症。它们通常很容易通过局部消毒换药、抗生素或拔钉来治疗，但当它们发生在关节附近或当钉或橄榄针松动时，感染和局部疼痛就可能成为一个重要问题[15]。

虽然并非所有这些挑战都是直接的生物力学问题，但在设计外固定架以应对高能量关节骨折所带来的各种力学挑战时，都需要考虑这些因素。

外固定架治疗关节骨折的优势

关节骨折使用外固定架治疗的问题或者至少部分问题被这种技术的许多优点所抵消。外固定架治疗具有极大的灵活度。简易快速应用外固定架是临时处理的优势。然而，对于高度不稳定骨折或需要长期治疗的骨折，需要根据经验建立更坚固的外架。

由于外固定组件是经皮固定的，适用于入路受限或可经皮复位骨折，这也非常适用于严重的软组织损伤。使用外固定架治疗可将伤口破损和深部感染的风险降至最低[1, 5-7, 16]。外固定架可以通过内固定不可能完成的方式跨越关节。这是一种理想的临时固定方法，也可以用于关节支撑，增加稳定性而成为终末治疗的一部分。

此外，交叉关节外架可用于协助骨折复位。外固定架可用于调整和微调复位骨折，确保最佳的骨折对位对线[17]。最后，外固定架在治疗过程中可以通过改变支架的稳定性来控制骨折的应力。

适应证

所有外固定架适应证均为相对适应证，无绝对适应证。外固定架的使用高度依赖于外科医生的个人喜好。一些外科医生对关节骨折的外固定治疗有特定的适应证。而另一些人很少使用这种技术，他们更喜欢临时的外固定，然后进行后期内固定。临床应用可能会受到成本限制，因为单个关节骨折需要两个手术程序，而不是一个，因此显著增加了患者的总费用[18]。

一个或多个关节骨折的患者受伤越严重，就越有使用临时跨关节外固定架的指征。快速固定，避免使用夹板或石膏的固定，可观测周围软组织情况，可行软组织手术，以及相对容易地移动患者都是多发伤患者使用外架的优势。

骨折越严重，临时跨越关节外固定架越有效。严重粉碎、短缩移位、开放性伤口和严重闭合性软组织损伤都是关节跨越外固定架的应用指征（表6.1）。

使用外架最常见的关节是踝关节，其次是膝关

表 6.1　临时跨关节外固定原则

恢复长度和对位
稳定骨折
便于保护软组织 / 伤口
避免与终末外固定重叠
安全置针以避免损伤神经血管和肌腱
最小化外架成本

节。一些严重的足骨折 / 脱位也可以使用。在上肢，手腕经常使用，偶尔还应用于肘部。髋关节或肩关节的跨越固定很少见，因为这两个部位的近端固定都存在问题。随后终末治疗包括使用外固定或钢板螺钉内固定。最终的手术方式取决于外科医生。胫骨远端、胫骨近端和桡骨远端是外固定最常用的部位。

外固定可提供胯关节固定的支撑和稳定，这可以减少所需的内固定，并提供额外的关节稳定性。外固定器可用于提供关节牵张，减少关节软骨负荷和刺激骨折愈合。胯关节外固定器允许关节活动，同时仍能提供骨折稳定，理论上有利于改善滑膜液循环和关节运动。外固定的铰链必须与关节的旋转轴一致 [20, 21]。

关节周围骨折的生物力学固定原则

临时胯关节固定的对力学的要求和稳定原则与终末治疗单边架有很大不同，因此将在第四章中单独讨论。

临时跨关节外固定用于复杂关节周围骨折。固定通常位于骨干的皮质骨，但足部明显例外。外固定可以提供数天甚至 2~3 周稳定性。现代钉棒式外固定可以根据损伤与患者的需求构建相应的结构。短期内的目标很简单：①恢复长度和对位；②规划软组织处理和随后复杂骨折处理；③在终末治疗前移动患者。表 6.1 列出了临时跨关节外固定的一些基本原理。总的原理是，跨越关节外固定是以减少外固定稳定性为代价的。但是，固定通常是临时的。因此，以失去外固定稳定性为代价的跨越是可接受的。进一步关于外固定的力学原理的解释见第 4 章。

外固定由半钉、杆和连接片组成。半钉是临时连接跨越架的组件，因此本节的大部分讨论将集中在全钉。特别是，我们将讨论钉的直径、间距（钉间距）、尺寸和位置是如何影响外架刚度的。标准的应用是，通常两个近端和两个远端钉或一个贯穿钉就足够了。钉间距越大稳定性越大 [22]。在下肢，6mm 的钉比 5mm 的钉更稳定。钉 – 杆和杆 – 杆联合提供了一个基本模块来分散应力，恢复下肢长度和保持骨折对位对线。

必须注意避免将外固定架放置在未来计划的内固定切口上，因为这会增加深部感染的风险 [23]。可以使用额外的钉、杆和固定平面来增加外固定的稳定性。半钉和贯穿钉是临时跨关节外架的首选固定装置。在关节周围骨折的跨关节外固定中，市面上有许多易于使用的钉杆式外固定架。这些系统具有简单的连接片和钉 – 杆 / 杆 – 杆模块，可以快速应用于多发伤患者。

临时跨关节外固定不使用羟基磷灰石涂层钉。大多数使用较便宜的不锈钢和钛钉。

双皮质固定，尤其是在骨干，对稳定性很重要。当跨关节外架放置在踝关节上时，最常用于跟骨中央的螺纹贯穿钉提供了内侧和外侧稳定性。

重要的是要了解钉的特性，这有助于外架刚度。为了增加稳定性，建议在股骨和胫骨中使用 6mm 的钉。钉的刚度与钉的半径的 4 次方成正比。

对于儿童或成人的不典型狭窄的长骨，钉的最大直径应小于骨最窄处直径的 1/3，以防止钉束所导致的骨折。当外架运用于早期负重时，近皮质钉在该处有失效的风险。自攻钉有其缺点，包括增加钉插入深度，以便与远皮质中的螺纹咬合，当钉与远皮质咬合时，会剥离近皮质螺纹。自攻钉的优点，包括固定快速和操作简便，适合临时胯关节外固定架。其他章节讨论了提高外固定稳定性的其他技术，但这里也值得一提，包括增加钉距以固定骨段的最近端和远端，增加更多的钉，堆叠杆，放置平面外固定，放置平行于运动平面的钉，在骨折处增加钉。

环形外固定架和弹力橄榄针通常不用于关节周围骨折的临时固定，但在某些情况下，当治疗的外科医生计划使用这种固定架进行终末固定时可以使用。一般来说，在应用环形外固定架之前，先使用简单的钉 – 棒跨关节固定，以便于在手术室中完成更复杂的软组织修复工作。环形支架会使复杂的软组织重建更具有挑战性，我们不希望在完成软组织修复之前放置环形外固定器。

一般来说，复杂的关节周围骨折可采用临时跨关节外固定器固定。它可提供长达2~3周的稳定。当选择一个外固定架时，外科医生必须考虑到与外架相关的潜在并发症和患者的经济能力。以下是一些需要注意的地方。必须注意避免将外固定架放置在未来计划的内固定切口上，因为这会增加深部感染的风险[23]。短期内的目标很简单：恢复长度和对位，制定后期软组织处理和随后复杂骨折处理的计划，并允许患者在终末治疗前移动。

终末治疗

下肢高能量关节周围骨折需要3~4个月的外固定才能愈合。由于骨折块较小且极度不稳定，实现这个目标很困难，需要周密的规划来优化力线。所有的挑战都是由于是关节周围骨折，如果是关节上下方的骨干骨折，那么牢固的外固定很容易达到。没有哪一种结构是最优的选择，因为骨折、稳定程度和外架类型都是不固定的。表6.2确定了关节周围外架的一些基本力学原则和其他原则。

用外固定架固定关节周围骨折的方法有：①橄榄针环形外固定架；②混合外固定架；③单边外固定架。这些外固定架如下所述。使用这些器械进行固定的决定取决于外科医生的经验和损伤特点。环形外固定可采用螺纹杆或水平间的六足杆进行。使用螺纹杆放置环垂直于肢体的平面时，需要更加注意术前规划和细节。六足杆更昂贵，但比螺纹杆提

供更大的稳定性，并允许在终末治疗后进行简单的畸形矫正。

在长骨干骨折中，与关节周围骨折较短的骨折断端相比，固定更直接。半针固定法是首选的骨干固定方法，因为它使用方便，稳定性好，与软组织粘连的风险较小。上述为临时外固定的自攻钉固定。

在放置用于固定的半钉时，应采取更多的预防措施，以防止感染、热坏死和钉松脱。在皮肤上做一个足够大的纵向切口，以容纳钻孔和插钉的套管。切口太小会导致钻头和钉与软组织粘连。大的半钉周围的切口愈合得更慢，应分离软组织到骨骼，锋利的钻头用于防止热坏死，套管用于插钉和软组织保护。必要时在坚硬的皮质骨钻孔时可以浇水冷却钻头。将骨碎片从孔中冲洗出来，然后用手动螺丝刀拧入钉。将钉连接到外架时要小心，防止连接/预连接到外架时螺钉弯曲。

同样，稳定胫骨和股骨干首选6mm的螺钉。通常，在骨骼的每一段都放置3枚半钉。图6.1显示了热坏死或钉松脱的发生导致慢性感染甚至骨折的骨溶解。最近流行使用羟基磷灰石涂层半钉，已证明这种钉可以增加抗脱出强度，降低感染率，减少松动的发生[24-27]。

在环形外固定中使用橄榄针可以稳定地固定相对较短节段的关节周围骨折。环形外固定架可实现干骺端的稳定。针应尽可能垂直于皮肤以增加稳定性。例如，在胫骨远端，一根经股骨头橄榄针和一根内侧橄榄针应在前后软组织允许的范围内尽可能垂直放置。第三根橄榄针穿过胫骨远端骨折的前外侧碎片。将橄榄针提升到环的上方和下方，通过增加橄榄针的数量来增加稳定性。橄榄针用于增加内外侧的平移稳定性和弯曲刚度[28]。图6.2显示了胫骨远端的橄榄针结构。在某些情况下，对于较长的骨折断端，可以放置半针以增加稳定性。

通常对较短骨折断端节段的固定不足以使关节早期活动和负重，因此需要用临时跨关节外固定。在胫骨远端，这可以通过在跟骨和前足的U形环和橄榄针固定来实现。跨关节外固定架可用于关节周围骨折，并可借助关节韧带间接复位。跨关节外固定允许关节周围骨折立即负重。在临时固定使用跨关节外固定架固定骨折断端，终末外固定架固定后3~6周将支架从关节远端移除，可进行关节活动锻

表 6.2　外固定架治疗关节周围骨折的原则

骨折块的充分固定以保证骨折的稳定性
橄榄针垂直放置于皮肤
恢复对位对线
防止固定肌肉，以允许骨折愈合过程中关节自由运动
防止外固定架上的软组织撞击（可能是晚期肿胀的问题）
安全放置橄榄针/针以避免损伤神经血管

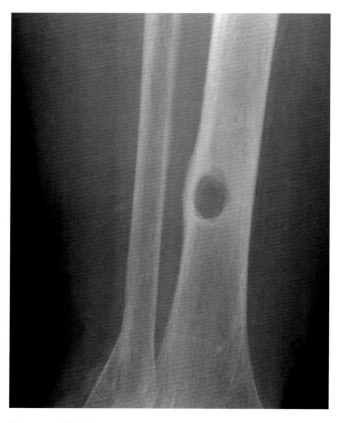

图 6.1　半针取出后出现慢性创伤和骨髓炎导致骨溶解，伴有热坏死或松动

炼。"病例 1：临时跨关节外固定"一节展示了这种外架的拆除和早期负重的例子。

大多数情况下，骨折愈合后去除外固定架[29]。在极少数情况下，如需要在手术室麻醉的患儿，更换更复杂的外架，或当需要额外的手术时不取除。

单边外固定架常用于治疗胫骨远端和桡骨远端骨折，但不常使用于膝关节和肘关节。对于关节周围骨折存在短节段骨折块，同侧外固定无法实现稳定且存在囊内固定的风险，而使用跨关节外固定可以使固定区远离损伤部位。且通过韧带牵拉来协助骨折复位。由于这项技术可以长时间固定，因此需要注意关节僵硬的问题。

病例 1：临时跨关节外固定

临时跨关节外固定可矫正畸形，稳定骨折块和局部软组织。可使用相对简单和便宜的外固定器实现。第一个病例是一名健康的 22 岁女性，她遭受

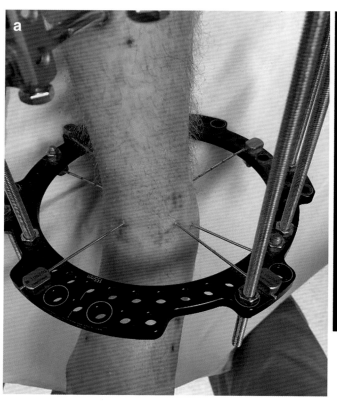

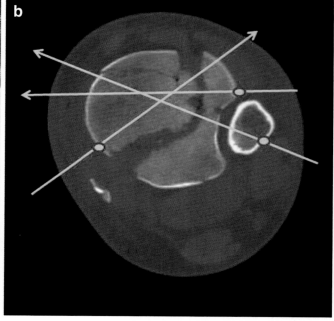

图 6.2　胫骨远端典型的外架结构。将橄榄针垂直放置，同时避免损伤神经血管和肌腱（a）临床照片。（b）在 CT 上的置针图例

了机动车碰撞，导致胫骨远端关节内开放骨折。伤口为星状，外观有明显的畸形（图 6.3）。简单的钉棒式踝关节跨越外固定术是在胫骨上用 6mm 的自攻钉和在跟骨上的一根螺纹为 5mm 贯穿针进行的（图 6.4）。注意避免与终末钢板内固定触碰。当软组织恢复 2 周后，使用后侧夹板预防跖屈（图 6.5）。

图 6.6 显示了类似的 Pilon 骨折临时跨踝关节外固定，这是其中最便宜的一种外固定架。如果在这种情况下需要更强的稳定性，平面外的半针可以放置在离胫骨骨折更近的位置。此外，可以在距骨颈、中足（楔骨）或前足放置半针，以防止跖屈和提高固定的稳定性。

在我们的手术中，稀释氯己定浸泡纱布敷料放置在针眼上。对于临时外固定，患者将此敷料留在原位，无须进行针眼护理[30]。每天更换开放性伤口的敷料，并观察是否感染。软组织恢复后（一般为14 天左右），终末骨折内固定采用胫骨远端外侧入路（图 6.7）。本病例显示典型的临时跨关节外固定治疗胫骨远端关节周围骨折，进行的终末治疗包括切开复位和钢板内固定。

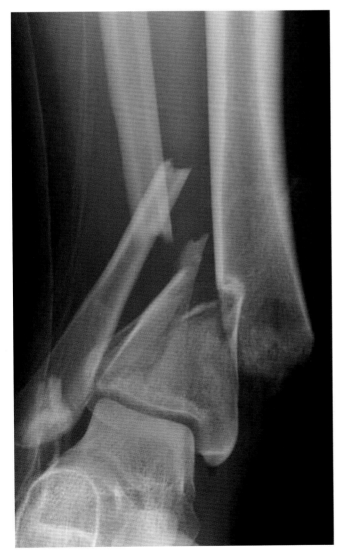

图 6.3　一名 22 岁女性，胫骨远端开放性关节内骨折

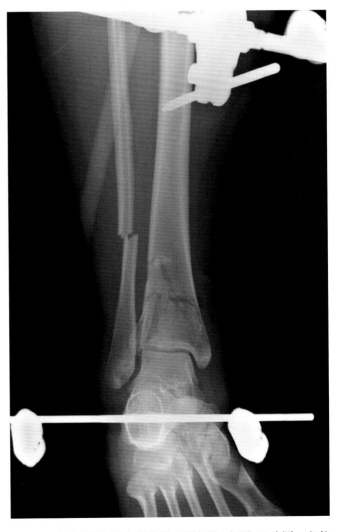

图 6.4　跨关节外固定架复位暂时稳定后，与图 6.3 为同一患者

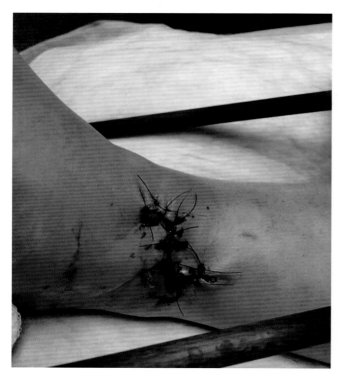

图 6.5　患者内侧软组织损伤如图 6.3 所示，简单跨关节外固定易于观察软组织恢复情况

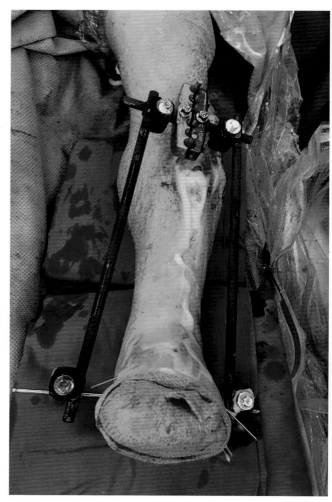

图 6.6　另一例胫骨远端骨折患者，使用了简单的钉 - 棒跨踝外固定。近端夹块是我们医疗系统中最便宜的结构。后侧夹板或支架可以防止跖屈

病例 2：同侧终末外固定

　　同侧终末外固定是治疗有软组织并发症和深部组织感染高风险患者的可靠选择。第二个病例是一名 31 岁的男性伴有控制不良的 1 型糖尿病。患者糖化血红蛋白为 10.8%，左胫骨中段前侧有慢性伤口。患者攀岩时摔倒，双侧胫骨远端闭合性骨折伴关节脱位（图 6.8）。由于患者糖尿病控制不佳，并且胫骨远端有慢性伤口，选择用环形外固定器固定骨折。使用小切口和透视技术复位关节骨折碎片和固定螺钉。通常，4.0mm 螺纹螺钉用于固定松质骨，但 3.5mm 或 2.7mm 螺钉也可用于较小的骨折碎片。胫骨干内放置半针，夹块用橄榄针固定。跨踝关节外固定保护胫骨远端固定 6 周（图 6.9）。在整个治疗过程中，患者仍能负重，但无法屈伸踝关节。图 6.10 显示了患者在术后 12 周负重外观，图 6.11 显示了在骨折后 15 个月的负重正侧位片。

　　在我们的实践中，长时间使用外固定架的患者只需进行少量的针眼护理。术后 2 周取出稀氯己定

敷料。2 周后，去除敷料。使用无菌生理盐水和棉签来清理针眼处的轻微渗出。外固定器固定 5 个月，直至骨折完全愈合。患者去除外固定后石膏固定，2 周后恢复负重。这是一例典型的胫骨远端骨折环形外固定治疗。小切口和透视技术用于关节骨折碎片的复位和固定，虽会导致关节复位不完全，但这种技术是在这些高危患者中，降低了包括慢性感染的软组织并发症发生率。

病例 3：关节外固定

　　在允许关节运动的同时，使用跨关节外固定固

图 6.7　图 6.3 中的患者在初次受伤 2 周后接受了临时性踝关节跨越外固定术和终末骨折固定后；内侧软组织已愈合（a）正位片和（b）侧位片

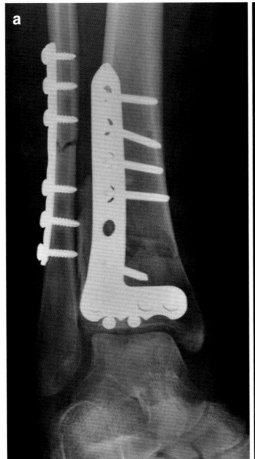
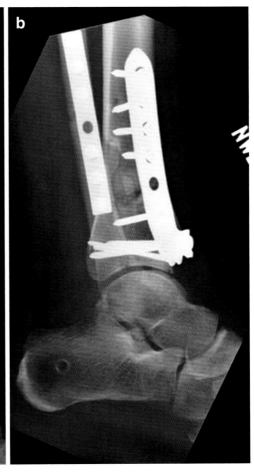

定不稳定骨折是一个挑战。关节外固定已用于多个关节，其成功率各不相同[31, 32]。大多数情况下，关节外固定运用于肘关节[33]。第三个病例是一名 40 岁的女性，她在多发性创伤 4 周后出现肘关节脱位（图6.12）。最初治疗是手法复位并使用夹板固定，但是在固定期间发现患者肘部再次脱位，因此需要进一步治疗。

患者在 CT 检查中发现有轻微的冠状突骨折，但主要问题还是肘关节不稳。患者接受了锚钉修复侧副韧带的手术。肘关节外固定用于稳定肘关节并允许有限的活动（图 6.13）。将外固定装置与关节处的旋转轴连接是最具挑战性的[34]。在 6 周时移除外固定架，肘关节复位，但活动度仍有减少（图6.14）。回顾性研究表明，肘关节克氏针固定与关节外固定架相比，活动范围相似，器械所导致相关并发症较少[35]，这是一个有争议的临床问题。

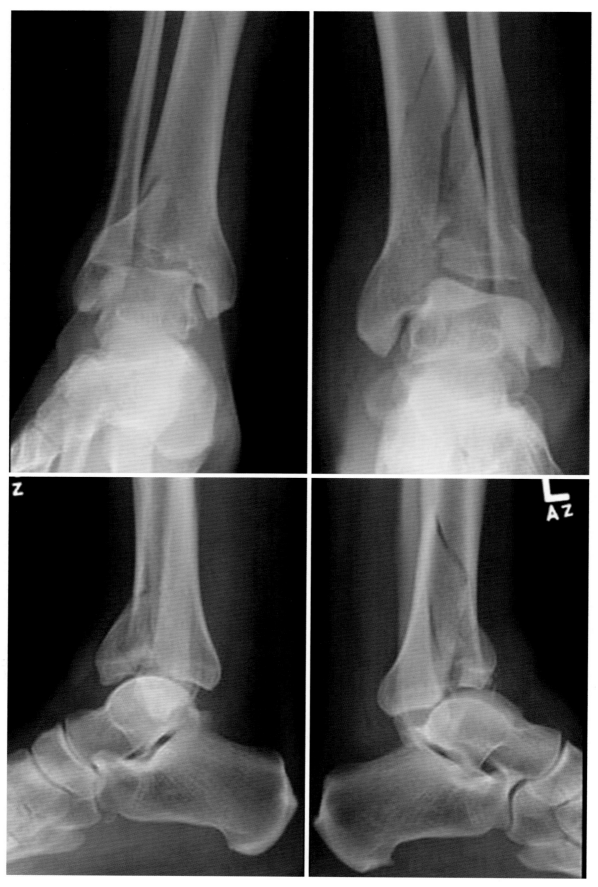

图 6.8　一名 31 岁男性，双侧胫骨远端关节内骨折伴脱位

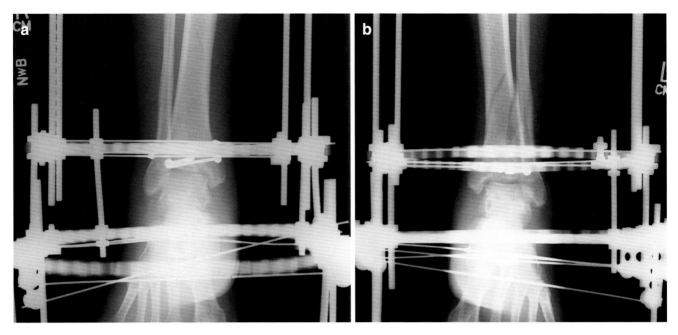

图 6.9　患者如图 6.8 所示双侧胫骨远端关节内骨折采用环形外固定架治疗。正位片：（a）右侧和（b）左侧

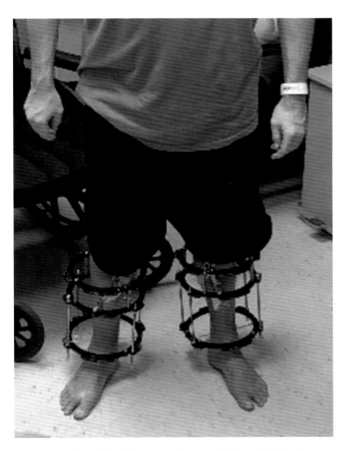

图 6.10　同侧环外固定治疗双侧 Pilon 骨折 12 周后负重

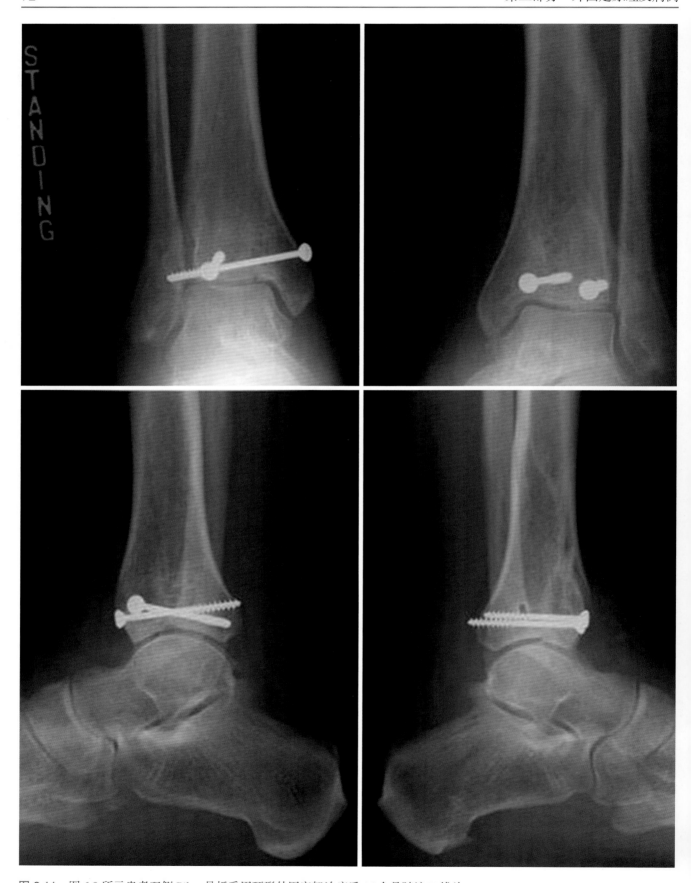

图 6.11　图 6.8 所示患者双侧 Pilon 骨折采用环形外固定架治疗后 15 个月随访 X 线片

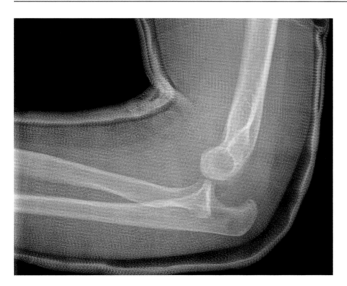

图 6.12　40 岁女性多发伤后出现肘关节再次脱位

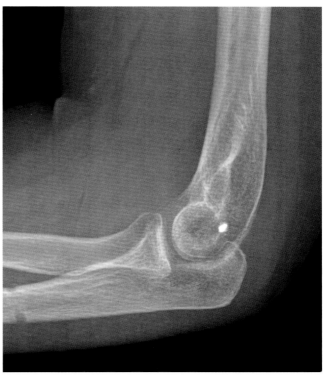

图 6.14　6 周时取除外固定架，肘关节保持稳定，但活动范围受限

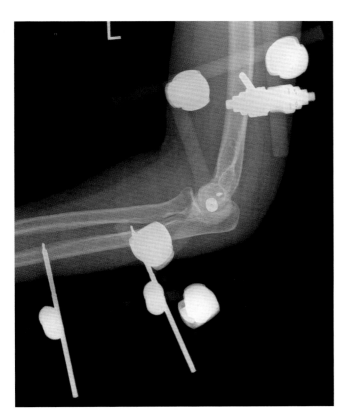

图 6.13　图 6.12 所示患者侧副韧带修复后放置铰链式外固定架

个挑战。一个好的临时固定，可以迅速应用，能恢复长度并有多个不同的组件选择。虽然采用标准的生物力学原理进行外固定，但跨越太大和较小的骨折块会增加外固定的不稳定性。由于损伤的严重程度、局部解剖和关节周围骨折的复杂性，用外固定架固定关节周围骨折以获得良好的治疗是具有挑战性的。各种各样的治疗策略是可行的，这些策略需要针对每种情况进行个性化选择。通常关节会在短时间内进行活动，使关节承受应力以加速康复。实现复杂关节周围骨折的稳定，需要对损伤引起的局部情况进行精心规划和观察，并在骨折愈合前保持其稳定。

参考文献

[1] Marsh JL, Smith ST, Do TT. External fixation and limited internal fixation for complex fractures of the tibial plateau. J Bone Joint Surg Am. 1995;77(5):661–673.

[2] Bone L, Stegemann P, McNamara K, Seibel R. External fixation of severely comminuted and open tibial pilon fractures. Clin Orthop Relat Res. 1993;292:101–107.

结论

在生物力学上，外固定治疗关节周围骨折是一

[3] Sirkin M, Sanders R, DiPasquale T, Herscovici D Jr. A staged protocol for soft tissue management in the treatment of complex pilon fractures. J Orthop Trauma. 2004;18(8 Suppl):S32–S38.

[4] Ketz J, Sanders R. Staged posterior tibial plating for the treatment of Orthopaedic Trauma Association 43C2 and 43C3 tibial pilon fractures. J Orthop Trauma. 2012;26(6):341–347.

[5] McDonald MG, Burgess RC, Bolano LE, Nicholls PJ. Ilizarov treatment of pilon fractures. Clin Orthop Relat Res. 1996;325:232–238.

[6] Bonar SK, Marsh JL. Unilateral external fixation for severe pilon fractures. Foot Ankle. 1993;14(2): 57–64.

[7] Tornetta P 3rd, Weiner L, Bergman M, Watnik N, Steuer J, Kelley M, et al. Pilon fractures: treatment with combined internal and external fixation. J Orthop Trauma. 1993;7(6):489–496.

[8] Molina CS, Stinner DJ, Fras AR, Evans JM. Risk factors of deep infection in operatively treated pilon fractures (AO/OTA: 43). J Orthop. 2015;12(Suppl 1):S7–S13.

[9] Kapoor SK, Kataria H, Patra SR, Boruah T. Capsuloligamentotaxis and definitive fixation by an ankle-spanning Ilizarov fixator in high-energy pilon fractures. J Bone Joint Surg Br. 2010;92(8):1100–1106.

[10] Reid JS, Van Slyke MA, Moulton MJ, Mann TA. Safe placement of proximal tibial transfixation wires with respect to intracapsular penetration. J Orthop Trauma. 2001;15(1):10–17.

[11] Vives MJ, Abidi NA, Ishikawa SN, Taliwal RV, Sharkey PF. Soft tissue injuries with the use of safe corridors for transfixion wire placement during external fixation of distal tibia fractures: an anatomic study. J Orthop Trauma. 2001;15(8):555–559.

[12] Lowery K, Dearden P, Sherman K, Mahadevan V, Sharma H. Cadaveric analysis of capsular attachments of the distal femur related to pin and wire placement. Injury. 2015;46(6):970–974.

[13] Hutson JJ Jr, Zych GA. Infections in periarticular fractures of the lower extremity treated with tensioned wire hybrid fixators. J Orthop Trauma. 1998;12(3):214–218.

[14] DeCoster TA, Crawford MK, Kraut MA. Safe extracapsular placement of proximal tibia transfixation pins. J Orthop Trauma. 1999;13(4):236–240.

[15] Mahan J, Seligson D, Henry SL, Hynes P, Dobbins J. Factors in pin tract infections. Orthopedics. 1991;14(3):305–308.

[16] Bacon S, Smith WR, Morgan SJ, Hasenboehler E, Philips G, Williams A, et al. A retrospective analysis of comminuted intra-articular fractures of the tibial plafond: open reduction and internal fixation versus external Ilizarov fixation. Injury. 2008;39(2):196–202.

[17] Moed BR, Watson JT. Intramedullary nailing of the tibia without a fracture table: the transfixion pin distractor technique. J Orthop Trauma. 1994;8(3):195–202.

[18] Wetzel RJ, Kempton LB, Lee ES, Zlowodzki M, McKinley TO, Virkus WW. Wide variation of surgical cost in the treatment of periarticular lower extremity injuries between 6 fellowship-trained trauma surgeons. J Orthop Trauma. 2016;30(12):e377–e383.

[19] Kadow TR, Siska PA, Evans AR, Sands SS, Tarkin IS. Staged treatment of high energy midfoot fracture dislocations. Foot Ankle Int. 2014;35(12):1287–1291.

[20] Fitzpatrick DC, Sommers MB, Kam BC, Marsh JL, Bottlang M. Knee stability after articulated external fixation. Am J Sports Med. 2005;33(11):1735–1741.

[21] Fitzpatrick DC, Marsh JL, Brown TD. Articulated external fixation of pilon fractures: the effects on ankle joint kinematics. J Orthop Trauma. 1995;9(1):76–82.

[22] Roberts CS, Dodds JC, Perry K, Beck D, Seligson D, Voor MJ. Hybrid external fixation of the proximal tibia: strategies to improve frame stability. J Orthop Trauma. 2003;17(6):415–420.

[23] Shah CM, Babb PE, McAndrew CM, Brimmo O, Badarudeen S, Tornetta P 3rd, et al. Definitive plates overlapping provisional external fixator pin sites: is the infection risk increased? J Orthop Trauma. 2014;28(9):518–522.

[24] Moroni A, Toksvig-Larsen S, Maltarello MC, Orienti L, Stea S, Giannini S. A comparison of hydroxyapatite-coated, titanium-coated, and uncoated tapered external-fixation pins. An in vivo study in sheep. J Bone Joint Surg Am. 1998;80(4):547–554.

[25] Moroni A, Aspenberg P, Toksvig-Larsen S, Falzarano G, Giannini S. Enhanced fixation with hydroxyapatite coated pins. Clin Orthop Relat Res. 1998;346: 171–177.

[26] Piza G, Caja VL, Gonzalez-Viejo MA, Navarro A. Hydroxyapatite-coated external-fixation pins. The effect on pin loosening and pin-track infection in leg lengthening for short stature. J Bone Joint Surg Br. 2004;86(6):892–897.

[27] Pommer A, Muhr G, David A. Hydroxyapatite-coated Schanz pins in external fixators used for distraction osteogenesis: a randomized, controlled trial. J Bone Joint Surg Am. 2002;84-A(7):1162–1166.

[28] Antoci V, Voor MJ, Antoci V Jr, Roberts CS. Biomechanics of olive wire positioning and tensioning characteristics. J Pediatr Orthop. 2005;25(6):798–803.

[29] Ryder S, Gorczyca JT. Routine removal of external fixators without anesthesia. J Orthop Trauma. 2007;21(8):571–573.

[30] Egol KA, Paksima N, Puopolo S, Klugman J, Hiebert R, Koval KJ. Treatment of external fixation pins about the wrist: a prospective, randomized trial. J Bone Joint Surg Am. 2006;88(2):349–354.

[31] Marsh JL, Muehling V, Dirschl D, Hurwitz S, Brown TD, Nepola J. Tibial plafond fractures treated by articulated external fixation: a randomized trial of postoperative motion versus nonmotion. J Orthop Trauma. 2006;20(8):536–541.

[32] Sommers MB, Fitzpatrick DC, Kahn KM, Marsh JL, Bottlang M. Hinged external fixation of the knee: intrinsic factors influencing passive joint motion. J Orthop Trauma. 2004;18(3):163–169.

[33] Madey SM, Bottlang M, Steyers CM, Marsh JL, Brown TD. Hinged external fixation of the elbow: optimal axis alignment to minimize motion resistance. J Orthop Trauma. 2000;14(1):41–47.

[34] von Knoch F, Marsh JL, Steyers C, McKinley T, O'Rourke M, Bottlang M. A new articulated elbow external fixation technique for difficult elbow trauma. Iowa Orthop J. 2001;21:13–19.

[35] Ring D, Bruinsma WE, Jupiter JB. Complications of hinged external fixation compared with cross-pinning of the elbow for acute and subacute instability. Clin Orthop Relat Res. 2014;472(7):2044–2048.

第7章　肢体外固定支架延长术

Roberto C. Hernández-Irizarry, Stephen M. Quinnan

基本原则

　　牵张成骨（DO）是指在截骨部位逐渐牵张形成新骨的过程[1]。在此过程形成的新骨被称为"再生"。牵张成骨主要以膜内成骨为主，并随着截骨两端的分离，截骨端形成的新骨逐渐向中间延伸[2, 3]。当牵张成骨用于治疗骨丢失或缺损时，它被称为骨搬运。当牵张成骨用于延长肢体时，通常被称为肢体延长术或组织牵张术。但用组织牵张术描述肢体延长更为合适，因为它强调除了新骨形成之外，还有血管、神经和其他软组织结构的延长和生成。

　　牵张成骨源于外固定架的使用，故其最常利用外固定架实现该过程。利用 Ilizarov 圆形外固定架是实现该过程最经典的方法，但也可以使用多种类型的外固定架，包括其他类型的环形外固定架、单边导轨外固定架、六轴支架和线缆结构。然后利用所选择的外固定架构造来实现角度校正、肢体延长和/或骨运输。如果决定使用外固定器，下一步就是对骨骼进行截骨处理。截骨手术操作完成后，牵张成骨将经历3个时期：延迟期、牵张期和稳定期。延迟期通常为3~7天，在此期间，截骨部位会形成早期骨痂和新生血管。然后开始牵张阶段，通常以每天 1mm 的速度进行，直到获得所需的长度和角度校正。紧随其后的是稳定期，在此期间再生骨逐渐钙化和成熟。

　　在牵张成骨的过程中使用机械性能良好和稳定的外固定结构，并进行正确的截骨是手术成功的关键。牵张成骨早期的描述过多关注于保留截骨端的骨膜、髓内松质骨及其血液供应的完整性[4]。因此，无论是用电钻、骨刀还是 Gigli 锯，其目的都是截断骨皮质。随着时间的推移，早期截骨术的概念受到

质疑，认为它既不切实际，也没有必要。研究表明，同时切除松质骨和分离骨膜的截骨术也可以形成良好的骨再生。然而，在截骨术的原始描述中体现的核心概念：进行低能量的截骨保留了局部血管，并将对骨膜的损害降至最低。这仍然是现在截骨成功的关键因素，因此，现代截骨术的概念主要集中在低能量损伤方面，防止热损伤，并对局部血液供应的损害降至最低。许多方法证明这一点，包括用旋转截骨等方法完成的多孔截骨、截骨部位插入骨刀并将其旋转90°或使用 Gigli 锯截骨[5]。虽然没有有价值的人体学研究，但在动物模型上显示，当使用高能量工具或技术（如摆锯）进行截骨手术时，易导致截骨端延迟愈合，因此不推荐进行高能量截骨[6]。干骺端区域是进行截骨的理想部位，因为它的骨小梁表面积很大，血管发达，易促进骨的再生。但是，必要时骨干的其他部位也可作为截骨位置[7]。

　　牵张成骨主张在延迟期后进行[4]，延迟期通常是3~7天，在此期间会出现早期的骨痂形成和局部血管新生。延迟期的确切时间长度应根据患者生理因素个体化决定。一旦开始牵张，截骨部位的牵张通常会以每天 1mm 的速度进行。这一速度是由 Ilizarov 的研究确定，他在狗动物模型上的研究发现，每天 0.5mm 的牵张会导致截骨端过早的愈合，而每天 2mm 的速度会出现较差的再生能力[7]。虽然每天 1mm 的牵张是最常使用的延长速度，但由于患者的个体因素，这一速度有时需要改变。例如，幼儿可能需要更快的延长速度来防止截骨端过早愈合。相比之下，患有多种共病（如糖尿病和长期吸烟）的患者可能需要较慢的延长速度而不至于超过血管新生的速度，才能形成良好的再生。

　　除了速度，节奏也是一个重要的方面。Ilizarov

证明，更频繁、更短距离的延长会改善再生能力。然而，将延长分成大量频繁、短距的牵张是不切实际的，因此建议每天 1mm 延长分 4 次进行，即每次 1/4mm，也能实现良好的骨骼形成。值得注意的是，使用泰勒支架（TSF）（Smith&Nephew，UK，London）以每天 1mm 延长速度与 Ilizarov 支架每天 1/4mm×4 次的延长速度形成的再生骨比较，并未显示骨质量的差异。当有特殊情况时，可使用频率较低的延长方案，但最好根据基础科学研究的数据。在可行的情况下，建议使用高频率延长方案。牵张完成后，新骨钙化并重塑，形成骨皮质和髓腔[8-10]。

牵张还会引起周围软组织的形态变化，肌肉组织经历肥大和增生，血管沿着牵张方向生成，神经随着组织生长并支配着新生组织。不同的组织有不同的生物成分，因此每个组织的"最佳"牵张速度不同于骨骼，这种差异是导致神经性瘫痪和关节挛缩的原因之一，这将在后面讨论。

牵张生物学

Ilizarov 所做的经典实验有助于深入了解牵张成骨所涉及的生化、机械和生理过程。在截骨术后，局部炎症反应促进延迟期内新骨的形成。这种反应是多因素的，但主要包括多能干细胞的迁移，以及细胞因子和生长因子的分泌以诱导成骨。在牵张过程中，新生骨有一个独特的组织学表现，有类似生长板结构的 5 个区域[11]。中央是一个生长区，有成纤维细胞样细胞，分泌胶原蛋白，这些胶原纤维与牵引力方向平行排列。这一区域两侧都有钙化缘，成骨细胞以类似于膜内骨化的方式产生类骨质。因为当使用稳定、坚硬的固定结构时，骨质不会以软骨内成骨方式形成。如果外固定支架出现不稳定，成骨过程就会减慢，此时新生骨类似软骨内骨化。如果存在严重的不稳定，将导致假关节形成[7]。

在钙化缘和骨皮质骨表面之间存在微柱区。新生骨在这个区域被骨化，在随后的稳定阶段，它继续连接和重塑再生的所有区域。根据 Wolff's 定律，通过这种机制，牵张间隙被具有髓腔和成熟骨质取代[11]。

目前已发现几种信号分子在牵张成骨的过程中起重要作用，它们可分为：①促炎症细胞因子；②转化生长因子 β（TGF-β）和骨形态发生蛋白家族；③血管生成因子[12]。截骨术后机体分泌促炎症细胞因子，并启动了下游级联修复反应。白细胞介素 1（IL-1）、肿瘤坏死因子 α（TNF-α）和白细胞介素 6（IL-6）在延迟期和牵张期升高，并在膜内成骨和重塑过程中发挥重要作用[13, 14]。类胰岛素生长因子 1（IGF-1）在牵张早期升高，一旦牵张停止，其水平下降，这提示 IGF-1 在成骨过程中起关键作用[15]。TGF-β 已被证明可促进新骨形成，其水平在牵张早期升高[16, 17]。成骨过程中骨形态发生蛋白（BMPs）也会上调，并在牵张过程中保持较高水平[18-20]。另外，BMP-2 已被证明可以加速骨的形成速度[20]。血管内皮细胞生长因子（VEGF）被认为是重要的血管生成刺激因子，其在牵张期水平升高。而血管的新生进一步促进了牵张成骨过程中信号分子的扩散。

信号通路传导在成骨过程中发挥重要作用，包括细胞信号通路传导和基因表达[21, 22]。整联蛋白是细胞信号传递的关键，也是细胞通路中诱导干细胞分化的主要蛋白[23, 24]。机械负荷也刺激着成骨细胞产生细胞外基质蛋白，如 I 型胶原和骨钙素[17]。

最后，流体动力学理论有助于解释机械负荷如何转化为骨重建。该理论提出，负荷迫使间质液体在骨骼微结构周围间隙流动，产生剪切应变。这启动了细胞信号的下游级联反应，主要通过一氧化氮（NO）、前列腺素和 Wnt 的活性[25, 26]。剪切应力使 Wnt 表达上调，而 Wnt 可促进成骨细胞形成并抑制破骨细胞生成[27, 28]。

外固定架结构

骨搬运使用外固定支架的目的是保持骨骼和力线的稳定，并允许在骨骼对接部位产生足够的压缩应力，以促进骨愈合[1, 29]。外固定结构应提供足够的稳定性，以允许负重及肢体和邻近关节的活动。适当的肢体活动和负重有助于局部血管新生和促进骨愈合[30]。外固定结构稳定与否，是由多个因素共同决定[30, 31]，外固定架结构和构件组成的生物力学在前面的章节中讨论过。当进行牵张成骨时，这些概念同样适用，但要实现良好的重建构造，还有许多额外的考虑事项。牵张成骨可用于肢体延长、骨搬运或两者的结合，也可用于近端、远端或两者兼而有之的截骨手术。而所采用的结构主要取决于畸形、骨缺损、肢体延长和截骨的位置。

许多外固定架可通过配件的组合提供稳定的固定和实现良好肢体延长。最常用的是环形固定架，因为它们机械性能最好，在提供和保持稳定的同时保证足够的灵活性。Ilizarov 率先使用环形固定实现DO，他所使用的外固定框架主要由不锈钢环或碳纤维环及螺纹杆构成。这些环用高张力骨针固定在骨损伤区和 / 或截骨部位的近端和远端（图 7.1a）。肢体延长可以通过伸缩杆调整外固定架环间的距离，从而在截骨部位进行延长（图 7.1a，b）。

另一种适合进行肢体延长的环形固定结构是六轴外固定架（图 7.1c），这种结构使用六根支撑杆而不是四根螺纹杆来实现稳定。该外固定架的优点在于它允许在延长过程中进行畸形校正和 / 或角度校正，而该角度 / 畸形是在延长过程中形成的，包括未正确安装外固定架，或者由于运输骨段固定不牢靠和 / 或不平衡的软组织张力而导致在运输过程中偏离其原始对位对线。计算机程序利用六轴外固定架的框架和截骨参数进行计算，以告知患者哪些支撑杆应该转动以及多久转动一次。在某些情况下，六轴外固定支架具有较大的优势，但在使用这些设备时，确保良好的生物力学性能尤为重要。

另一种常用于肢体延长的外固定器是单边轨道外固定架（图 7.1d）。轨道的机械缺点是所有钉都是平行的，并且在同一平面内，因此与多平面结构相比，轨道结构的稳定性较差。此外，因为所有的固定都是用半针完成的，所以会产生悬臂效应，钉有变形倾向（例如，当股骨单边轨道外固定架外侧

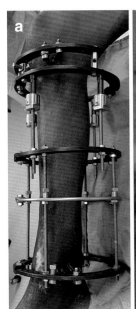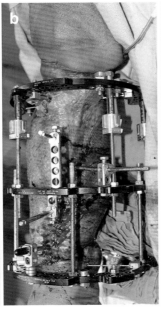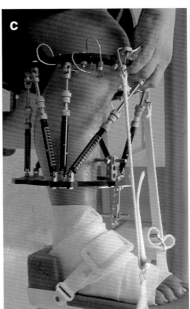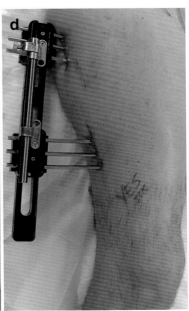

图 7.1 用于延长的外固定架。（a）图示 Ilizarov 外固定架结构既是延长架，又是骨搬运架。固定环为碳纤维环，运输环为不锈钢环。这些环用骨针和羟基磷灰石涂层的半钉固定在骨骼上。延长是由伸缩杆（通常称为"码点"）驱动的。码点的设计是为了方便患者以每次 1/4mm 的增量延长。（b）Ilizarov 型外固定架，其负责稳定的远端两环架（中环和远端环）由螺纹杆连接，近端两环（中环和近端环）用伸缩杆连接。在伸缩杆的驱动下，近端环和中环之间可进行延长。（c）六轴外固定架（具体地说，本例中用泰勒架（TSF））作延长外固定架。每个轴都具有近端和远端固定组件，且在每环上有单独的固定块，其固定范围很广。延长是由环之间的 TSF 支撑杆驱动的，当患者转动支撑杆时，支撑杆以 1mm 的增量移动。这种构造允许在进行肢体延长的同时纠正力线不良。（d）单边导轨外固定架构造。肢体延长是通过放置在两个固定夹块之间的牵引杆驱动的。当患者使用特殊扳手转动牵引杆时，牵引杆以 1/4mm 的增量移动。这种结构在调整力线上是不利的，因为钉都在同一平面上，但在股骨单边导轨外架使用中，患者的耐受性要比环型外固定架好得多

针尾端分开时，提示股骨有内翻的倾向）。但一般情况下，半针和框架的制造足够坚固，以防止这种情况发生。许多学者认识到单边导轨外固定架的缺陷，故现在的单边导轨外固定架具有一定角度校正功能（延长开始或结束时形成角度），以弥补这一缺陷。单边导轨外固定架的主要优点是，比起肢体周围的环形固定，患者更容易接受及耐受，尤其是在股骨上的应用[32-34]。

骨搬运或与骨搬运相结合的骨延长需要额外考虑外固定架结构[35]。使用传统 Ilizarov 外固定支架的起运输作用主要在中间环上，该中间环一般是不锈钢材质，并由方形螺母驱动（图 7.2a）。中间环沿着螺纹杆"轨道"移动，并拖动运输段。新生骨沿着运输方向后侧形成，最终运输端穿过缺损区域并与相对的骨端会合。半钉也可固定于运输骨段，其优点是减少软组织迁移，并且应用时的交叉角度比

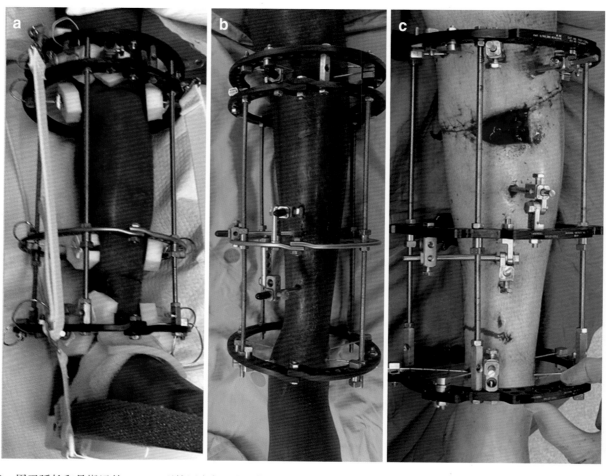

图 7.2　用于延长和骨搬运的 Ilizarov 型外固定架。（a）传统的 Ilizarov 外固定支架，其环与贯穿整个结构的长螺纹杆相连。注意，即使固定环是碳纤维的，但运输环是不锈钢的，并通过方形螺母驱动延长。通常情况下，在远端会有两个碳纤维环，或者增加一个足环。此例足环原本是附着的，但在骨延长 6 周后在诊所被移除。现患者足底有一个背伸位夹板固定在支架上。（b）Ilizarov 骨搬运架构：用半钉将骨段固定在运输环上，并以方形螺母驱动延长。临床上，在远端足环去除后用骨针固定远端干骺端。（c）Ilizarov 型骨运输支架，环上装有长螺纹杆。但这种构造使用具有泰勒空间框架（TSF）六轴环而不是 Ilizarov 环。这种结构允许在骨搬运终末阶段仍具有可调性，因为螺纹杆可以被移除，并更换为支撑杆。（d）混合运输支架，近端有伸缩杆"码点"，远端有六轴 TSF 支撑杆。这使得以每天 4 次 ×0.25mm 的伸缩活动得以实现，且在会合时调整骨段的对位对线方面具有极大的灵活性。这种结构允许在不改变框架组件的情况下进行调整，但需要比（c）中更多次数的调整。（e）带有 TSF 支柱的双层六轴支架。最大限度地提高运输和会合部位对位对线的可调性。（f）线缆平衡运输外固定架。允许骨段运动，而无须具有拖拽皮肤的半钉或骨针。在这个例子中，去掉了近端螺栓的 TSF 支柱被用作驱动

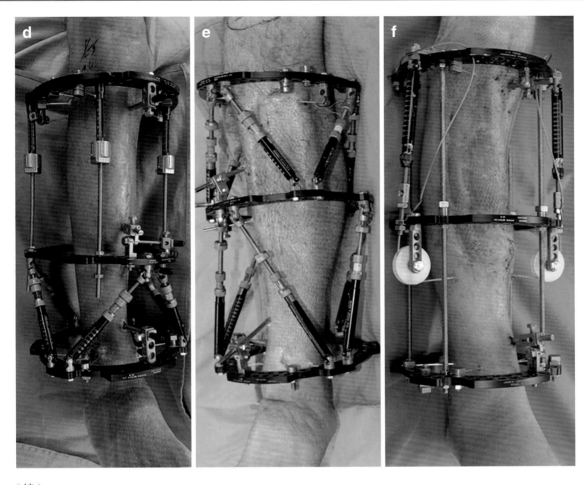

图 7.2　（续）

骨针大（图 7.2b）。然而，半针一般具有较大直径，即在运输过程中穿过软组织的路径范围大，对软组织损伤大。

　　许多环架由不同的厚度及不同的材料制成，并可以连接到螺纹杆上，其功能与 Ilizarov 外固定架相同。为此，作者将由螺纹杆和环连接的外固定架称为 Ilizarov 型架构，例如，具有 Ilizarov 架构的泰勒空间环架（图 7.2c）。使用带有六轴的 Ilizarov 外固定环使骨搬运变得简单，沿着螺纹杆前进即可，并且有骨端会合时螺纹杆可以变为支撑杆的优势。然后，支撑杆可以方便调整且与骨端对齐，因此不需要在骨运输过程中进行支撑杆调整或更换。

　　另一种具有骨搬运和肢体延长的结构是混合支架。混合运输支架主要作用是延长截骨端一侧，并压缩截骨端另一侧，使压缩侧骨端会合。延长通常由伸缩杆或方形螺母驱动，压缩则由方形螺母或支撑杆驱动（图 7.2d）。具有延长侧伸缩杆和压缩侧

支撑杆的混合支架是相对方便灵活的，因为它具有良好的延长特性，可灵活地调整骨骼会合部位的对齐，而不需要在会合时更换或调整外固定架。这是一个强大稳定的结构，但在重建过程中需要患者和医生密切配合及进行多次调整。

　　其中有一种特殊的混合支架是"双层式"六轴支架（图 7.2e）。双层混合支架有利于截骨端分离或加压，因为它使延长骨段和对接位置都具有最大的可调性。然而，这种运输方式需要患者配合医生进行多次的调整，并且是迄今为止最昂贵的，且组件过多干扰放射学评估，但其具有较大的灵活性。出于这些原因，作者在特殊情况下才会使用该外固定架，如软组织覆盖差、需要多个 Cora 点（角度旋转中心）矫正畸形或运输结束时骨段之间的对位差等需要额外增加灵活性情况。另一种结构是线缆运输架，图 7.2f 显示了具有拉动运输段的线缆平衡运输支架[36]。需要注意的是，运输骨段中没有半钉和

骨针，线缆穿过骨段并附于支架近端的支撑杆上。对于任何患者，选择的固定结构都应该根据患者的骨骼情况、软组织条件、截骨位置以及是否进行延长和 / 或运输而决定。

通过机械调节促进成骨

改变患肢的机械负荷可以调节骨及软组织再生。早期负重可促进骨形成，并且是治疗的基础。如前所述，增加牵张频率，同时减少每次延长量，可能会缩短外固定指数[31, 37]。然而，目前使用每天超过 4 次递增延长方法是不切实际的，而且没有临床研究证明每天多次数（超过 4 次 ×0.25mm）延长有显著的益处。诸如过度延长后压缩、"手风琴"等技术已经被描述过，但在提高骨再生及愈合方面并无明显益处。相反，牵张阶段早期形成再生不良的骨质时，"手风琴"技术可能是一种有用的挽救方法。在这种情况下，运输段被压缩回或接近其原始位置，然后再次逐渐分离，一定程度上可以改善骨再生状态并挽救一个不良的开端。

如 Ilizarov 经典描述的那样，为了鼓励骨折愈合和再生，一直建议动力化。动力化意味着松开固定在骨折或运输段一侧稳定环上的螺母，允许约 2mm 微动。这产生了框架松动的效果，并允许在骨折部位进行少量的动态压缩。动力化是为了促进更多的骨痂形成，或者作为即将移除外固定架最后阶段使用。这也可以作为临床测试手段，以了解当外固定架出现不稳定时，患者是否有异常感觉。如果他们可以无痛行走，那么意味着移除外固定架是安全的。在逐渐移除外固定架组件时，承重力从外固定架转移到骨骼上动力化过程在今天仍普遍使用。TSF 六轴支架的引入使外固定架的动力结构变得更加复杂，因为它不能单纯像 Ilizarov 型外固定架通过螺母的调节而调整支架稳定。然而，动力化未来仍然是一个热门概念，除非有新的方法替代。六轴外固定架可以通过移除固定部件以提供更大的灵活性，或者通过解锁支撑杆来进行动力化，但这会破坏连接骨折部位框架的稳定性。通过解锁支架是促进骨愈合的一种很好的方法，但在稳定期无助于成骨。为了解决这个问题，有报道称，特殊设计的肩部螺栓可以

像 Ilizarov 支架那样，真正实现六轴外固定架的轴向动力化，但到目前为止，这种方法还没有得到广泛应用[31]。因此，动力化这个词的确切含义变得有些混乱，因为同一个词被用来描述截然不同的机械过程。然而，重建过程后期允许外固定架及对合部位产生微动是治疗过程中的一个共同原则。

最近，有令人信服的基础研究，称为"反向动力化"，对动力化作为促进重建后期愈合方法的有效性提出了质疑[38, 39]。反向动力化的原理是在骨折愈合的早期，柔软而富有弹性的血肿机化，逐渐转化为软骨骨痂。骨折端微动促进了这些骨痂的形成，并且对于骨端较大程度的活动具有良好的耐受性。骨折愈合的后期阶段是软骨痂逐渐钙化，并被成熟骨组织所取代。这一阶段骨折端对活动很敏感，一旦骨折端相对活动增加，对于骨折端的愈合损伤越大，因此在这阶段需要提供足够的稳定性。反向动力化的概念主张在骨痂形成的初始阶段结束后，提供额外的稳定性，从而促进骨愈合的速度。因此，外科医生在重建后期会增加螺纹杆或附加固定点，以促进骨端愈合，而不是在重建后期移除部件。反向动力化是一个新的概念，正在等待临床数据的验证，但在作者的经验中已有成功案例。

非侵入性物理疗法的使用已经成为促进骨愈合的一种流行的辅助手段。例如低强度脉冲超声（US），US 的理论是通过诱导压力波来调节细胞水平的信号转导[40]，在骨折愈合过程中增加骨痂的形成[41]，这一潜力促使研究人员研究它在 DO 过程中的作用。最近的一项荟萃分析表明，在胫骨缺损中，US 的使用使其 DO 愈合指数降低 15 天 /cm，在牵张早期和稳定期早期阶段使用时效果更好[42]。然而，最近的一项研究并未显示在治疗时间，影像学评估或组织填充长度，或骨密度增加上有统计学差异[43]。由于患者的异质性、表达和选择偏倚以及其他混杂因素，导致了 US 临床疗效解释的局限性。

生物佐剂

BMPs 在成骨过程中的作用已经被描述过了。重组骨形态发生蛋白 2（BMP-2）和骨形态发生蛋白 7（BMP-7）已在成人中用作骨移植的佐剂或替代物。

虽然没有被美国食品和药物管理局（FDA）批准用于牵张成骨，但已有应用于骨再生不良和持续性骨不连患者的报道[44]。

富含血小板的血浆（PRP）含有骨诱导生长因子，并且已经与骨髓移植结合用于牵张成骨中骨形成的研究[45, 46]，这些研究结果显示，大鼠的细胞活性增加，但成骨细胞活性没有差异。也没有临床数据支持 PRP 作为促进骨再生形成的辅助手段，使用抗代谢药物（即降钙素、二膦酸盐）治疗骨愈合但骨质量差的儿童患者[47, 48]。然而，支持这些药物有效性的数据有限，事实上，考虑到骨痂形成和再生骨成熟依赖于骨转换，而骨转换作为自然愈合过程的一部分，使用一种延缓骨转换的药物似乎适得其反。

也有人提出用骨髓抽吸浓缩物（BMAC）进行扩增，已证明经皮植入骨髓细胞是一种安全有效的方法，并能在牵张成骨过程中加速骨再生[49, 50]。还使用这项技术治疗节段性长骨缺损的辅助手段[51]。另一项研究报告了 BMAC 应用于在股骨和胫骨延长，结果显示股骨比胫骨愈合更快，但浓缩物中存在的细胞数量没有差异。这些结果表明，BMAC 对骨再生的影响可能是多因素的，可能与移植部位的局部环境有关，而不是与实际的细胞数量相关。所以，还需要更多的研究来优化这项技术。

并发症

外固定支架为四肢延长，甚至治疗大段骨缺损提供了可靠的固定工具[52]。然而，还有一些重大挑战。表面蜂窝组织炎、深部骨针感染和松动的相关问题已通过羟基磷灰石涂层钉（HA）得到改善，但这仍是外科医生和患者最常见的问题[53, 54]。骨钉周围发生蜂窝织炎会引起疼痛增加，增加就诊频率，甚至需要住院静脉注射抗生素或骨针移除 / 更换。大多数骨针部位的蜂窝组织炎可通过短期口服抗生素后治愈，并且不会影响重建的最终结果，但对患者和外科医生来说，短期内增加了巨大的负担。除了蜂窝组织炎，HA 半钉可以减轻周围软组织疼痛，但骨针周围的不适通常会持续一定时间，甚至直至将其移除，这种不适可能导致在治疗期间使用更多的止痛药[55]。

一个相关的问题是，固定点的刺激可能会导致不适，从而阻碍关节的活动范围，并可能导致关节挛缩[56]。关节挛缩是由于牵张成骨过程中对肌肉 - 肌腱单位的牵拉和肌肉起点的移位所致，并且关节挛缩可能是肢体延长和骨搬运过程中最难处理的问题之一。事实上，牵张成骨后，运动功能障碍和关节僵硬常导致长期问题。因此在治疗过程中必须非常小心，鼓励患者早期功能锻炼和适宜的康复。此外，早期识别并干预正在发展的挛缩在治疗过程中非常重要。

外固定架的重量对于一些患者来说是一个挑战，比如老年人，他们的力量有限。因此，在这一患者群体中，应仔细考虑外固定架结构的重量，并根据需要进行结构的调整。

延长肢体的短缩和成角是一个严重的并发症，主要发生在再生骨完全矿化之前移除外固定。当这种情况发生时，几乎不可能在不截骨的情况下进行及时的矫正，因为在这种情况下骨再生组织往往会迅速矿化，而截骨术和角度矫正手术需在手术室进行。最好的预防方法是在外固定架移除之前确保充分的骨再生及愈合，其方法是正确的放射学评估，且预留足够的愈合时间（成人通常不少于 1.5 个月 /cm），并在移除之前进行外固定支架动力化。

依从性差的患者常发生牵张后骨不连，可以使用植骨和上述其他方法治疗。另一种选择是考虑改用内固定，但需要强调的是，需要小心受污染的钢钉和骨针部位。有必要时，可以使用多种方法，如调整针距和使用抗菌涂层植入物来降低这种风险。然而，在肢体延长或骨搬运结束时，改用内固定被认为是一种具有高危险性的补救方法。当然，最初的构型应避免在分阶段内固定的过程中受到外固定组件污染，在这种情况下，转换内固定的风险较低。

内外固定混合技术

为了解决单纯外固定进行牵张成骨的一些问题，已经提出了综合使用内固定的方法。技术包括髓内钉置入后延长（LON）[57-60]、延长后置入髓内钉（LATN）[61]、搬运后置入髓内钉（TATN）[36]、以及在钢板（LOP）置入后延长（LOP）。LOP 的结果好坏参半，通常不受欢迎。LON、LATN 和 TATN 均能显著减少外固定指数或每延长 1cm 需要的天数（EFI）。LATN 和 TATN 也显著降低了骨愈合指数或每 1cm 骨愈合月数（BHI）。使用内部硬件的缺点包括可能发生深度感染、增加手术时间、失血、增加成本和增加技术难度。

髓内钉置入后延长

使用这项技术时，需置入髓内钉。髓内钉置入后再行外固定，植入外固定支架需小心地使固定点远离深层内植物。如图 7.3 所示，外固定支架用于髓内钉置入后。当延长达到所需长度时，远端锁钉并移除外固定[57、59、60、62]。LON 的 BHI 与经典的 Ilizarov 技术没有显著差异，但在巩固阶段提供再生骨支持指数 EFI 减小[60、63]。必须考虑深度感染风险，因为据报道，这一比率高达 14%。另一个缺点是需

要使用较小直径的髓内钉以允许骨的延长，并允许同时放置外固定架部件，这会减少稳定性。用这项技术进行即时的矫正畸形会影响骨愈合。

延长后置入髓内钉（LATN）及搬运后置入髓内钉（TATN）

LATN 是一种使用环形外固定架进行肢体延长，然后在牵张期结束时放置髓内钉，并移除外固定架的技术。最初的外固定架的构造方式应避免在后续放置的髓内钉受污染。在巩固阶段，再生的骨骼由髓内钉支撑。EFI 由 45~60 天 /cm 降至约 14 天 /cm，BHI 由 1.5~2.0 降至 0.9。因此，固定的时间减少了 75%，治疗时间减少了 50%。两者均为 LATN（图 7.4）和 TA TN（图 7.5）对 EFI 和 BHI 的影响显示出相同的结果。长时间外固定后使用髓内装置的一个顾虑是深部感染的风险。然而，据报道，这种比率低于 5%，在一些研究中甚至低至 0[36、61、64]。这项技

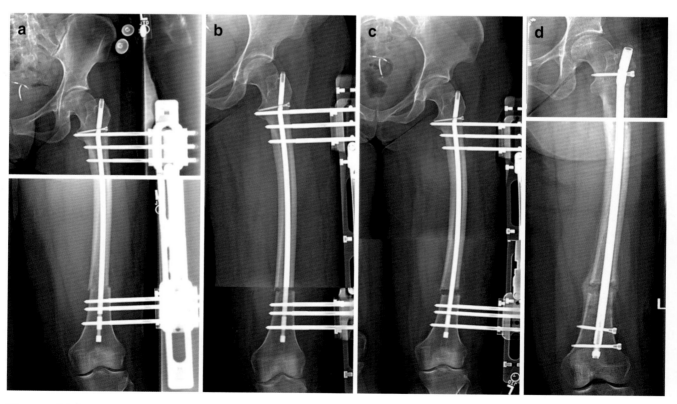

图 7.3　髓内钉置入后延长的病例：这名患者在儿童时期接受 Perthes 治疗后出现了肢体不等长。她的矫正治疗失败，背部持续疼痛，并遗留跛行。（a~d）股骨内放置一枚顺行髓内钉，在远端骨干 – 干骺端连接处行截骨术，随后置入单边轨道外固定架并延长肢体

术可用于单纯骨延长、骨运输或联合使用。

对骨缺损处理结果的 Meta 分析表明，内外固定联合使用是治疗肢体长度差异最有效的方法，LATN 和 TATN 比其他方法具有显著的优势。传统方法的数据较多，而内外固定联合使用需要更多的数据支撑，才能得出可靠的结论。

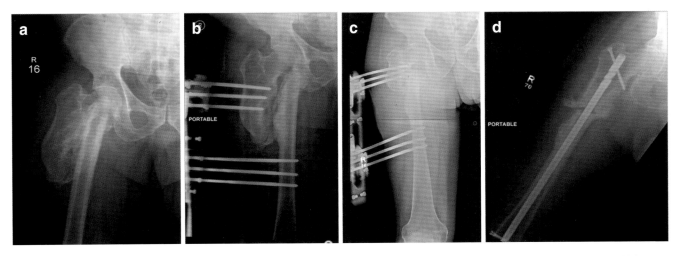

图 7.4　在另一个国家未行正确的手术干预的右股骨骨折患者（a）；使用单边外固定架（b，c）重建股骨长度；长度恢复后，移除框架，并置入髓内钉（d）

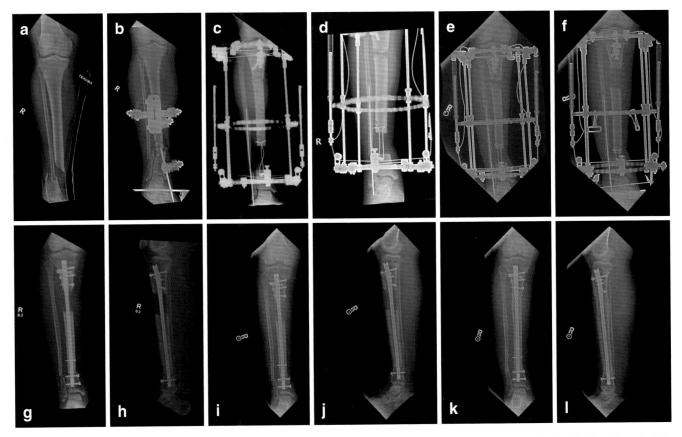

图 7.5　该患者为高能量Ⅲ B 型胫骨骨折，经连续清创治疗（a，b）；软组织稳定后，用线缆外固定架进行骨运输，重建节段性骨缺损（c~e）；在运输段到达对接位置后（f）；移除外固定架，并置入抗生素涂层髓内钉（g，h）；在 1 个月时迅矿化（i，j）；在外固定架移除 3 个月后达到最终愈合（k，l）

参考文献

[1] Aronson J, Harrison BH, Stewart CL, Harp JH Jr. The histology of distraction osteogenesis using different external fixators. Clin Orthop Relat Res. 1989;241:106–116.

[2] Kojimoto H, Yasui N, Goto T, Matsuda S, Shimomura Y. Bone lengthening in rabbits by callus distraction. The role of periosteum and endosteum. J Bone Joint Surg Br. 1988;70(4):543–549.

[3] Kusec V, Jelic M, Borovecki F, Kos J, Vukicevic S, Korzinek K. Distraction osteogenesis by Ilizarov and unilateral external fixators in a canine model. Int Orthop. 2003;27(1):47–52.

[4] De Bastiani G, Aldegheri R, Renzi-Brivio L, Trivella G. Limb lengthening by callus distraction (callotasis). J Pediatr Orthop. 1987;7(2):129–134.

[5] Dabis J, Templeton-Ward O, Lacey AE, Narayan B, Trompeter A. The history, evolution and basic science of osteotomy techniques. Strategies Trauma Limb Reconstr. 2017;12(3):169–180.

[6] Yasui N, Kojimoto H, Sasaki K, Kitada A, Shimizu H, Shimomura Y. Factors affecting callus distraction in limb lengthening. Clin Orthop Relat Res. 1993;293:55–60.

[7] Ilizarov GA. The tension-stress effect on the genesis and growth of tissues. Part I. The influence of stability of fixation and soft-tissue preservation. Clin Orthop Relat Res. 1989;238:249–281.

[8] Codivilla A. On the means of lengthening, in the lower limbs, the muscles and tissues which are shortened through deformity. Clin Orthop Relat Res. 1904;1994(301):4–9.

[9] Monticelli G, Spinelli R, Bonucci E. Distraction epiphysiolysis as a method of limb lengthening. II. Morphologic investigations. Clin Orthop Relat Res. 1981;154:262–273.

[10] De Bastiani G, Aldegheri R, Renzi Brivio L, Trivella G. Limb lengthening by distraction of the epiphyseal plate. A comparison of two techniques in the rabbit. J Bone Joint Surg Br. 1986;68(4):545–549.

[11] Fischgrund J, Paley D, Suter C. Variables affecting time to bone healing during limb lengthening. Clin Orthop Relat Res. 1994;301:31–37.

[12] Dimitriou R, Tsiridis E, Giannoudis PV. Current concepts of molecular aspects of bone healing. Injury. 2005;36(12):1392–1404.

[13] Cho TJ, Kim JA, Chung CY, Yoo WJ, Gerstenfeld LC, Einhorn TA, et al. Expression and role of interleukin-6 in distraction osteogenesis. Calcif Tissue Int. 2007;80(3):192–200.

[14] Kon T, Cho TJ, Aizawa T, Yamazaki M, Nooh N, Graves D, et al. Expression of osteoprotegerin, receptor activator of NF-kappaB ligand (osteoprotegerin ligand) and related proinflammatory cytokines during fracture healing. J Bone Miner Res. 2001;16(6):1004–1014.

[15] Liu Z, Luyten FP, Lammens J, Dequeker J. Molecular signaling in bone fracture healing and distraction osteogenesis. Histol Histopathol. 1999;14(2):587–595.

[16] Farhadieh RD, Dickinson R, Yu Y, Gianoutsos MP, Walsh WR. The role of transforming growth factor-beta, insulin-like growth factor I, and basic fibroblast growth factor in distraction osteogenesis of the mandible. J Craniofac Surg. 1999;10(1):80–86.

[17] Mehrara BJ, Rowe NM, Steinbrech DS, Dudziak ME, Saadeh PB, McCarthy JG, et al. Rat mandibular distraction osteogenesis: II. Molecular analysis of transforming growth factor beta-1 and osteocalcin gene expression. Plast Reconstr Surg. 1999;103(2):536–547.

[18] Onishi T, Ishidou Y, Nagamine T, Yone K, Imamura T, Kato M, et al. Distinct and overlapping patterns of localization of bone morphogenetic protein (BMP) family members and a BMP type II receptor during fracture healing in rats. Bone. 1998;22(6):605–612.

[19] Weiss S, Baumgart R, Jochum M, Strasburger CJ, Bidlingmaier M. Systemic regulation of distraction osteogenesis: a cascade of biochemical factors. J Bone Miner Res. 2002;17(7):1280–1289.

[20] Yonezawa H, Harada K, Ikebe T, Shinohara M, Enomoto S. Effect of recombinant human bone morphogenetic protein-2 (rhBMP-2) on bone consolidation on distraction osteogenesis: a preliminary study in rabbit mandibles. J Craniomaxillofac Surg. 2006;34(5):270–276.

[21] Carter DR, Beaupre GS, Giori NJ, Helms JA. Mechanobiology of skeletal regeneration. Clin Orthop Relat Res. 1998;(355 Suppl):S41–S55.

[22] Pavalko FM, Norvell SM, Burr DB, Turner CH, Duncan RL, Bidwell JP. A model for mechanotransduction in bone cells: the load-bearing mechanosomes. J Cell Biochem. 2003;88(1):104–112.

[23] D'Angelo F, Tiribuzi R, Armentano I, Kenny JM, Martino S, Orlacchio A. Mechanotransduction: tuning stem cells fate. J Funct Biomater. 2011;2(2):67–87.

[24] Gjorevski N, Nelson CM. Bidirectional extracellular matrix signaling during tissue morphogenesis. Cytokine Growth Factor Rev. 2009;20(5-6):459–465.

[25] Burger EH, Klein-Nulen J. Responses of bone cells to biomechanical forces in vitro. Adv Dent Res. 1999;13:93–98.

[26] Klein-Nulend J, Bakker AD, Bacabac RG, Vatsa A, Weinbaum S. Mechanosensation and transduction in osteocytes. Bone. 2013;54(2):182–190.

[27] Tan SD, de Vries TJ, Kuijpers-Jagtman AM, Semeins CM, Everts V, Klein-Nulend J. Osteocytes subjected to fluid flow inhibit osteoclast formation and bone resorption. Bone. 2007;41(5):745–751.

[28] Vezeridis PS, Semeins CM, Chen Q, Klein-Nulend J. Osteocytes subjected to pulsating fluid flow regulate osteoblast proliferation and differentiation. Biochem Biophys Res Commun. 2006;348(3):1082–1088.

[29] Aronson J, Johnson E, Harp JH. Local bone transportation for treatment of intercalary defects by the Ilizarov technique. Biomechanical and clinical considerations. Clin Orthop Relat Res. 1989;243:71–79.

[30] Ilizarov GA. Clinical application of the tension-stress effect for limb lengthening. Clin Orthop Relat Res. 1990;250:8–26.

[31] Ilizarov GA. The tension-stress effect on the genesis and growth of tissues: part II. The influence of the rate and frequency of distraction. Clin Orthop Relat Res. 1989;239:263–285.

[32] Prince DE, Herzenberg JE, Standard SC, Paley D. Lengthening with external fixation is effective in congenital femoral deficiency. Clin Orthop Relat Res. 2015;473(10):3261–3271.

[33]Szymczuk VL, Hammouda AI, Gesheff MG, Standard SC, Herzenberg JE. Lengthening with monolateral external fixation versus magnetically motorized intramedullary nail in congenital femoral deficiency. J Pediatr Orthop. 2019;39(9):458–465.

[34]Arora S, Batra S, Gupta V, Goyal A. Distraction osteogenesis using a monolateral external fixator for infected non-union of the femur with bone loss. J Orthop Surg (Hong Kong). 2012;20(2):185–190.

[35]Quinnan SM. Segmental bone loss reconstruction using ring fixation. J Orthop Trauma. 2017;31(Suppl 5):S42–S46.

[36]Quinnan SM, Lawrie C. Optimizing bone defect reconstruction-balanced cable transport with circular external fixation. J Orthop Trauma. 2017;31(10):e347–e355.

[37]Mizuta H, Nakamura E, Kudo S, Maeda T, Takagi K. Greater frequency of distraction accelerates bone formation in open-wedge proximal tibial osteotomy with hemicallotasis. Acta Orthop Scand. 2004;75(5):588–593.

[38]Glatt V, Tepic S, Evans C. Reverse dynamization: a novel approach to bone healing. J Am Acad Orthop Surg. 2016;24(7):e60–e61.

[39]Glatt V, Evans CH, Tetsworth K. A concert between biology and biomechanics: the influence of the mechanical environment on bone healing. Front Physiol. 2016;7:678.

[40]Harrison A, Lin S, Pounder N, Mikuni-Takagaki Y. Mode & mechanism of low intensity pulsed ultrasound (LIPUS) in fracture repair. Ultrasonics. 2016;70:45–52.

[41]Claes L, Willie B. The enhancement of bone regeneration by ultrasound. Prog Biophys Mol Biol. 2007;93(1-3):384–398.

[42]Raza H, Saltaji H, Kaur H, Flores-Mir C, El-Bialy T. Effect of low-intensity pulsed ultrasound on distraction osteogenesis treatment time: a meta-analysis of randomized clinical trials. J Ultrasound Med. 2016;35(2):349–358.

[43]Lou S, Lv H, Li Z, Tang P, Wang Y. Effect of low-intensity pulsed ultrasound on distraction osteogenesis: a systematic review and meta-analysis of randomized controlled trials. J Orthop Surg Res. 2018;13(1):205.

[44]Burkhart KJ, Rommens PM. Intramedullary application of bone morphogenetic protein in the management of a major bone defect after an Ilizarov procedure. J Bone Joint Surg Br. 2008;90(6):806–809.

[45]Kawasumi M, Kitoh H, Siwicka KA, Ishiguro N. The effect of the platelet concentration in platelet-rich plasma gel on the regeneration of bone. J Bone Joint Surg Br. 2008;90(7):966–972.

[46]Kitoh H, Kitakoji T, Tsuchiya H, Mitsuyama H, Nakamura H, Katoh M, et al. Transplantation of marrow-derived mesenchymal stem cells and platelet-rich plasma during distraction osteogenesis--a preliminary result of three cases. Bone. 2004;35(4):892–898.

[47]Kiely P, Ward K, Bellemore CM, Briody J, Cowell CT, Little DG. Bisphosphonate rescue in distraction osteogenesis: a case series. J Pediatr Orthop. 2007;27(4):467–471.

[48]Kokoroghiannis C, Papaioannou N, Lyritis G, Katsiri M, Kalogera P. Calcitonin administration in a rabbit distraction osteogenesis model. Clin Orthop Relat Res. 2003;415:286–292.

[49]Kitoh H, Kawasumi M, Kaneko H, Ishiguro N. Differential effects of culture-expanded bone marrow cells on the regeneration of bone between the femoral and the tibial lengthenings. J Pediatr Orthop. 2009;29(6):643–649.

[50]Gessmann J, Koller M, Godry H, Schildhauer TA, Seybold D. Regenerate augmentation with bone marrow concentrate after traumatic bone loss. Orthop Rev (Pavia). 2012;4(1):e14.

[51]Petri M, Namazian A, Wilke F, Ettinger M, Stubig T, Brand S, et al. Repair of segmental long-bone defects by stem cell concentrate augmented scaffolds: a clinical and positron emission tomography--computed tomography analysis. Int Orthop. 2013;37(11):2231–2237.

[52]Kadhim M, Holmes L Jr, Gesheff MG, Conway JD. Treatment options for nonunion with segmental bone defects: systematic review and quantitative evidence synthesis. J Orthop Trauma. 2017;31(2):111–119.

[53]Moroni A, Faldini C, Marchetti S, Manca M, Consoli V, Giannini S. Improvement of the bone-pin interface strength in osteoporotic bone with use of hydroxyapatite-coated tapered external-fixation pins. A prospective, randomized clinical study of wrist fractures. J Bone Joint Surg Am. 2001;83-A(5):717–721.

[54]Moroni A, Orienti L, Stea S, Visentin M. Improvement of the bone-pin interface with hydroxyapatite coating: an in vivo long-term experimental study. J Orthop Trauma. 1996;10(4):236–242.

[55]Quinnan SM. Definitive management of distal tibia and simple plafond fractures with circular external fixation. J Orthop Trauma. 2016;30(Suppl 4):S26–S32.

[56]Pettine KA, Chao EY, Kelly PJ. Analysis of the external fixator pin-bone interface. Clin Orthop Relat Res. 1993;293:18–27.

[57]Kocaoglu M, Eralp L, Kilicoglu O, Burc H, Cakmak M. Complications encountered during lengthening over an intramedullary nail. J Bone Joint Surg Am. 2004;86-A(11):2406–2411.

[58]Kristiansen LP, Steen H. Lengthening of the tibia over an intramedullary nail, using the Ilizarov external fixator. Major complications and slow consolidation in 9 lengthenings. Acta Orthop Scand. 1999;70(3):271–274.

[59]Paley D, Herzenberg JE, Paremain G, Bhave A. Femoral lengthening over an intramedullary nail. A matched-case comparison with Ilizarov femoral lengthening. J Bone Joint Surg Am. 1997;79(10):1464–1480.

[60]Watanabe K, Tsuchiya H, Sakurakichi K, Yamamoto N, Kabata T, Tomita K. Tibial lengthening over an intramedullary nail. J Orthop Sci. 2005;10(5):480–485.

[61]Rozbruch SR, Kleinman D, Fragomen AT, Ilizarov S. Limb lengthening and then insertion of an intramedullary nail: a case-matched comparison. Clin Orthop Relat Res. 2008;466(12):2923–2932.

[62]Song HR, Oh CW, Mattoo R, Park BC, Kim SJ, Park IH, et al. Femoral lengthening over an intramedullary nail using the external fixator: risk of infection and knee problems in 22 patients with a follow-up of 2 years or more. Acta Orthop. 2005;76(2):245–252.

[63]Alrabai HM, Gesheff MG, Conway JD. Use of internal lengthening nails in post-traumatic sequelae. Int Orthop. 2017;41(9):1915–1923.

[64]Siebenrock KA, Schillig B, Jakob RP. Treatment of complex tibial shaft fractures. Arguments for early secondary intramedullary nailing. Clin Orthop Relat Res. 1993;290:269–274.

第 8 章　使用外固定矫正畸形

Austin T. Fragomen, Kristin S. Livingston, Sanjeev Sabharwal

引言

外固定器通过结合 4D 技术逐渐矫正畸形，改变了畸形矫正的手术策略。通过使用计算机导航的六轴支架，进一步提高了外科医生安全可重复地矫正骨折畸形愈合和骨不连的能力。外固定架（框架）的稳定性，对于骨折块稳定、准确的畸形矫正和骨折愈合起着至关重要作用。首先通过 X 线对患者进行彻底的生物力学评估，来制定充分的术前计划。手术室内使用稳定的外固定架，尽可能进行微创手术。进行仔细的随访以检查支架的完整性，软组织评估和 X 线片复查，并且解决相关问题。

本章引用了几项研究，但仅代表了在这一领域的一小部分，特别是在俄罗斯库尔干的 Ilizarov 医学中心，那里进行了几十年的广泛研究。随着畸形矫正领域的不断发展，我们能更好地认识到哪些畸形可以一期矫正，哪些需要逐步矫正。近年来，内延长术已成为股骨重建的主导技术，但在肢体畸形外科医生的医疗设备中，环形支架仍扮演着重要的角色。

为什么是环形固定？

肢体延长和畸形矫正领域已经进入了快速发展的时代，多种新型六轴外固定器、磁性内部延长和加压钉的出现证明了这一点。几家主要的骨科设备公司已投入大量时间和资源来改进泰勒空间支架（TSF）（美国田纳西州孟菲斯市的施乐辉公司），这本身就是从传统的全金属丝"Ilizarov 支架"演变来的[1]。关于适用于创伤后畸形矫正的外固定生物力学的讨论，首先需要解决以下问题：为什么使用环形固定来矫正畸形？环形外固定器的好处是多方面的，Gavriil Ilizarov 博士本人对此进行了最好的描述：长骨畸形经常伴有肢体缩短。矫正严重畸形的传统方法具有创伤性，因为其畸形凹面挛缩的软组织没得到逐渐延伸。在矫正这种畸形时，外科医生必须切除楔形骨块，以避免软组织、血管和神经的过度牵拉。这种切除可能导致更大的肢体长度的不均。我们已经制定了一种治疗策略，通过经皮截骨后逐渐矫正长骨的角度和旋转不良，并结合畸形凹侧短缩的软组织的缓慢延长来矫正畸形。外科手术通常以经皮方式进行，以减轻对软组织和骨骼的创伤[2]。

逐渐矫正长骨畸形是一个革命性的理念，席卷了俄罗斯和意大利，最近在美国以 AO 为主导的矫形外科创伤界获得了发展。渐进式矫正利用了牵张成骨的能力，避免了进行植骨和其他手术来平衡肢体长度差异的需要，并为畸形矫正（术后可调节性）过程中的骨对齐提供了"微调"的机会。以前受过创伤的组织无须大切口和骨膜剥离，而底层骨的骨内血液供应也可以得到保护。固定钉［半钉（Schanz 钉）和克氏针］可以绕过感染区，避免生物膜形成，同时仍提供稳定的固定。用这种方法可以安全地矫正较大的畸形（＞12°）[3]。骨不连可以通过在术后定期对骨折两端持续地加压来治疗。鼓励早期负重并有助于成骨[1]。环形外固定架用途非常广泛，特别适合于畸形矫正[1]，可实现较高的愈合率并恢复肢体长度[4-8]（表 8.1 和表 8.2）[3, 9-25]。

表 8.1 应用环形外固定架矫正畸形

研究者	病例数(n)	外架类型	畸形截骨/骨不连修复术	初始愈合率(%)	主要并发症/后遗症(例数)	结论
Paley[9]1989	25	Ilizarov	胫骨骨不连伴缺损	68	1	最终愈合率100%。良好的骨骼愈合并不能保证良好的功能
Tetsworth[10] 1994	28	Ilizarov	胫骨与股骨	100	2	矫正的准确性随着经验的提高而提高
Shtarker[11] 2002	14	Ilizarov	胫骨(PTO)与股骨(DFO)	100	0	精确的一期治疗旋转和内翻/外翻畸形
Sen[12]2003	11	Ilizarov	胫骨(SMO)	100	1	最佳解决软组织条件差和LLD的问题
Chaudhary[13]2007	27	TSF	胫骨、股骨、膝关节、踝关节	97	0	泰勒架使矫正畸形变得简单化
Marangoz[14]2008	22	TSF	股骨	91	0	最终愈合率100%。警惕膝关节僵硬和半脱位
Rozbruch[15]2008	38	TSF	胫骨骨不连(50%确诊为FRI)	71	2	最终愈合率95%。感染与矫正失败有关
Rozbruch[16]2010	122	TSF	胫骨	100	1	是一种准确可靠的方法
Horn[17]2011	52	TSF	胫骨(SMO)	96	2	最终愈合率100%,适合软组织条件差的人群。简化了后期的融合或置换手术
Sokucu[18]2013	50	TSF	胫骨(PTO)和股骨(DFO)	96	2	六足支架能精确地延长和矫正旋转畸形
Arvesen[19]2017	37	TSF	胫骨骨不连(远端)	86	2	最终愈合率94%,准确安全。
Fragomen[3]2018	138	TSF 与单边架	胫骨(PTO)	100	0	泰勒架能高度精确地矫正所有内翻和旋转畸形,单边架能精确矫正角度较小的内翻畸形

TSF 架(Smith&Nephew,孟菲斯,田纳西州,美国);PTO,胫骨近端截骨术;DFO,股骨远端截骨术;SMO,踝上截骨术;LLD,肢体长度差异;FRI,骨折相关感染

表 8.2 矫形用外固定器的比较

研究者	病例数(n)	外架类型	畸形截骨/骨不连修复术	初始愈合率(%)	主要并发症/后遗症(%或例数)	结论
Manner[20]2007	208	TSF:Ilizarov	胫骨与股骨	–	–	六足支架更准确,在多平面畸形中优势明显
Dammerer[21]2011	135	TSF(H):Ilizarov(I):单边架(M)	胫骨与股骨	100	H,3.7% I,5.7% M,8.7%	六足支架矫正更准确,更快,并发症更少
Eren[22]2013	171	Hexapod(H):Ilizarov(I)	不限	–	H,7 I,5	六足支架矫正更准确,更快,Ilizarov 骨愈合率更高
Lark[23]2013	54	TSF:Ilizarov	胫骨畸形愈合,骨不连	93	1	X线检查结果无差异
Solomin[24]2014	123	Ilizarov:Ortho-SUV	股骨	100	–	六足支架更精确,EFI 更低。BHI 无差异
Reitenbach[25]2016	53	TSF(H):Ilizarov(I)	股骨与胫骨	100	H,2 I,2	六足支架 EFI 更低,LLD 更少,SF-36 更高,BHI 相似

Ortho-SUV(S.H.Pitkar Orthotools Pvt.Ltd.,印度浦那)

TSF 架(Smith&Nephew,孟菲斯,田纳西州,美国);H,六足支架;I,Ilizarov 环架;BHI,骨愈合指数;LLD,肢体长度差异;EFI,外固定指数

畸形评估与对策

本文将回顾环形外固定器组装和管理的许多细节，但是每一个应用的支架都应该根据患者的特殊需要进行定制。评估的最基本部分是放射学分析。这需要了解 Paley 和 Tetsworth [26, 27] 所述的正常力线参数。定位畸形的顶点，并量化每个畸形的大小和方向。测量当前肢体长度差异（LLD），并计算仅从角度校正获得的预期长度。然后计算残留的 LLD（需要额外加长）。用于角度矫正的牵张成骨术需要延长骨的长度（即使使用穿顶截骨术也是如此），因此该方法最适合于四肢短缩相关的畸形 [2]。长期畸形愈合或骨不连的患者，经常会出现因废用或代谢病引起的骨量减少，可能需要额外的固定（图 8.1a~c）[28, 29]。体格检查将有助于评估旋转畸形，而计算机断层扫描（CT）可以更准确地测量股骨和胫骨扭转值。这种体格和影像学检查的充分结合是术前计划所必需的。选择截骨的部位，应尽量靠近畸形的顶点、通过较少的硬化性骨（靠近畸形愈合处）、在周围健康的软组织或骨骼下方、局部或游离组织转移覆盖的位置进行 [30, 31]（图 8.2a~e）。胫骨和股骨的矢状位矫正需要考虑膝关节的运动范围，以便最终结果是恢复完全伸直（没有过度伸直）和尽可能多的屈曲。应考虑通过拉紧膝关节侧副韧带、半月板抬高或矫正膝关节反屈来稳定内外翻造成的膝关节不稳。

应用 Ilizarov 方法治疗时需谨慎选择患者；需要考虑患者的生理年龄和并发症 [2]。年龄较大的患者愈合速度较慢，这些患者截骨延长畸形矫正后，适合更换为髓内钉固定（LATN），即髓内钉固定未成熟的再生骨，可迅速提高矿化率（较低的骨愈合率）[32]。高龄患者通常需要额外的固定来维持稳定性。骨骼老化，随着皮质厚度的减少和孔隙率的增加，在等效载荷下承受更高的应变，从而增加了钉骨/钢丝骨界面处的屈服体积。在"有限元分析"中，虽然增加更多的钢针会降低年轻或中年患者的钉位屈服点，但在老年患者中增加钢针并没有减少针位屈服点，这表明在骨质疏松症的患者中使用半针固定容易失败 [29, 33]（图 8.3a~c）。患有骨质疏松症的患者可能需要服用特瑞帕肽（重组甲状旁腺激素），它可以

增强骨愈合，同时还能治疗潜在的病理性改变 [34]。血管损害可能是外固定的相对禁忌证，无论是静脉充血伴严重慢性淋巴水肿，还是动脉功能不全，后者容易导致慢性针道感染和骨髓炎（图 8.4）。在调整到安全血糖水平之前，不受控制的糖尿病是禁忌证。神经病变通常与骨愈合受损有关 [35, 36]，需要额外的固定来保持支架的稳定性。

软组织情况会影响皮肤抵抗感染的能力和对逐渐拉伸的耐受能力。瘢痕累累的软组织会夹住位于畸形凹陷处的神经，使得这些神经特别容易受到牵拉损伤。需要考虑在应用支架时预防性的进行神经松解，以防止神经损害。跗管和腓神经松解术是肢体矫形常见的预防措施 [37, 38]。患有骨筋膜室综合征的患者可能会在骨筋膜室中残留坏死的肌肉；必须非常小心，避免用金属丝穿过这些组织，因为一个简单的针道感染会产生化脓，并迅速蔓延整个筋膜室。

环形支架

本章主要讨论使用环形支架矫正畸形。Ilizarov 推广了使用有张力细钢丝的环形外固定架，以解决临床上出现的许多骨性难题。Kurgan 研究所进行了几十项动物实验，记录了这项技术的生物力学特性 [1]。Ilizarov 支架受到了极大的欢迎，并在世界各地普及，随着加入使用半针和较厚的环，该技术和器械随之变化，这改变了支架的生物力学。目前，大多数环形固定架都包括半钉和张力钢丝，许多作者称之为混合固定架。除了固定元件的区别外，支架可以通过环连接元件进一步分为经典的（使用刚性螺纹杆）和六轴的（使用基于 Gough-Stewart 平台的伸缩支柱）。单边架是治疗简单的股骨畸形和骨延长的常用方法 [39, 40]，但高度精确的髓内延长钉已成为治疗这些疾病的主流。更让人困惑的是，美国的"混合支架"一词是指一个与之相连的环的单边支架。这些支架大多已被淘汰，我们将不再讨论。

环形外固定架的稳定性

稳定的固定可以提高外固定架的工作效率和骨

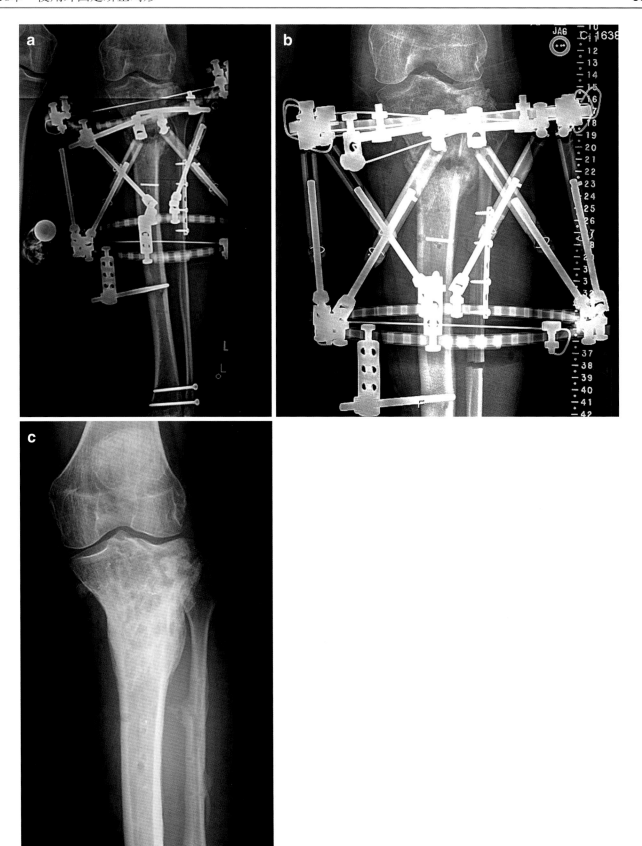

图 8.1 （a）一名 50 岁男性，胫骨平台骨折后膝外翻畸形，行环形支架固定和截骨治疗。典型的结构是使用 1 根张力钢丝和 2 根半钉，但外固定松动，失去了对近端骨折块的控制。（b）外固定改为 4 根拉紧钢丝和 2 根新的半针，稳定性极佳[29]。（c）使用更坚强的固定实现了骨愈合

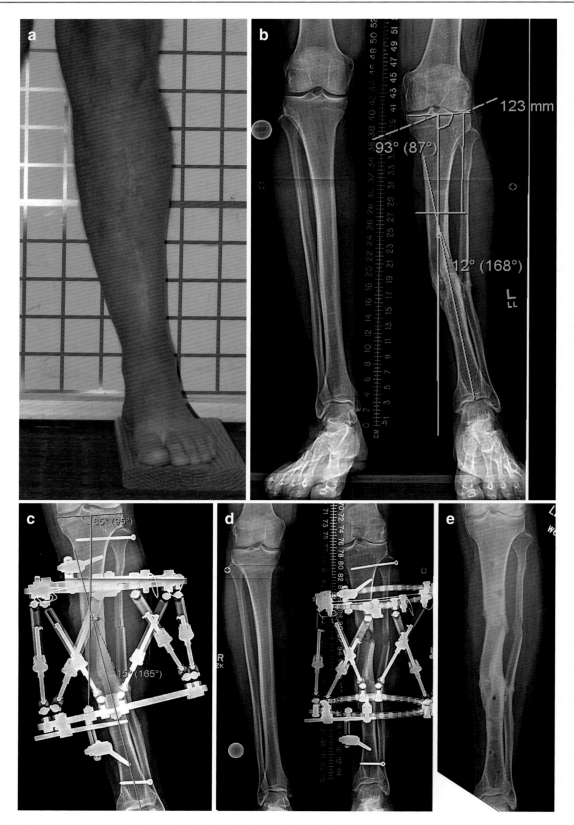

图 8.2 （a）小腿中段皮肤萎缩，无弹性，不宜截骨。（b）畸形愈合发生在骨干中段，骨硬化，软组织受损。截骨位置选择在畸形愈合的近端，距关节线 123mm 处。（c）最初的六轴支架可看到有两根钢丝，近端 2 枚半钉，远端 3 枚半钉。固定架放在以后膝关节置换部位的远端，以防止感染。用螺钉穿过 4 个皮质以固定腓骨近端和远端。（d）畸形矫正和延长结束时，骨痂清晰可见，下肢对线理想。（e）在最后骨化时，患者完全负重，无疼痛。近端两个针点显示松动的迹象，这表明在生物力学上，安装另一个环或离环更远的固定，具有更高的稳定性

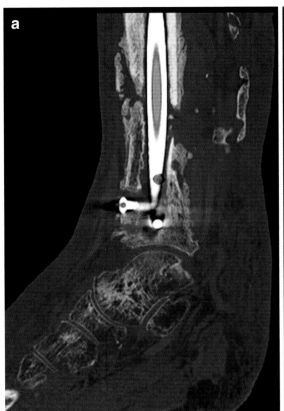

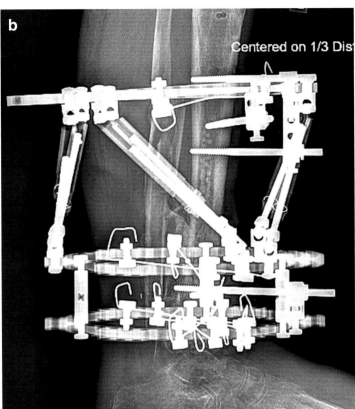

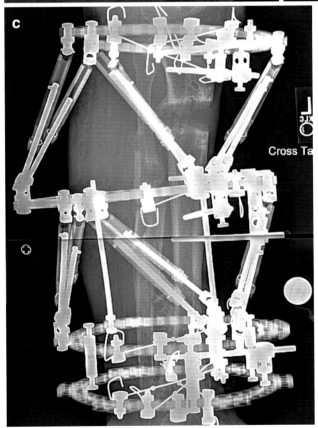

图8.3　（a）CT显示感染性胫骨骨不连的远端骨块的骨质较差。半针固定在这种类型的骨质中通常会受到影响，并会迅速松动。（b）远端使用双环、多根张力钢丝及半针可以牢固的固定远端。（c）在骨不连处完成对接和压缩后，用两个连接杆将环锁住。胫骨近端截骨处需额外固定（4根钢丝，2根半针）骨质疏松的骨骼，并完成骨搬运

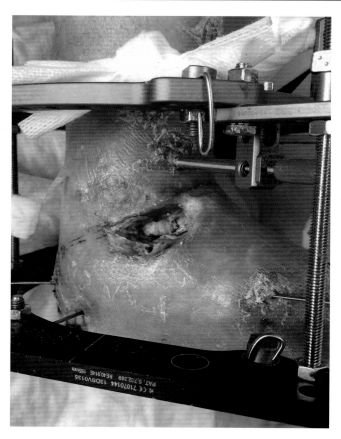

图 8.4 患有糖尿病和外周血管疾病的患者，术前已完善。伤口裂开，可见骨坏死，随后进行了小腿截肢

髓反映支架活动的能力，从而提高最终矫正的准确性。支架稳定性与良好的成骨能力、减轻疼痛、消除感染和改善负重有关[41]。外固定的最佳稳定性尚不清楚，但本章将回顾在矫正畸形和实现骨愈合方面，证明成功有效的支架结构。

肢体稳定性是通过控制两个变量来实现的：截骨/骨不连部位的支架稳定性和骨接触面。环形支架的刚度受许多因素的影响：环的大小、环的连接和骨的固定装置。小直径环的刚度比大直径的更好[42, 43]。Ilizarov 解释说，"在每个固定水平，一个环应该比肢体的最大直径大 1.5~2cm。超过这个量的环会降低固定的刚性，并降低行走能力"[1]。如果预计会肿胀，则可以采用直径较大的环。在较大的畸形，六轴支架可能需要直径更大的环，以避免支柱和皮肤之间的接触。为了防止撞击，不仅要考虑杆的初始位置，还要考虑杆的最终位置（图 8.5）。环的厚度也会影响稳定性，与较厚的六轴支架环相比，较薄的经典

Ilizarov 环更容易产生不良的偏转。开放性环（2/3 环）有利于膝关节和足部活动，其稳定性远不如相同直径的闭合环[44, 45]。当钢丝在开口环上拉紧时，环会收缩（偏转），并且依次拉紧其他钢丝会使先拉紧的钢丝松开。通过叠加两个开口环[46]，可以大大提高开口环的刚度（图 8.6）。如果关节周围的小碎片无法使用叠加的环，或者感觉固定性差，可以用一个额外的环跨接相邻的关节，从而大大提高稳定性[47]（图 8.7）。

在这个时代，环的连接方式变化很大。经典的不锈钢螺纹杆在以下情况下性能最佳，杆的长度较短、数量较多，且至少有 4 个连接处提供足够的稳定性。可以使用铰链矫正畸形，但在推拉僵硬的畸形时，连杆会弯曲。虽然许多厂商都可以提供六轴支架，但 TSF 撑杆经过了最广泛的测试，尤其是在扭转和弯曲方面，其硬度明显高于螺纹杆[48, 49]。与经典的 Ilizarov 支架相比，六轴支架具有更高的精确度和使用更方便，因此大多数医生选择使用六轴支架矫正畸形[22, 25]（表 8.2）。泰勒支架在没有压缩或张力的情况下会表现出"脱壳"或松弛[48]，其对骨愈合的意义尚不清楚。许多外科医生的看法是用额外的刚性杆消除万向铰链的过度活动，可以改善骨愈合（图 8.8）[50]。在动物实验[51]（表 8.3）中，已证明这种"反向动力化"可以改善骨愈合[48, 49, 52-58]。在巩固期后期，仍可采用支架动力化，为去除固定支架做准备。

外架的组合操作对控制骨界面的活动具有最大的影响[49]。Ilizarov 支架在轴向负荷试验中表现出非线性的应力–应变曲线[43, 59]。这一发现仅仅意味着，当骨骼被均匀地加载（应力）时，钢丝的张力会增加，会变得更硬（应变更小），从而产生非线性或倾斜的阻力增加。当钢丝在较低的张力下开始拉伸时，这种非线性更为明显，因为它们在到达破坏点或塑性变形点之前有更多的加强空间[60]。这种非线性称为"蹦床效应"，可以促进成骨。相比之下，半针在受力时会产生线性阻力（应变）。大多数六轴支架是张力钢丝和半针的组合。虽然半针消除了蹦床效应，但它们显著提高了支架的稳定性[28, 61]，使得环之间的连接杆的安装所需的较大工作距离更安全（图 8.5a）。针的直径是支架结构中另一个非常重要的因素[62]。材料非常重要，因为不锈钢半针的刚

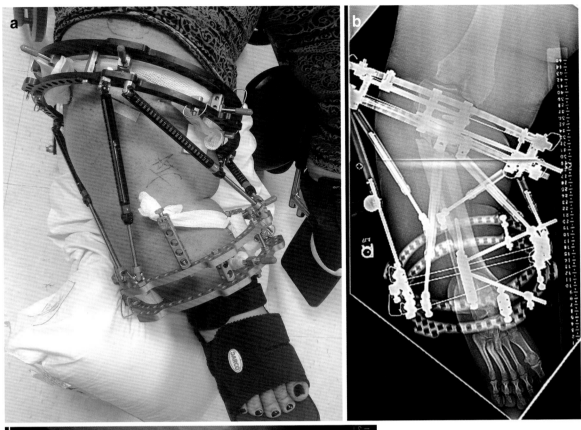

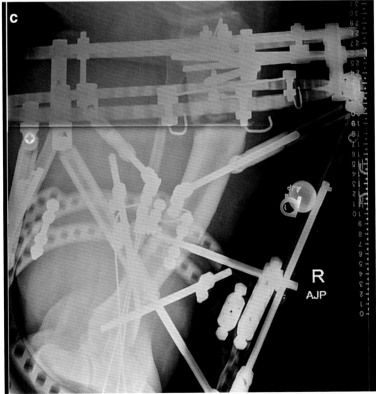

图 8.5　（a）体格较大患者的严重畸形需要额外的固定，包括双层叠环、3 根半针和 3 根钢丝固定近端和远端。最小的环可以最大限度地减少支柱和皮肤之间的接触。两个环块之间的距离是"工作距离"，在这例病例中，这个距离偏长。（b）同一患者矫正前的影像显示一个开放性环与一个闭合环相连接，以提高稳定性。从近端和远端环块的内侧插入半针来控制凹陷的畸形。（c）侧位片显示半针的前后方向，以控制矢状面，以矫正前弓畸形

图 8.6 两个近端开口环连接在一
起，以增加刚性，同时允许膝关节
弯曲

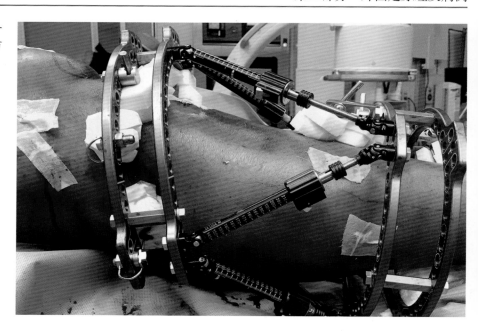

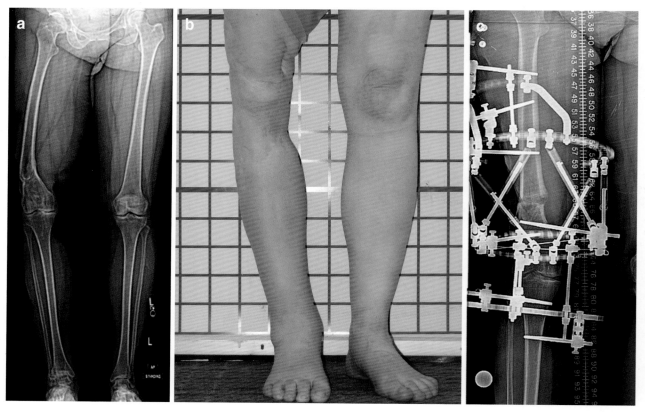

图 8.7 （a）股骨远端内翻和外旋畸形愈合的患者。（b）畸形愈合区的软组织受损，不适合切开，不能进行标准的远端截骨
和钢板固定术。（c）矫正后的 X 线片显示，股骨近端延长固定，辅助环横跨膝关节，以更好地控制股骨远端骨块。股骨远端
骨质量差，需要跨膝关节固定

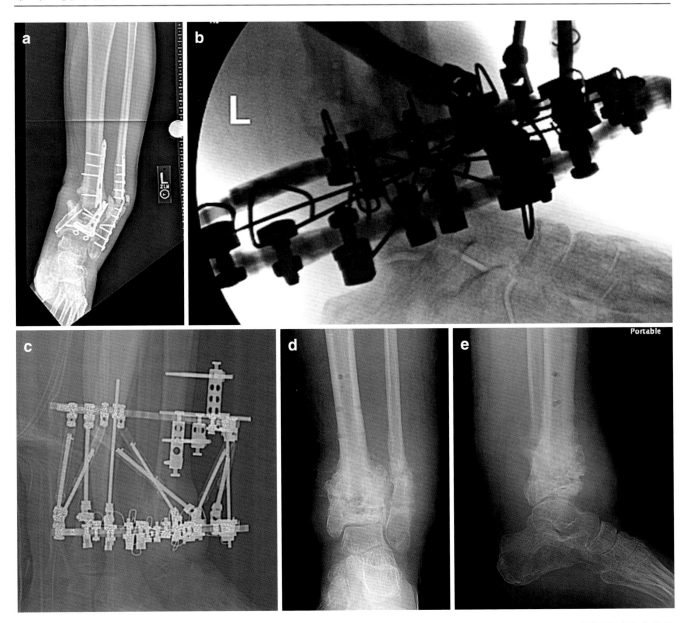

图 8.8 （a）胫骨远端骨不连通过取出钢板螺钉、清创和常规细菌培养进行治疗。（b）术中侧位透视显示在胫骨远端小节段使用了大量张力钢丝[50]。（c）CT 显示 3 个连接杆连接支架并防止支撑杆脱落。近端环可见两个四孔 Rancho 立柱从环的两侧延伸固定。（d）经过几个月的固定，最后的 X 线片显示成功愈合。（e）最后愈合情况

度几乎是同等钛钉的两倍[62]。

此外，有限元分析表明，与不锈钢钉相比，钛半钉具有显著更大的骨屈服体积，因此不锈钢半钉更不容易松动[29]。混合固定六轴支架的机制不同于全钢丝支架[63]，但尚不清楚哪一种更利于骨愈合；虽然一项研究认为经典的全钢丝支架会增加剪切力[48]，但另一项研究表明，它能促进骨愈合[22]。

所有研究一致认为，当使用立方体或连接器将额外的半针或"垂线"悬挂在环上时，整体支架稳定性大大提高[64, 65]，尽管不如添加额外的环（环块）[66]（图 8.3b 和图 8.8c）。针和线的分布应是多平面的，并应包括在畸形矫正平面内的固定。例如，矫正内翻畸形的支架应在截骨两侧的凹陷处放置半钉，以达到最稳定的固定效果（图 8.5b）。

与钢针相比，半针的最大优点之一是能够从前到后放置固定，从而控制矢状面。这助于纠正前弓畸形或在延长及压缩骨块时防止畸形（图8.5c）。Zenios等注意到使用TSF进行胫骨延长术后，比使用Ilizarov支架更容易发生胫骨前弓畸形，并推测是前钉出现弯曲，从而导致了医源性矢状面畸形，这可使用软件进行残余畸形矫正[55]。虽然传统的半针比钢针有更高的感染率[67]，但羟基磷灰石（HA）涂层的半针与骨界面结合更好[68]，能更好地控制畸形[69]和抗感染[70]。

当关节周围骨段太短，无法安全放置半针时，则至少要有5根绷紧钢针穿过骨段[50]，最好是橄榄针[71]（图8.8b）。橄榄针对粉碎性骨折和骨不连的稳定性有很大帮助[72]（图8.9）。关节周围固定必须小心，以避免囊内放置钢针产生化脓性关节炎。应避免在胫骨近端关节面1.4cm内放置钢针，关节囊反折在远侧前方小于后部，并且在10%~50%的膝关节，可能存在膝关节和胫腓骨近端关节囊的连接[73]。胫骨远端关节囊反折较小，前外侧关节囊插入关节上方9~12mm，而前内侧滑膜反折倾向于在踝关节上方3.3~5.5mm。后滑膜反折往往距离关节2mm[74]。

Solomin总结了全部机械测试数据，并指出：外固定生物力学的大多数临床研究都涉及外固定模型

的标准测试。对数据的解释及其在实践中的使用强调了这样一个事实，即没有唯一一种普遍接受的标准测试的方法。因此，客观地比较不同作者的研究结果是不可能的，而且这种研究的数量每年都在增长。我们还应该认识到，在骨骼解剖修复的各个阶段，对于骨块的固定刚度应该是还没有一致的意见。[75]

延长胫骨时，矫正外翻或胫骨前弓，通常需要固定腓骨。腓骨的两端都应固定，以防止移位，因为在膝关节处移位会产生屈曲性挛缩，而在踝处可能会破坏踝关节。可以通过将张力钢针连接到环上或使用螺钉来固定（图8.2c）。

截骨或不愈合部位的骨接触性质和数量会影响骨稳定性。新的截骨处不会受到压缩或分散力的作用，稳定性几乎没有影响[48]，而在强压缩作用下的骨不愈合处会给骨骼带来巨大的刚度[41]。"骨块末端的宽度和接触表面将影响稳定性"[1]，因此Ilizarov建议将骨不连部位的骨末端成形为圆顶或锁键结构，以改善接触表面积和稳定性，从而促进愈合[9]（图8.10a~d）。矫正畸形后提高骨不连部位稳定性的另一种方法是邻近截骨[31]。尽管这似乎有反常规，但这遵循佩伦定律，因为第二个裂缝将应力分散在两个部位之间，使在骨不连处产生的应变减半。这提高了同一固定在骨不愈合部位的相对刚度，并加快了愈合速度[76]。这种方法可能是骨不连愈合成功[30, 77, 78]和在畸形矫正中进行两级截骨术的原因。尽管再生骨最初不会为肢体提供稳定性，但是一旦进入巩固阶段，截骨部位就会矿化，从而随着时间的推移而增加刚度。这种再生骨的形状会影响稳定性，与较薄的骨痂或不完整的新骨相比，较宽的骨痂表现出更少的应变[33]。Ilizarov方法的另一个独特之处是能够通过简单的应用支架穿过骨折部位，以闭合的方式治疗僵硬、肥大的骨不连。这些固有的僵硬畸形需要更多的固定（"增加机械优势"[2]），以稳定闭合截骨矫正角度和骨延长部位[8, 79, 80]。

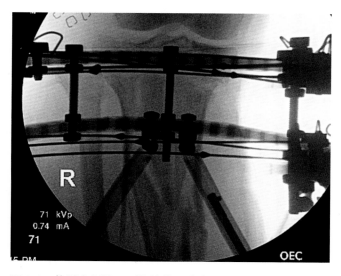

图8.9　使用全钢针双环块结构和多个的橄榄针，可以很好地固定粉碎性移位的，并伴有严重的软组织损伤的近端骨折块。橄榄针对骨块可以起到加压或支撑作用

需要神经松解术吗？

Ilizarov指出："畸形矫正过程中，畸形凹侧的软组织会延长。我们多年的临床实践得出这样的结论，必须逐步矫正骨块的角度，以每天0.8~1.2mm

表 8.3 六足支架的生物力学研究

研究者（年份）	外架类型	研究方法	结论
Rodl[52]（2003）	TSF：Ilizarov	TSF 和 Ilizarov 安装在骨模型上，未使用材料测试系统。	TSF 可矫正 23° 的成角，36mm 的短缩畸形，71mm 的平移及 43° 的旋转，而支架不会变形 Ilizarov 可校正 90° 的成角，100mm 的缩短，25mm 的平移及 12.5° 的旋转，无需重新安装支架
Henderson[53]（2008）	TSF	将材料测试系统直接安装在支架上测试。	环形支柱角度 < 30° 时，环支杆受压弯曲会出现不稳定，尤其是没用短支杆支撑时
Lenarz[54]（2008）	TSF 和 Ilizarov	将材料测试系统安装在模型支架上。	半钉以垂直和倾斜的进钉方式无太大的区别，倾斜的进钉可与 TSF 一起使用，可节省空间，避免支柱撞击
Tan[49]（2014）	TSF：Ilizarov	将材料测试系统安装在模型上或直接安装在支架上。	TSF 有较大的扭转刚度和弯曲刚度以及类似的轴向刚度
Zenios[55]（2014）	TSF：Ilizarov	临床与材料测试系统	与 Ilizarov 支架相比，带有前侧半针的 TSF 支架更容易造成近端骨折块弯曲（通过悬臂）
Skomoroshko[56]（2015）	Ortho-SUV：Ilizarov	将材料测试系统安装在模型上	Ortho SUV 支架在所有载荷平面上提供了更大的刚性
Faschingbauer[57]（2015）	Precision hexapod	红外成像探测系统	六足支架修正的平均精度为 0.3mm（-0.5~0.5）和 0.2°（-1.0~0.9）
Birkholtz[58]（2016）	TSF	材料测试系统	Fast Fx strut 支架会塌陷，破坏骨骼稳定
Henderson[48]（2017）	TSF：Ilizarov	将材料测试系统安装在模型上	TSF 具有较大的扭转和弯曲刚度，但轴向刚度较小。半钉可平衡轴向刚度。TSF 在中性负载平面中会出现松动

Ortho-SUV（S.H.Pitkar Orthotools Pvt.Ltd.，印度浦那）
Fast Fx strut（Smith & Nephew，田纳西州，孟菲斯，美国）
TSF：泰勒支架（Smith & Nephew，田纳西州，孟菲斯，美国）
MTS，材料测试系统；IR，红外成像

的速度延长再生骨，同时每天延长软组织不超过 3mm"[1]。在原始出版物中提出的方法成功地避免了神经系统并发症。来自同一机构的利用自动移动的现代技术将 1mm 分成几十个微小的运动，显示出更少的神经损害[81]。除了考虑速度和频率外，矫正畸形时还必须考虑神经卡压的危险因素。既往有牵张成骨（和牵张组织）病史的患者，易因牵拉而导致亚临床神经损伤[82]。这些损伤的神经在随后的任何延长手术中都会进一步损伤，并且应避免一次性畸形矫正和神经牵拉（"双重挤压"）[83]。腓骨颈或踝关节后内侧有手术或外伤性瘢痕是瘢痕神经卡压的征象。畸形的大小和位置会影响神经损伤的风险，

胫骨远端合并内翻和马蹄畸形经常需要松解跗骨窦。渐进矫正方法的力量在于能够对不断变化的临床环境做出反应，因此当患者开始诉神经分布区出现新的刺痛感时，矫正速度可以减慢、暂停，甚至逆转，以便神经恢复。如果使用外固定支架，急性畸形矫正可以在术后早期"撤销"或逆转，从而立即缓解神经紧张，并且通常可避免神经减压。

何时拆除外架？

肢体延长外科医生的共识是，畸形矫正后，取

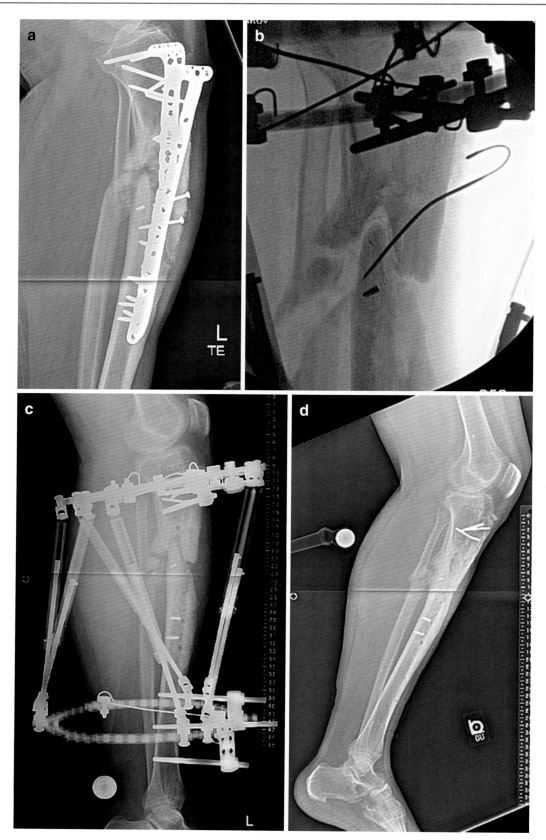

图 8.10　（a）正常营养型骨不连伴断钉的病例，采用切开取钢板断钉和修整骨不连部位的方法进行治疗。（b）骨端被设计成相互交锁，可提高加压过程中的稳定性。在骨折复位过程中，使用支架做临时固定。（c）在加压情况下，这种稳定的骨不连部位给肢体带来的刚性允许相对稀疏的固定。这种双环结构跨越了很长的骨干距离而不需要任何额外的固定。（d）最后的图像显示骨不连成功愈合

出外固定器的最佳时间是平片上至少有 3/4 的皮质连续的骨痂连接[83]，需确保支架已放置足够的时间，并确认患者在完全负重下无疼痛[84, 85]。较长的延长部位和合并有腓骨不连时，拆除外架后出现骨折弯曲或外翻的风险更高[86]。拆除外架前通常行动力化[1, 75, 84]，这可以通过拆除连接杆（不是支柱）、拆下钢针或在杆 / 支柱连接环上添加弹簧来实现。CT 三维重建可显示骨不连部位愈合情况，在某些病例中有助于准确判断拆除外固定架时间[35]。

并发症

　　环形外固定辅助畸形矫正术的并发症在严重程度和发生率上各不相同[87]。Paley 将畸形矫正过程中遇到的问题分为障碍（治疗难点）和并发症[88]，这是考虑这些事件的最恰当的方法。诸如针头感染和短暂的关节僵硬等问题都很常见[89, 90]，而且很容易治愈，不会产生长期后遗症。畸形处离截骨端较近的钉和钢针在矫正过程中可能会受到刺激或感染。减缓校正速度和有限的承重有助于减少钉眼反应。失去张力的钢针可以重新拉紧，通常可以缓解疼痛和皮肤刺激。为了防止钢针在环固定连接部位滑脱[91]，设计了特殊的沟槽 / 折边钢针固定螺栓。当金属丝不再滑动，会出现拉伸（塑性变形），与张力丢失[92, 93]。障碍（治疗难点）需要手术干预来解决，如更换关键性骨折的固定器械（或环）、神经松解、腓肠肌挛缩、早期发现的筋膜室综合征筋膜切开术、支架拆除后残余畸形的矫正、骨移植术后愈合不良或骨不连（图 8.11）。真正的并发症是罕见的，包括漏诊的筋膜室综合征、永久性关节挛缩、膝关节半脱位和化脓性关节炎，所有这些都与永久性后遗症有关。经常对这些问题进行跟踪和预测，将有助于在仍然存在障碍（治疗难点）的情况下及早发现和解决这些问题。

结论

　　外固定架为肢体畸形手术奠定了基础，在该领域具有重要意义。由于外固定系统是模块化的，构建一个稳定的支架是外科医生的目标，掌握正确的生物力学原理很重要。为取得良好的临床疗效，需要综合考虑患者因素，包括骨量、软组织完整性和解剖特点。术前计划需考虑患者个体因素、植入物和可能的（治疗难点）/ 并发症。软组织牵术提高了外科医生治疗复杂病例的能力。随着骨愈合评估技术的提升，拆除支架的时间更加精确。大多数并发症可以预测且发生缓慢，尽快发现并处理通常不会导致永久性后遗症。

　　本章回顾了临床和实验室建立的稳定的生物力学支架的研究，涵盖了畸形矫正的临床方法，但不应误认为是一个全面的指导手册。其目的是向读者介绍肢体畸形手术的生物力学原理，并为进一步的研究提供参考。外固定架和 Ilizarov 方法在矫形外科开创了一个新领域：肢体延长和重建。致力于肢体畸形矫正、肢体延长的外科医生数量越来越多且受过严格培训。使用外固定架进行畸形矫正手术最好需要经过额外的专业培训。六轴支架系统存在细微差别，需要专业培训，但最基本的外科技术是通过观摩和进行肢体畸形临床研究获得。无论是在诊疗室还是在手术室，学习者应重视专业团队协作和设备专业化，这是这个特殊专业的重要组成部分。我们希望，本章能激发人们对这一领域的探索。

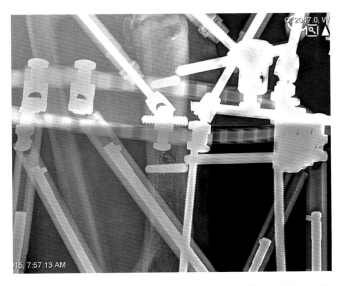

图 8.11　患者在完全负重下行骨搬运，常规检查时发现 3 枚半钉断裂。在手术室增加额外半钉，这个问题得以解决

参考文献

[1] Ilizarov GA. The apparatus: components and biomechanical principles of application. In: Ilizarov GA, Green SA, editors. Transosseous osteosynthesis. Heidelberg: Springer; 1992. p. 62–136.

[2] Ilizarov GA. Correction of deformities of long tubular bones with simultaneous limb lengthening. In: Ilizarov GA, Green SA, editors. Transosseous osteosynthesis. Heidelberg: Springer; 1992. p. 329–363.

[3] Fragomen AT, Meade M, Borst E, Nguyen J, Rozbruch SR. Does the surgical correction of tibial torsion with genu varum produce outcomes similar to those in varus correction alone? J Knee Surg. 2018;31(4):359–369.

[4] Ring D, Jupiter JB, Labropoulos PK, Guggenheim JJ, Stanitsky DF, Spencer DM. Treatment of deformity of the lower limb in adults who have osteogenesis imperfecta. J Bone Joint Surg Am. 1996;78(2):220–225.

[5] Krappinger D, Zegg M, Smekal V, Huber B. [Correction of posttraumatic lower leg deformities using the Taylor Spatial Frame]. Oper Orthop Traumatol. 2014;26(5):520–531. [Article in German].

[6] Alexis F, Herzenberg JE, Nelson SC. Deformity correction in Haiti with the Taylor Spatial Frame. Orthop Clin North Am. 2015;46(1):9–19.

[7] Küçükkaya M, Karakoyun O, Armağan R, Kuzgun U. [Correction of complex lower extremity deformities with the use of the Ilizarov-Taylor spatial frame]. Acta Orthop Traumatol Turc. 2009;43(1):1–6. [Article in Turkish].

[8] Seybold D, Gessmann J, Ozokyay L, Bäcker H, Muhr G, Graf M. Deformity correction of post-traumatic tibial non-unions using the Taylor Spatial Frame. Z Orthop Unfall. 2009;147(1):26–31.

[9] Paley D, Catagni MA, Argnani F, Villa A, Benedetti GB, Cattaneo R. Ilizarov treatment of tibial nonunions with bone loss. Clin Orthop Relat Res. 1989;241:146–165.

[10] Tetsworth KD, Paley D. Accuracy of correction of complex lower-extremity deformities by the Ilizarov method. Clin Orthop Relat Res. 1994;301:102–110.

[11] Shtarker H, Volpin G, Stolero J, Kaushansky A, Samchukov M. Correction of combined angular and rotational deformities by the Ilizarov method. Clin Orthop Relat Res. 2002;402:184–195.

[12] Sen C, Kocaoglu M, Eralp L, Cinar M. Correction of ankle and hindfoot deformities by supramalleolar osteotomy. Foot Ankle Int. 2003;24(1):22–28.

[13] Chaudhary M. Taylor spatial frame-software-controlled fixator for deformity correctionthe early Indian experience. Indian J Orthop. 2007;41(2):169–174.

[14] Marangoz S, Feldman DS, Sala DA, Hyman JE, Vitale MG. Femoral deformity correction in children and young adults using Taylor Spatial Frame. Clin Orthop Relat Res. 2008;466(12):3018–3024.

[15] Rozbruch SR, Pugsley JS, Fragomen AT, Ilizarov S. Repair of tibial nonunions and bone defects with the Taylor Spatial Frame. J Orthop Trauma. 2008;22(2):88–95.

[16] Rozbruch SR, Segal K, Ilizarov S, Fragomen AT, Ilizarov G. Does the Taylor Spatial Frame accurately correct tibial deformities? Clin Orthop Relat Res. 2010;468(5):1352–1361.

[17] Horn DM, Fragomen AT, Rozbruch SR. Supramalleolar osteotomy using external fixation with six-axis deformity correction of the distal tibia. Foot Ankle Int. 2011;32:986–993.

[18] Sökücü S, Karakoyun Ö, Arıkan Y, Küçükkaya M, Kabukcuoğlu Y. Efficacy of the Taylor spatial frame in the treatment of deformities around the knee. Acta Orthop Traumatol Turc. 2013;47(2):86–90.

[19] Arvesen JE, Tracy Watson J, Israel H. Effectiveness of treatment for distal tibial nonunions with associated complex deformities using a hexapod external fixator. J Orthop Trauma. 2017;31(2):e43–e48.

[20] Manner HM, Huebl M, Radler C, Ganger R, Petje G, Grill F. Accuracy of complex lower-limb deformity correction with external fixation: a comparison of the Taylor Spatial Frame with the Ilizarov ring fixator. J Child Orthop. 2007;1(1):55–61.

[21] Dammerer D, Kirschbichler K, Donnan L, Kaufmann G, Krismer M, Biedermann R. Clinical value of the Taylor Spatial Frame: a comparison with the Ilizarov and Orthofix fixators. J Child Orthop. 2011;5(5):343–349.

[22] Eren I, Eralp L, Kocaoglu M. Comparative clinical study on deformity correction accuracy of different external fixators. Int Orthop. 2013;37(11):2247–2252.

[23] Lark RK, Lewis JS Jr, Watters TS, Fitch RD. Radiographic outcomes of ring external fixation for malunion and nonunion. J Surg Orthop Adv. 2013;22(4):316–320.

[24] Solomin LN, Paley D, Shchepkina EA, Vilensky VA, Skomoroshko PV. A comparative study of the correction of femoral deformity between the Ilizarov apparatus and Ortho-SUV Frame. Int Orthop. 2014;38(4):865–872.

[25] Reitenbach E, Rödl R, Gosheger G, Vogt B, Schiedel F. Deformity correction and extremity lengthening in the lower leg: comparison of clinical outcomes with two external surgical procedures. Springerplus. 2016;5(1):2003. eCollection 2016.

[26] Paley D, Tetsworth K. Mechanical axis deviation of the lower limbs. Preoperative planning of uniapical angular deformities of the tibia or femur. Clin Orthop Relat Res. 1992;280:48–64.

[27] Paley D, Tetsworth K. Mechanical axis deviation of the lower limbs. Preoperative planning of multiapical frontal plane angular and bowing deformities of the femur and tibia. Clin Orthop Relat Res. 1992;280:65–71.

[28] Calhoun JH, Li F, Bauford WL, Lehman T, Ledbetter BR, Lowery R. Rigidity of half-pins for the Ilizarov external fixator. Bull Hosp Jt Dis. 1992;52(1):21–26.

[29] Donaldson FE, Pankaj P, Simpson AH. Investigation of factors affecting loosening of Ilizarov ring-wire external fixator systems at the bone-wire interface. J Orthop Res. 2012;30(5):726–732.

[30] Lowenberg DW, Feibel RJ, Louie KW, Eshima I. Combined muscle flap and Ilizarov reconstruction for bone and soft tissue defects. Clin Orthop Relat Res. 1996;332:37–51.

[31] McNally M, Ferguson J, Kugan R, Stubbs D. Ilizarov treatment protocols in the management of infected nonunion of the tibia. J Orthop Trauma. 2017;31(Suppl 5):S47–S54.

[32] Rozbruch SR, Kleinman D, Fragomen AT, Ilizarov S. Limb lengthening and then insertion of an intramedullary nail: a case-matched comparison. Clin Orthop Relat Res. 2008;466(12):2923–2932.

[33] Juan JA, Prat J, Vera P, et al. Biomechanical consequences of callus development in Hoffmann, Wagner, Orthofix and Ilizarov external fixators. J Biomech. 1992;25(9):995–1006.

[34] Hegde V, Jo JE, Andreopoulou P, Lane JM. Effect of osteoporosis medications on fracture healing. Osteoporos Int. 2016;27(3):861–871.

[35] Fourman MS, Borst EW, Bogner E, Rozbruch SR, Fragomen AT. Recombinant human BMP-2 increases the incidence and rate of healing in complex ankle arthrodesis. Clin Orthop Relat Res. 2014;472(2):732–739.

[36] Fragomen AT, Borst E, Schachter L, Lyman S, Rozbruch SR. Complex ankle arthrodesis using the Ilizarov method yields high rate of fusion. Clin Orthop Relat Res. 2012;470(10):2864–2873.

[37] Lamm BM, Paley D, Testani M, Herzenberg JE. Tarsal tunnel decompression in leg lengthening and deformity correction of the foot and ankle. J Foot Ankle Surg. 2007;46(3):201–206.

[38] Nogueira MP, Paley D, Bhave A, Herbert A, Nocente C, Herzenberg JE. Nerve lesions associated with limb-lengthening. J Bone Joint Surg Am. 2003;85-A(8):1502–1510.

[39] Seah KT, Shafi R, Fragomen AT, Rozbruch SR. Distal femoral osteotomy: is internal fixation better than external? Clin Orthop Relat Res. 2011;469(7):2003–2011.

[40] Paley D, Herzenberg JE, Paremain G, Bhave A. Femoral lengthening over an intramedullary nail. A matched-case comparison with Ilizarov femoral lengthening. J Bone Joint Surg Am. 1997;79(10):1464–1480.

[41] Catagni MA. Biomechanics of the Ilizarov method. In: Maiocchi B, editor. Treatment of fractures, nonunions, and bone loss of the tibia with the Ilizarov method. Milan: Il Quadratino; 1998. p. 21–24.

[42] Bronson DG, Samchukov ML, Birch JG, Browne RH, Ashman RB. Stability of external circular fixation: a multi-variable biomechanical analysis. Clin Biomech (Bristol, Avon). 1998;13(6):441–448.

[43] Gasser B, Boman B, Wyder D, Schneider E. Stiffness characteristics of the circular Ilizarov device as opposed to conventional external fixators. J Biomech Eng. 1990;112(1):15–21.

[44] Hudson CC, Lewis DD, Cross AR, Horodyski M, Banks SA, Pozzi A. Axial stiffness and ring deformation of complete and incomplete single ring circular external skeletal fixator constructs. Am J Vet Res. 2012;73(12):2021–2028.

[45] Hudson CC, Lewis DD, Cross AR, Dunbar NJ, Horodyski M, Banks SA, Pozzi A. A biomechanical comparison of three hybrid linear-circular external fixator constructs. Vet Surg. 2012;41(8):954–956.

[46] Grivas TB, Magnissalis EA. The use of twin-ring Ilizarov external fixator constructs: application and biomechanical proof-of principle with possible clinical indications. J Orthop Surg Res. 2011;6:41.

[47] Antoci V, Voor MJ, Seligson D, Roberts CS. Biomechanics of external fixation of distal tibial extra-articular fractures: is spanning the ankle with a foot plate desirable? J Orthop Trauma. 2004;18(10):665–673.

[48] Henderson DJ, Rushbrook JL, Harwood PJ, Stewart TD. What are the biomechanical properties of the Taylor Spatial Frame™? Clin Orthop Relat Res. 2017;475(5):1472–1482.

[49] Tan B, Shanmugam R, Gunalan R, Chua Y, Hossain G, Saw A. A biomechanical comparison between Taylor's Spatial Frame and Ilizarov external fixator. Malays Orthop J. 2014;8(2):35–39.

[50] Antoci V, Roberts CS, Antoci V Jr, Voor MJ. The effect of transfixion wire number and spacing between two levels of fixation on the stiffness of proximal tibial external fixation. J Orthop Trauma. 2005;19(3):180–186.

[51] Glatt V, Tepic S, Evans C. Reverse dynamization: a novel approach to bone healing. J Am Acad Orthop Surg. 2016;24(7):e60–e61.

[52] Rödl R, Leidinger B, Böhm A, Winkelmann W. [Correction of deformities with conventional and hexapod frames--comparison of methods]. Z Orthop Ihre Grenzgeb. 2003;141(1):92–98. [Article in German].

[53] Henderson ER, Feldman DS, Lusk C, van Bosse HJ, Sala D, Kummer FJ. Conformational instability of the Taylor spatial frame: a case report and biomechanical study. J Pediatr Orthop. 2008;28(4):471–477.

[54] Lenarz C, Bledsoe G, Watson JT. Circular external fixation frames with divergent half pins: a pilot biomechanical study. Clin Orthop Relat Res. 2008;466(12):2933–2939.

[55] Zenios M, Oyadiji SO. Effect of asymmetrical configuration of pins in the TSF external fixator used for tibial lengthening in a pediatric population. J Pediatr Orthop. 2014;34(6):618–624.

[56] Skomoroshko PV, Vilensky VA, Hammouda AI, Fletcher MD, Solomin LN. Mechanical rigidity of the Ortho-SUV frame compared to the Ilizarov frame in the correction of femoral deformity. Strategies Trauma Limb Reconstr. 2015;10(1):5–11.

[57] Faschingbauer M, Heuer HJ, Seide K, Wendlandt R, Münch M, Jürgens C, Kirchner R. Accuracy of a hexapod parallel robot kinematics based external fixator. Int J Med Robot. 2015;11(4):424–435.

[58] Birkholtz F, Ferreira N. Catastrophic strut collapse with the Taylor Spatial Frame: preventing a disaster. J Med Eng Technol. 2016;40(2):52–54.

[59] Podolsky A, Chao EY. Mechanical performance of Ilizarov circular external fixators in comparison with other external fixators. Clin Orthop Relat Res. 1993;293:61–70.

[60] Zamani AR, Oyadiji SO. Analytical modelling of Kirschner wires in Ilizarov circular external fixators using a tensile model. Proc Inst Mech Eng H. 2008;222(6):967–976.

[61] Henderson DJ, Rushbrook JL, Stewart TD, Harwood PJ. What are the biomechanical effects of half-pin and fine-wire configurations on fracture site movement in circular frames? Clin Orthop Relat Res. 2016;474(4):1041–1049.

[62] Dearden P, Lowery K, Sherman K, Mahadevan V, Sharma H. Fibular head transfixion wire and its relationship to common peroneal nerve: cadaveric analysis. Strategies Trauma Limb Reconstr. 2015;10(2):73–78.

[63] Caja V, Kim W, Larsson S, E YC. Comparison of the mechanical performance of three types of external fixators: linear, circular and hybrid. Clin Biomech (Bristol, Avon). 1995;10(8):401–406.

[64] Orbay GL, Frankel VH, Kummer FJ. The effect of wire configuration on the stability of the Ilizarov external fixator. Clin Orthop Relat Res. 1992;279:299–302.

[65] Lewis RA, Lewis DD, Anderson CL, Hudson CC, Coggeshall JD, Iorgulescu AD, Banks SA. Mechanics of supplemental drop wire and half-pin fixation elements in single ring circular external fixator constructs. Vet Surg. 2016;45(4):471–479.

[66] Arango J, Lewis DD, Hudson CC, Horodyski M. A biomechanical evaluation of three drop wire configurations. Vet Surg. 2013;42(6):669–677.

[67] Antoci V, Ono CM, Antoci V Jr, Raney EM. Pin-tract infection during limb lengthening using external fixation. Am J Orthop (Belle Mead NJ). 2008;37(9):E150–E154.

[68] Moroni A, Cadossi M, Romagnoli M, Faldini C, Giannini S. A biomechanical and histological analysis of standard versus hydroxyapatite-coated pins for external fixation. J Biomed Mater Res B Appl Biomater. 2008;86(2):417–421.

[69] Caja VL, Pizà G, Navarro A. Hydroxyapatite coating of external fixation pins to decrease axial deformity during tibial lengthening for short stature. J Bone Joint Surg Am. 2003;85-A:1527–1531.

[70] Pizà G, Caja VL, González-Viejo MA, Navarro A. Hydroxyapatite-coated external-fixation pins. The effect on pin loosening and pin-track infection in leg lengthening for short stature. J Bone Joint Surg Br. 2004;86:892–897.

[71] Jabbar Y, Khaleel A. Experimental model for controlling shear using the Ilizarov frame. Clin Biomech (Bristol, Avon). 2015;30(9):995–1001.

[72] Cavusoglu AT, Ozsoy MH, Dincel VE, Sakaogullari A, Basarir K, Ugurlu M. The use of a low-profile Ilizarov external fixator in the treatment of complex fractures and non-unions of the distal femur. Acta Orthop Belg. 2009;75(2):209–218.

[73] Parameswaran AD, Roberts CS, Seligson D, Voor M. Pin tract infection with contemporary external fixation: how much of a problem? J Orthop Trauma. 2003;17(7):503–507.

[74] Pommer A, Muhr G, David A. Hydroxyapatite-coated Schanz pins in external fixators used for distraction osteogenesis : a randomized, controlled trial. J Bone Joint Surg Am. 2002;84-A(7):1162–1166.

[75] Solomin LN. The basic principles of external skeletal fixation using the Ilizarov device. Milan: Springer; 2008. p. 1–128.

[76] Elliott DS, Newman KJ, Forward DP, Hahn DM, Ollivere B, Kojima K, et al. A unified theory of bone healing and nonunion: BHN theory. Bone Joint J. 2016;98-B(7):884–891.

[77] Bernstein M, Fragomen AT, Sabharwal S, Barclay J, Rozbruch SR. Does integrated fixation provide benefit in the reconstruction of posttraumatic tibial bone defects? Clin Orthop Relat Res. 2015;473(10):3143–3153.

[78] Napora JK, Weinberg DS, Eagle BA, Kaufman BR, Sontich JK. Hexapod stacked transport for tibial infected nonunions with bone loss: long-term functional outcomes. J Orthop Trauma. 2018;32(1):e12–e18.

[79] Rozbruch SR, Fragomen A, Ilizarov S. Correction of tibial deformity with use of the Ilizarov-Taylor Spatial Frame. J Bone Joint Surg Am. 2006;88(Suppl 4):156–74. 80. Ferreira N, Marais LC, Aldous C. Hexapod external fixator closed distraction in the management of stiff hypertrophic tibial nonunions. Bone Joint J. 2015;97-B(10):1417–1422.

[81] Shchudlo N, Varsegova T, Stupina T, Shchudlo M, Saifutdinov M, Yemanov A. Benefits of Ilizarov automated bone distraction for nerves and articular cartilage in experimental leg lengthening. World J Orthop. 2017;8(9):688–696.

[82] Rozbruch SR, Zonshayn S, Muthusamy S, Borst EW, Fragomen AT, Nguyen JT. What risk factors predict usage of gastrosoleus recession during tibial lengthening? Clin Orthop Relat Res. 2014;472(12):3842–3851.

[83] Babatunde OM, Fragomen AT, Rozbruch SR. Noninvasive quantitative assessment of bone healing after distraction osteogenesis. HSS J. 2010;6(1):71–78.

[84] Iobst CA, Mohammed W, Colley R. Determining when it is safe to remove the external fixator: results from a survey of the limb lengthening and reconstruction society. Orthopedics. 2017;40(5):e876–e879.

[85] Schiedel F, Vogt B, Wacker S, Pöpping J, Bosch K, Rödl R, Rosenbaum D. Walking ability of children with a hexapod external ring fixator (TSF®) and foot plate mounting at the lower leg. Gait Posture. 2012;36(3):500–505.

[86] Harbacheuski R, Fragomen AT, Rozbruch SR. Does lengthening and then plating (LAP) shorten duration of external fixation? Clin Orthop Relat Res. 2012;470(6):1771–1781.

[87] Velazquez RJ, Bell DF, Armstrong PF, Babyn P, Tibirani R. Complications of use of the Ilizarov technique in the correction of limb deformities in children. J Bone Joint Surg Am. 1993;75(8):1148–1156.

[88] Paley D. Problems, obstacles, and complications of limb lengthening by the Ilizarov technique. Clin Orthop Relat Res. 1990;250:81–104.

[89] Fragomen AT, Miller AO, Brause BD, Goldman V, Rozbruch SR. Prophylactic post operative antibiotics may not reduce pin site infections after external fixation. HSS J. 2017;13(2):165–170.

[90] Kazmers NH, Fragomen AT, Rozbruch SR. Prevention of pin site infection in external fixation: a review of the literature. Strat Trauma Limb Recon. 2016;2: 75–85.

[91] Aronson J, Harp JH Jr. Mechanical considerations in using tensioned wires in a transosseous external fixation system. Clin Orthop Relat Res. 1992;280: 23–29.

[92] Gessmann J, Jettkant B, Königshausen M, Schildhauer TA, Seybold D. Improved wire stiffness with modified connection bolts in Ilizarov external frames: a biomechanical study. Acta Bioeng Biomech. 2012;14(4):15–21.

[93] La Russa V, Skallerud B, Klaksvik J, Foss OA. Reduction in wire tension caused by dynamic loading. An experimental Ilizarov frame study. J Biomech. 2011;44(8):1454–1458.

第三部分

张力带钢丝原理及病例

第 9 章　张力带应用于骨折固定的生物力学研究

Austin Edward MacDonald, Chetan Gohal, Herman Johal

引言

张力带被应用于固定骨折已经超过 50 年。Frederich Pauwels 对我们理解应力、负荷和骨骼之间的关系做出了重大贡献，张力带的原理就是从他进行的生物力学研究中得出的。Pauwels 将这些力作为特定类型骨折固定的基础，其中许多骨折类型通常由 AO（Arbeitsgemeinschaft fur Osteosynthesefragen）描述和传播 [1, 4]。张力带的基本原理是将分散的张力转化为作用在骨折端的压力，为骨折愈合创造有利的环境。应用张力带原则有一定的要求，我们可以通过使用各种植入物来应用张力带原则治疗各种长骨和关节周围骨折。本章将回顾基本的生物力学张力带原理，并回顾其有效应用的例子。

张力带最常用来治疗尺骨鹰嘴或髌骨骨折；张力带原则也可以成功地应用于治疗长骨骨折（如股骨骨折）和其他关节周围骨折或撕脱性骨折骨折（如大转子骨折、大结节骨折，踝关节骨折，或茎突骨折）。许多骨骼都受到偏心负荷，从而产生张力侧和压力侧。张力侧必须能适合内固定物，而压力侧必须完好无损，才能够承受负荷 [1-4]。这不仅能创造一个促进骨折愈合的环境，而且还将提供稳定性，从而可以早期活动和促进功能恢复 [5-9]。

张力带结构的关键概念是确定骨折的张力和压力侧

Pauwels 最初是这样描述的：在轴向负荷下，弯曲的管状骨具有相互对立的张力和压力侧。当施加偏心负荷时，凸侧的骨骼受到拉伸，而凹侧受到压缩（图 9.1）[1, 3]。当涉及长骨（如股骨）时，这个概念很好理解。在长骨上，源自体重的负荷作为偏心负荷施加于骨头，并通过股骨头并沿偏心机械轴向下，而不是通过解剖轴（图 9.2）。这导致张力或扭转力作用于股骨外侧，而内侧受到挤压。

这一概念不仅适用于具有轴向负荷的弯曲的管状骨，还适用于围绕一个偏心的旋转中心活动的骨骼。在这种情况下通常是由肌腱或韧带的拉力产生的扭转力，张力侧离旋转中心越远则压力侧越近。髌骨骨折就是最典型的例子，当髌骨和股四头肌肌腱沿膝关节旋转中心活动时，向髌骨的非关节面施加张力，而关节面受到挤压（图 9.3a）。其他关节周围也有类似机制造成的肌腱或韧带撕脱骨折，包括鹰嘴骨折（图 9.3b）、肱骨结节、股骨大转子或踝关节骨折 [3, 9]。

来自轴向偏心负荷或旋转中心的拉伸和压缩合力通常会导致横断型骨折，其中凸（外）皮质受到张力，凹（内）皮质受到压缩。如果不加以固定，骨折会引起受力不平衡，导致骨折端不稳定，从而引起骨折分离和不愈合。张力带结构的机械功能是中和这些力，并将这种分散的扭转力转化为对骨折部位的稳定加压。

确保骨折对侧的皮质完整并能承受住稳定的压力

在使用张力带技术之前，外科医生必须确保骨折类型适合这种固定。在拉应力作用下导致的横向骨折最适合使用张力带技术。如果放置得当，张力带固定能够中和沿拉伸表面使骨折块分离的力，并将其转化为骨折处的稳定的压力（图 9.4a）。如果骨折不能承受压力，张力带结构就不能发挥作用。

骨的压力侧皮质具有特别重要的支撑作用。张力带技术要成功应用，压力侧皮质必须完整或进行了稳定的骨结构重建。如果不能做到这一点，那么骨块之间（比如粉碎性骨折）的压力就会减小。这将导致复位和固定的丢失，或骨折端活动增加，最终导致延迟愈合或不愈合和内固定失效。因此，粉碎性骨折中不常应用张力带技术，粉碎性骨折最好采用更坚固的桥接固定。

应用固定物来对抗张力

沿骨凸面或张力侧放置固定物来对抗张力并将其转化为压力（图 9.4a）[1, 3, 10]。相反，将固定物放置在骨折的凹侧或压力侧，那么张力将无抵抗地沿凸皮质作用，导致骨折端的张口。

张力带结构可以依据植入物所提供的张力，以静力或动力的方式应用于张力侧[13]。两者都在骨折端提供压力，静力张力带在加压过程中提供相对恒定的压力，而动力张力带提供的压力会随着张力增大而增大[3, 4]。在应用时，静态张力带结构受到的张力是很大的，且在受力运动时波动很小[3, 7]。相反，动态张力带在关节运动的时候可以将增加的张力进一步转化成骨折端的压力[8, 9, 11]。

有很多植入物可以应用于张力表面，包括环扎钢丝、线缆、缝合线和钢板，以及某些情况下的髓内钉和外固定架[3-11]。环扎钢丝（穿过肌腱、韧带或经骨钻孔），环绕在克氏针或环绕在穿过骨内垂直于骨折平面的空心螺钉周围是最常见的结构。然后将环扎钢丝按克氏针或空心螺钉的平面扭转并压紧

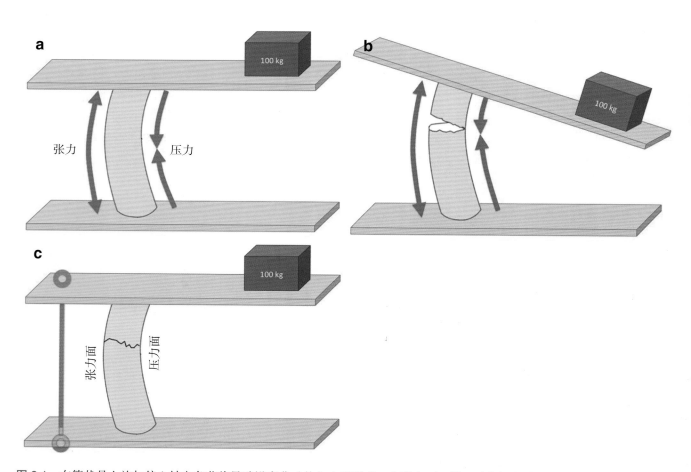

图 9.1　在管状骨上施加偏心轴向负荷将导致沿弯曲（外）皮质形成一个张力面，沿凹（内）皮质（a）形成一个压力面。这些力导致骨折端分离（b），可通过沿皮质外侧适当放置张力带进行中和，将张力转化为压力（c）

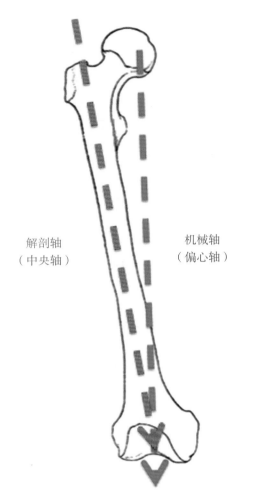

解剖轴
（中央轴）

机械轴
（偏心轴）

图 9.2　偏心轴向载荷沿着位于中央解剖轴（红色虚线）外的股骨机械轴（蓝色虚线）

术中采用标准尺骨鹰嘴后侧入路，用复位钳辅助解剖复位并维持，用两根平行的 1.8mm 克氏针由后向前垂直穿过骨折平面。然后用环扎钢丝穿过骨折远端打好的骨孔，在尺骨近端的张力表面以"8"字形环绕。然后将钢丝深深地穿过近端骨折块上的肱三头肌肌腱止点，并锚定在近端 克氏针弯曲的尾端。通过扭转钢丝末端拉紧张力带，并将结点弯曲并贴附在骨面以避免激惹。

术后，患者被允许在可耐受范围内进行一系列康复活动，并在 6 周时进行对抗运动。在 3 个月的随访时，她的骨折在影像学上已完全愈合，肘关节活动范围为 15°~150°，并能够完全旋前和旋后（图 9.5e，f）。6 个月后，她完全康复。

作用原理

在鹰嘴横行骨折中，在肌肉收缩时近端骨块会由于肱三头肌肌腱的牵拉而移位。在骨折部位，拉力主要集中在尺骨近端的背侧弯曲皮质，而压力集中在关节面。张力带的目的是将肘关节运动时的动态张力转换为关节面压力。在术中当扭转钢丝拉紧张力带时使用夹钳对骨折端进一步加压。这种方法可立即稳定骨折端，并可以随着肱三头肌张力的增加而增加压力。

在凸面上，以保证骨块在挤压时的稳定性。张力带钢板也常用于弯曲骨干，比如因轴向负荷引起内翻的股骨干骨折。放置在外侧的钢板将扭转力转换，以中和作用于凸皮层的张力。这些钢板用于加压时效果最好，可进一步对骨折端加压并优化愈合环境。

病例 1

一名 29 岁的女性在冰上摔倒。她向后倒下，肘部受到直接撞击，导致闭合性的单纯鹰嘴横向骨折，骨折块累及关节面的一半（图 9.5a，b）。手术采用张力带结构稳定骨折，促进早期的活动（图 9.5c，d）。

病例 2

一名 54 岁的男性在上楼梯时摔倒，膝关节屈曲地直接撞在了立管上，导致了单纯的、闭合性的髌骨横向骨折，只在撞击处的非关节面有轻微碎裂（图 9.6b）。使用张力带结构稳定骨折端并进行早期活动（图 9.6c，d）。手术采用标准的膝前入路，术中用复位钳复位骨折端并维持稳定，确保关节面解剖复位。

用两枚 4.0mm 部分螺纹空心螺钉纵向平行的垂直于骨折平面置入在髌骨内。操作时应注意螺钉应完全埋入皮质，远端也没有突出髌骨皮质。用 1.4mm 钢丝穿过螺钉的空心部分，在髌骨的张力表面打结并拉紧。术后，患者在膝关节固定支具下可即刻负

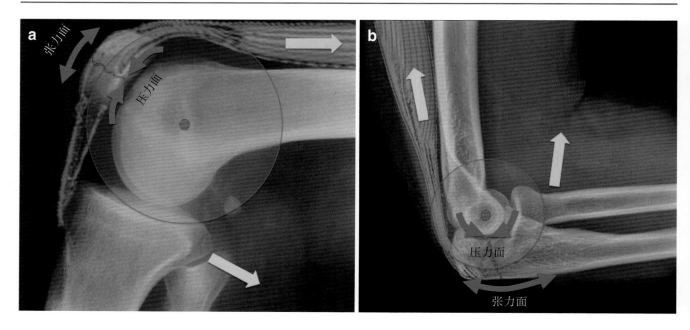

图 9.3　在 X 线片上，当髌骨（a）和鹰嘴（b）沿着各自的旋转中心（红点）移动时，主力（黄色箭头）和产生张力和压力的肌肉相叠加。当致膝关节屈曲时，髌骨受到来自髌腱和股四头肌肌腱的张力。肱二头肌收缩时，手臂屈曲，鹰嘴受到肱三头肌的张力

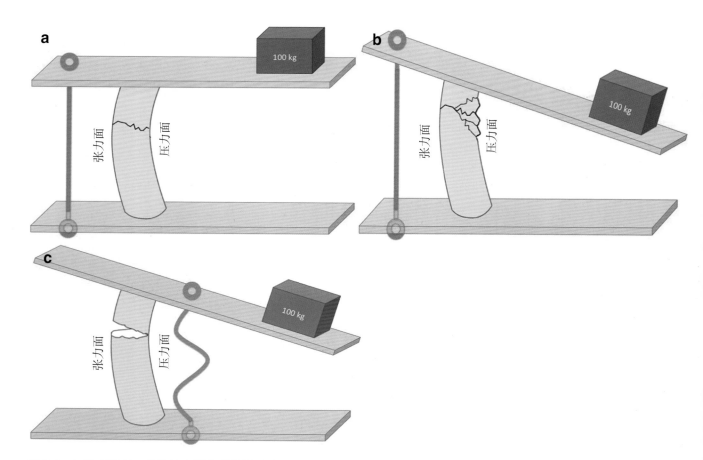

图 9.4　如果有稳定、完整的内侧皮质能够承受压力，当张力带适当地放置在骨的张力侧时，就能够中和轴向负荷（a）；压力侧的骨皮质粉碎则无法承受压力（b）；或者如果张力带被放置在压力侧而导致无法对抗张力，张力带装置将失效（c）

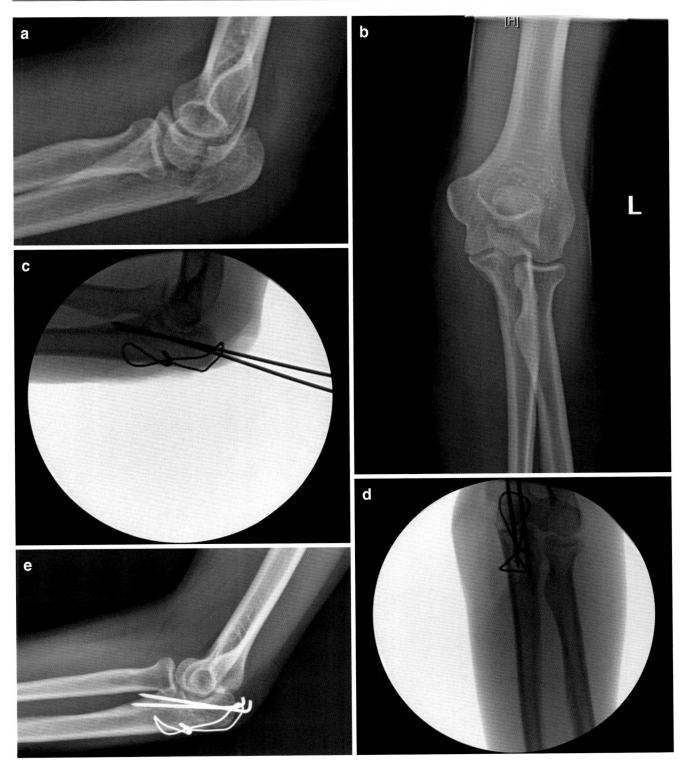

图9.5 受伤时（a，b）、术中（c，d）和术后2个月时（e，f）肘关节关节面移位横行鹰嘴骨折X线片，使用克氏针钢丝张力带和8字形环扎法治疗

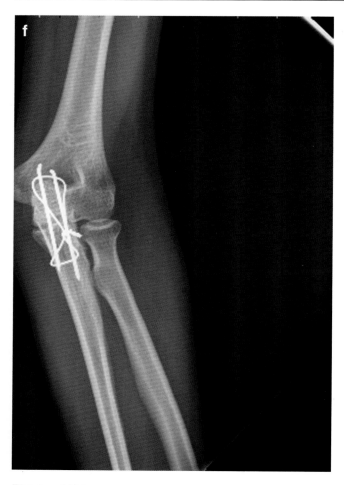

图 9.5　（续）

重，并在 4 周后开始适度的膝关节屈伸活动。2 个月的随访时，X 线片显示髌骨关节面愈合（图 9.6e，f），关节活动度为 0°~110°。随访 4 个月，患者膝关节活动范围及肌力恢复。

作用原理

　　在髌骨横行骨折中，近端和远端骨块由于股四头肌和髌腱的牵拉而相互分离。张力主要作用在髌骨弯曲的外侧面，而压力则集中在关节面。张力带钢丝结构的目的是在膝关节运动期间将动态张力转换为作用在关节面的压力。在手术中使用钳夹和部分螺纹的空心螺钉来提供暂时的加压。中空钉的头尾两端都必须埋入髌骨，当钢丝拉紧时，环扎钢丝能够通过对髌骨的加压进一步对骨折端施加压力。

这种方法通过骨块沿着螺钉方向移动，挤压骨折端，将骨块固定在一起。

病例 3

　　一名 76 岁的男性从梯子上摔了下来，右大腿受伤。他曾于 10 年前接受过右全膝关节置换术（TKA），受伤前没有过大腿疼痛。X 线片提示股骨斜行骨折，骨折端刚好在股骨假体的近端（图 9.7a）。由于膝关节假体稳定，选择切开复位内固定。因为有膝关节假体，所以选择钢板固定而不是髓内钉。采用股骨外侧入路，用牵引和夹钳解剖复位骨折。骨折端的内侧部分的皮质有助于维持复位，可以垂直斜行骨折线置入一枚拉力螺钉以加压骨折端。采用长的锁定钢板固定股骨远端。钢板先采用非锁定固定，

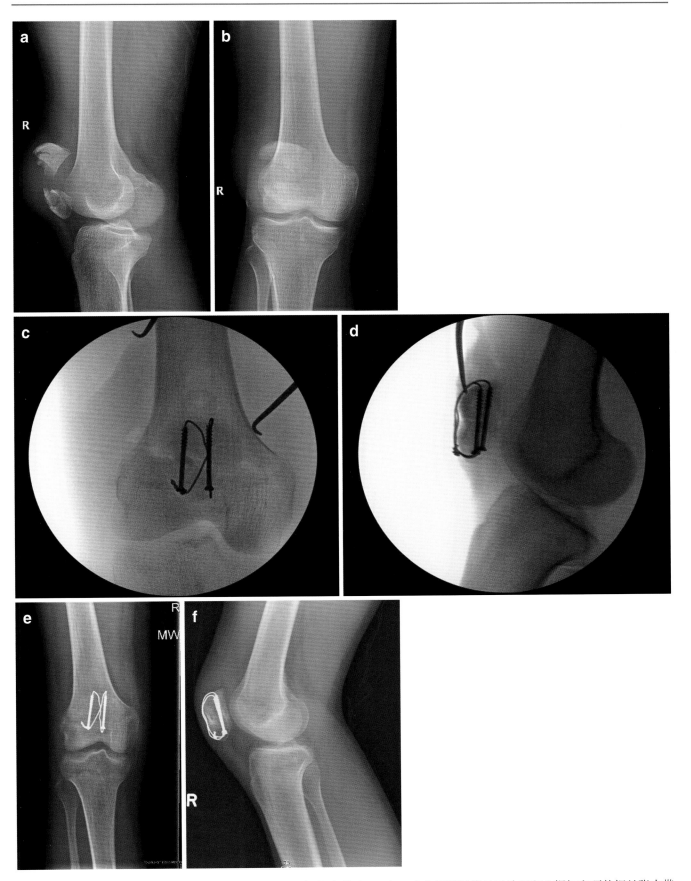

图 9.6　髌骨横行骨折并移位的 X 线片，在非关节面有轻微碎裂（a，b）。术中透视图像显示放置空心螺钉和环扎钢丝张力带（c，d）。4 个月时的 X 线片提示骨折愈合（e，f）

然后远端采用锁定固定，以确保股骨 TKA 组件周围的稳定。术后，允许患者在前 8 周增加活动范围和负重。2 个月随访时，影像学显示骨愈合进展顺利（图 9.6e），活动范围为 0°~100°，患者可以借助助行器活动。

作用原理

在这个病例中这块钢板发挥了张力带的作用，因为它中和本章前面描述的作用于股骨外侧皮质的张力。虽然骨折线是斜形的，但是是简单骨折并且有横向的内侧部分，这使得可以复位内侧皮质形成稳定的支撑从而承受压力。为了进一步增加稳定性，将一枚拉力螺钉垂直骨折的长斜形断端放置。尽管如此，在负重的生理负荷下，这种结构仍远远不能抵抗使骨折分散的张力。因此，放置一个刚性的侧板来对抗张力，并将其转化为压力，从而促进骨愈合。

结论

许多骨折承受偏心轴向负荷或扭转力，为了实现骨折愈合，张力带是一个可行的选择。这取决于骨折的特点和生物力学原理的有效应用。张力带的目的是将分散的张力转化为作用于骨折部位的稳定的压力。这需要理解不同的骨头是如何受到偏心载荷的，以及张力和压力在哪里起作用导致骨折块分离。通过沿张力表面放置各种不同固定物，可以抵抗和中和这些力。这种固定物可以静态或动态地将张力转化为压力，从而促进骨折愈合。稳定的对侧皮质提供了完整的支撑来对抗骨折块间的压力，给整个骨折带来坚强的稳定。受肌腱或韧带的张力影响，张力带有利于偏心负荷的长骨骨折的早期负重，以及围绕偏心的旋转中心，以达到围关节骨折的早期活动，因此，适当使用张力带结构既能加速骨折愈合，又能获得较好的临床早期结果，受到患者和外科医生的重视。

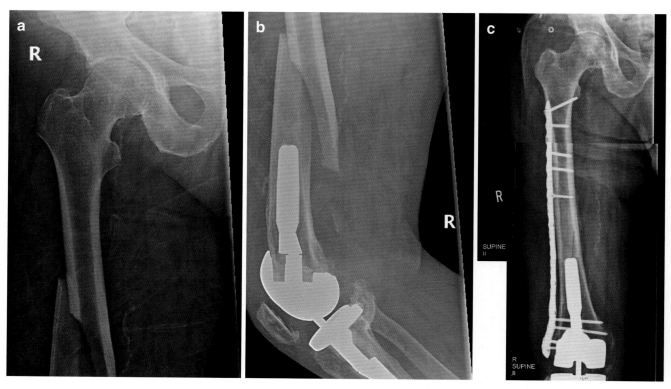

图 9.7　（b，c）移位的假体周围股骨干骨折的 X 线片，简单骨折线靠近稳定的膝关节置换假体近端（a）。术后 X 线片显示长股骨外侧板作为张力带，并有稳定的内侧皮质（b，c）

参考文献

[1] Pauwels F. Biomechanics of the locomotor apparatus: contributions on the functional anatomy of the locomotor apparatus. Berlin/Heidelberg: Springer; 1980.

[2] Weber BG, Vasey H. [Osteosynthesis in olecranon fractures]. Z Unfallmed Berufskr. 1963;56:90–96. [Article in German].

[3] Ruedi TP, Buckley RE. Moran CG. AO principles of fracture management. New York: Thieme; 2007.

[4] Müller ME, Allgöwer M, Schneider R, Willenegger H. Manual of internal fixation: techniques recommended by the AO-Group. 2nd ed. Berlin/Heidelberg: Springer; 1979.

[5] Kosanovic M, Brilej D, Komadina R, Buhanec B, Pilih IA, Vlaovic M. Operative treatment of avulsion fractures of the anterior superior iliac spine according to the tension band principle. Arch Orthop Trauma Surg. 2002;122:421–423.

[6] John R, Dhillon MS, Khurana A, Aggarwal S, Kumar P. Tension band wiring is as effective as a compression screw in a neglected, medial malleolus non-union: a case-based discussion & literature review. J Orthop Case Rep. 2017;7(4):72–75.

[7] Sun Y, Li L, Dai J, Wang T. Treatment of complex proximal humeral fracture: plate and tension band fixation versus conservative therapy. Int J Clin Exp Med. 2015;8(5):7143–7151.

[8] Duckworth AD, Clement ND, White TO, Court-Brown CM, McQueen MM. Plate versus tension-band wire fixation for olecranon fractures: a prospective randomized trial. J Bone Joint Surg Am. 2017;99(15):1261–1273.

[9] Lotke PA, Ecker ML. Transverse fractures of the patella. Clin Orthop Relat Res. 1981;158:180–184.

[10] Reynders Frederix P, Reynders Frederix C, Illes T. Pressure plate fixation according to Brunner & Weber for the treatment of recalcitrant non-union of the femur. A theoretical-biomechanical analysis. Novel Tech Arthritis Bone Res. 2017;1(2):NTAB. MS.ID.555559.

[11] Muller FJ, Galler M, Fuchtmeier B. Clinical and radiological results of patients treated with orthogonal double plating for periprosthetic femoral fractures. Int Orthop. 2014;38:2469–2472.

第 10 章　尺骨鹰嘴骨折

Dominique M. Rouleau

引言

张力带固定是一种经典的骨折固定方式，在尺骨鹰嘴骨折中最为常用[1]。根据 20 世纪 80 年代 Pauwels 理论[2]，承受压力的管状材料将产生张力侧和压力侧[3]。因此，当张力带施加在张力侧时，同时在对侧产生压力。遵循这个 40 年前公认的原则，张力带对侧的骨骼有骨折线，不伴有骨缺损和粉碎性骨折。

然而，很难精确地描述尺骨鹰嘴上弯曲管状骨所承受压力，研究显示鹰嘴张力带产生压力较小[4]。Brink 等报告，在伸直过程中将产生更大的压力[5]。在主动活动过程中，多个力矢量被应用到尺骨鹰嘴复合轴的前 8cm 处。从解剖学因素考虑骨折端需获得解剖复位，包括尺骨近端背侧角（PUDA），从

0°~14° 不等[6]，以及内翻角 14°[7]。这部分尺骨包括两个关节，但由于不是骨干部，因此需要解剖复位。我们认为前臂旋前轴也是另一个"关节"的一部分，目前它被认为是一个重要的虚拟关节。在尺骨近端骨折的治疗过程中，这 3 个关节可能会产生不良影响。实验研究发现尺骨近端背侧角的异常会导致桡骨半脱位[8]。一项尺骨鹰嘴骨折固定的病例对照研究显示，5° 或以上尺骨近端背侧角偏差的非解剖复位患者将出现关节活动受限[9]。关节切迹的非解剖复位也与预后相关。最后，尺骨近端是肘关节副韧带的附着点，处理复杂尺骨鹰嘴骨折时需要保留或修复。

尺骨鹰嘴骨折钢板和张力带（TB）固定的比较研究显示，二者没有显著的临床差异（表 10.1）[10-15]。一些作者发现张力带固定的并发症更多，主要与更高

表 10.1　张力带与钢板治疗尺骨鹰嘴骨折的临床对照研究[10-15]

作者	时间	例数	张力带			钢板		
			肘关节活动度	评分	内固定拆除	肘关节活动度	评分	内固定拆除
Amini[10]	2015	10/10	132°	MEPS 97 QDASH 10	4	132°	MEPS 95 QDASH 11	1
Snoddy[11]	2014	43/134	NA	NA	20/43	NA	NA	25/134
Tarallo[12]	2014	33/45	NA	MEPS 88 QDASH 12	10/33	NA	MEPS 89 QDASH 11	4/45
DelSole[13]	2016	23/25	132°	NA	2/23	126°	NA	0/25
Liñán–Padilla[14]	2017	26/23	140°	VAS 2	8/26	142°	VAS 2	10/23
Schliemann[15]	2014	13/13	NA	MEPS 97 QDASH 13	12/13	NA	MEPS 97 QDASH 14	7/13

ROM，关节活动度；MEPS，Mayo 肘关节评分；QDASH，Quick–DASH 上肢功能障碍评分（http://www.dash.iwh.on.ca/）；VAS，视觉模拟评分；NA，未获得

的内固定拆除有关[11, 12]。2016年发表的一项系统综述显示两种方法的结果相同，但张力带组的再手术率更高[16]。与锁定钢板固定相比，张力带固定的费用更低。事实上，使用张力带治疗时，包括再次手术在内的总治疗费用降低了50%以上，而且植入物本身也便宜了6倍[10-15, 17]。因此，根据生物力学原理，在简单骨折的情况下仍建议使用张力带技术。然而，最近的两篇论文表明，要实现鹰嘴张力带的"完美"固定并不那么容易，绝大多数病例都没有遵循这个指导原则[18, 19]。这些作者使用的标准见表10.2[10-15]。尽管很难精确比较不同研究的生物力学参数，生物力学研究显示锁定钢板系统具有更好的力学性能，这与临床报告结果相反[4, 20]。压力测试时，锁定钢板产生的压力为343 N，而张力带为77 N[4]，在循环载荷下，钢板固定的骨折端位移较小（0.25mm VS 1.12mm）[20]。

　　首先，本章介绍尺骨鹰嘴骨折的描述性分类，帮助手术医生了解损伤类型；其次，通过举例，说明尺骨鹰嘴骨折张力带的适应证；最后，以生物力学和临床研究为基础，回顾分析尺骨鹰嘴骨折手术技巧，提高张力带的稳定性。

尺骨鹰嘴骨折的描述性分类

　　有很多种尺骨鹰嘴骨折分类可以使用，在作者

的日常实践中，更喜欢在术前计划时列出所有骨折骨折块。主要骨折块如图10.1所示，如下所示：

- 肱三头肌骨折块（图10.2）
- 中间骨折块[21]（图10.3）
- 冠状突骨折块
  - 冠状突顶部
  - 前内侧关节面
- 后侧骨折块（图10.4）
- 旋后肌嵴（外侧副韧带）
- 高耸结节（内侧副韧带）

　　在处理尺骨鹰嘴骨折时，每个骨折块都需要固

表 10.2　Schneider 标准

克氏针太长
8 字装置固定不牢靠（即钢丝没有缠绕拉紧并加压骨折端）
非解剖复位（即关节面匹配）
累及关节面
正位片显示克氏针不平行（参照其他克氏针）
克氏针放射状向外延伸 近端的克氏针末端没有折弯至180° 并打入鹰嘴骨皮质骨内
两根髓内克氏针
单钢丝结
钢丝结激惹（即末端没有充分折弯和紧贴骨面）

图 10.1　尺骨鹰嘴骨折骨折块的特殊分型

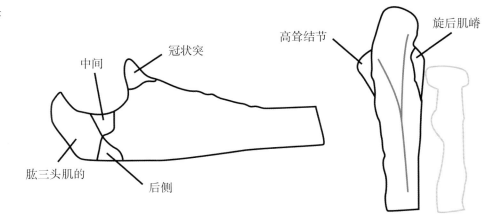

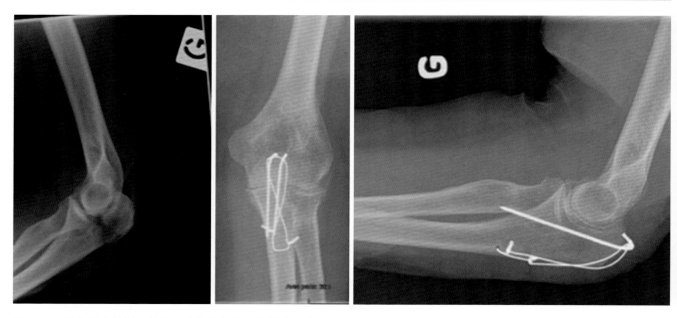

图 10.2   尺骨鹰嘴骨折中的肱三头肌骨折块，包括肱三头肌的卷入

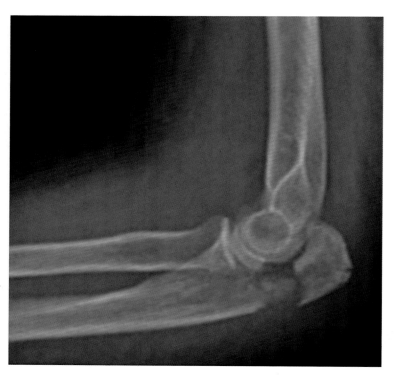

图 10.3   中间骨折块。这骨折块通常被软骨覆盖，应该解剖复位，匹配滑车弯曲度。可通过带螺纹克氏针支撑复位固定

定，以重建一个稳定和活动的肘关节。当骨折端超过肱三头肌骨折块时，应进行 CT 扫描，如有可能进行三维重建。未能发现和处理的所有骨折块可能导致灾难性后果（图 10.5）。

尺骨鹰嘴骨折张力带固定的适应证

简单骨折、没有肘关节不稳定或脱位的情况下，

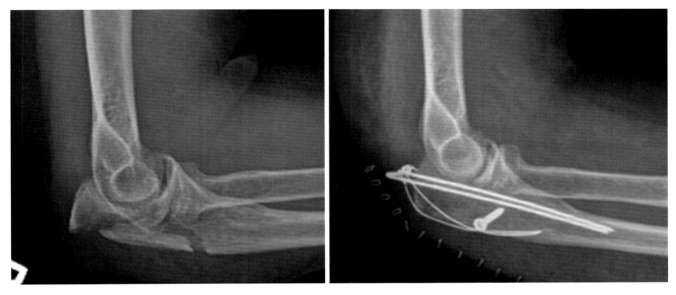

图 10.4 后侧骨折块。这个骨折块不在关节内。解剖复位对重建患者特有的尺骨近端背侧角非常重要，它与尺骨远端和桡骨头前半脱位紧密相关

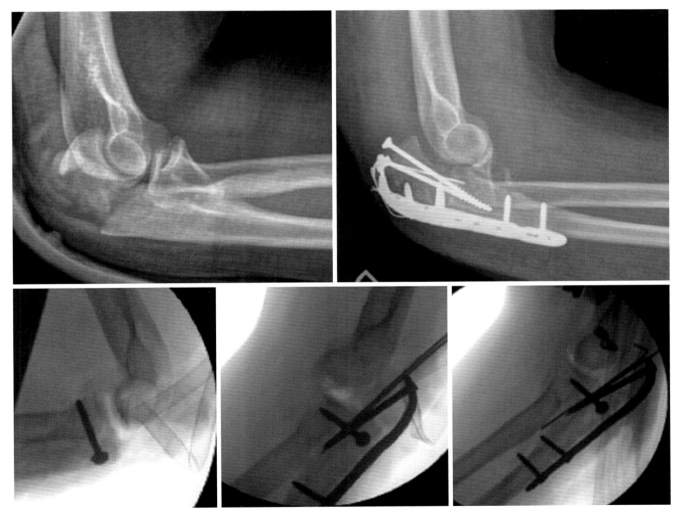

图 10.5 复杂的尺骨近端骨折，在早期治疗中，因冠状突骨折块漏诊导致肘关节半脱位。同时合并尺骨鹰嘴骨折和冠状突骨折时，应先屈曲固定冠状突骨折块，将尺骨鹰嘴固定在伸直位。在这种情况下，不建议使用张力带。骨折固定翻修手术以冠状突固定为主

使用克氏针和钢丝行张力带固定是一个很好的手术选择。例如，肱三头肌骨折块和中间骨折块可以用张力带固定在皮质骨上。中间骨折块的复位和固定，首先是采用克氏针固定，然后是一个经典的张力带。合并冠突或中间和后侧骨折时，钢板固定将产生更稳定的结构。桡骨头和 / 或韧带相关损伤时，钢板固定也更加稳定（图 10.6）。

基于生物力学研究的手术技巧

术前健侧的 X 线片可以获得患者特有的尺骨近端背侧角，帮助对复杂骨折的评估。采用侧卧位对尺骨鹰嘴骨折修复较为容易，肘关节骨折在上方。前臂下方使用肘部支撑，位置尽可能靠近肩部，以便进行透视。采用 Lazy-C 切口，从尺骨嵴开始至尺骨鹰嘴末端 7cm 处。切口向近端延伸，鹰嘴尖外侧1cm 处。切口止于肘部后部中央，尺骨鹰嘴附近 2cm处，以显露和保护肱三头肌。用 15 号刀片切开全厚度皮瓣，显露骨折端。从骨折边缘和尺骨嵴的内侧和外侧切开软组织。保留尺神经和副韧带的附着点，但不一定要显露。使用无菌的 Mayo 手术台支撑前臂，肘部伸直，以减少后侧和肱三头肌的损伤。肘部屈曲时冠状突骨折块将复位[22]。冠状突是肘关节稳定的重要结构，通常需要钢板固定[23]。使用无菌止血带，尽量少充气以减少术后水肿和疼痛。解剖复

位所有的六个骨折块，包括两个关节表面、尺骨近端背侧角和内翻角。在最终固定之前，需要尽可能接近对侧。在"闭合"肱三头肌骨折块之前，小克氏针可用于中间骨折块的固定[24]。

克氏针

在用复位钳和临时克氏针钢丝进行解剖复位后，尺骨上钻入两根 1.6mm 的克氏针；在肘关节屈曲30° 更容易操作。入针点必须在鹰嘴尖端前方 5mm处，并且与之平行。对于是否穿透前皮质，存在争议：前皮质固定原理获得生物力学研究的支持，显示更强的拔出强度[25]。侧位片显示成角 25°，这个角度可以降低关节内穿透和神经血管损伤的风险[27]。危险的结构包括尺动脉和骨间前神经[27]。为了防止滑囊炎，克氏针应直接与尺骨对齐，而不是朝向桡骨[28]。如果手术医生选择前皮质固定，在弯曲和剪断钢丝前，将克氏针回退 5mm，这样可以使克氏针弯曲到离皮质 5mm 处。留下一个 5mm 的弯曲尾端，剪断剩下的钢丝。然后，将克氏针扭转 180°，固定钢丝。最后将克氏针埋在骨内 5mm。这样可以达到最牢靠的固定，同时对前方结构的损伤风险降到最低。

髓内固定理念获得了临床研究的支持，临床研究报告了前皮质固定有较高神经血管并发症以及滑囊炎风险[29-31]。特别是当它们在弯曲和剪断后没有

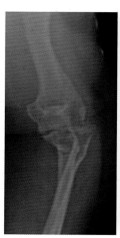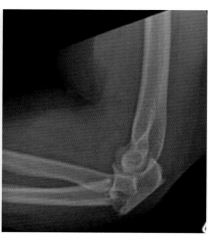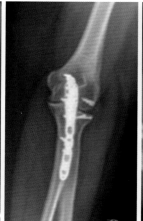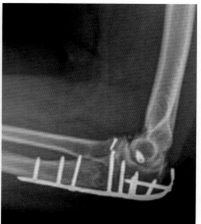

图 10.6　复杂的尺桡骨近端骨折脱位病例。合并桡骨头骨折和 / 或肘关节脱位的病例采用钢板固定治疗

穿透尺骨鹰嘴时，克氏针容易退出，固定力量不足（图10.7）。为了使髓内固定更牢固，手术医生可以选择更长的克氏针或6.5mm的松质骨螺钉[32,33]。我们不建议使用大螺钉，因为会增加肱三头肌骨折块碎裂的风险[33]。

钢丝

在骨折的远端，将一根1mm的钢丝穿过2mm的皮质隧道，然后进行交叉。第二根钢丝穿过肱三头肌肌腱下的克氏针。注意保护内侧尺神经。然后，在碰到尺骨皮质前，将克氏针退回5mm，弯曲、剪断克氏针，一次一根，以防止固定失败。连接两条钢丝。钢丝的压力是由骨折两侧的钢丝对称旋转和轻微牵拉产生的。剪断钢丝，将结埋在软组织中[34]。Lalliss等在尺骨鹰嘴截骨术模型中使用粗的缝合线固定表现出相似的固定强度（FiberWire, Arthrex, Naples, FL, USA）[35]。

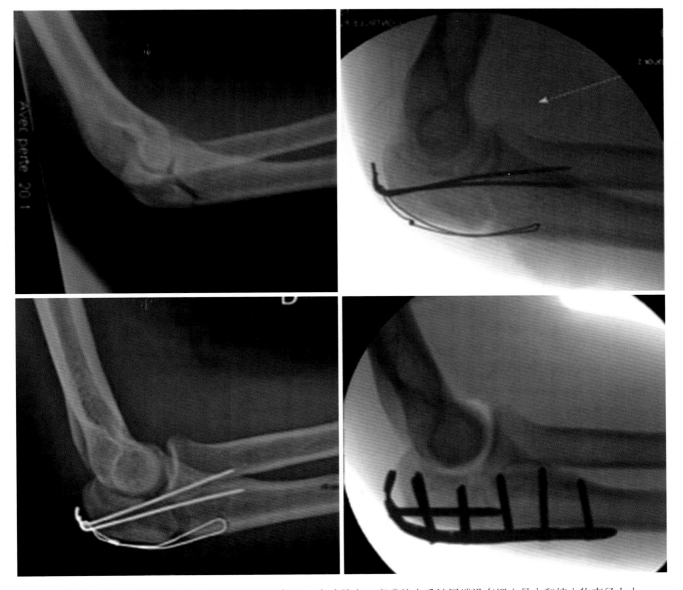

图10.7 继发于前皮质固定不足张力带固定失败的例子，失败是由于鹰嘴的克氏针尾端没有埋入骨内和植入物直径太小

结论

尺骨鹰嘴骨折在临床上很常见，大多数需要手术治疗。张力带固定技术是一种治疗单纯性骨折的经济有效方法，但需要遵循正确的固定方法以避免手术失败，包括侧卧位、安全的手术入路、小克氏针解剖复位每个骨折块以及张力带固定肱三头肌骨折块。复杂骨折和骨折脱位最好用特殊的关节周围锁定钢板治疗。

参考文献

[1] Wood T, Thomas K, Farrokhyar F, Ristevski B, Bhandari M, Petrisor B. A survey of current practices and preferences for internal fixation of displaced olecranon fractures. Can J Surg. 2015;58(4):250–256.

[2] Pauwels F. Biomechanics of the locomotor apparatus. 1st ed. Berlin/Heidelberg/New York: Springer; 1980.

[3] Hak DJ, Stewart RL. 3.2.3 Tension band principle. In: Rüedi TP, Buckley RE, Moran CG, editors. AO principles of fracture management. 2nd ed. Stuttgart: Thieme; 2007. https://www2.aofoundation.org/wps/portal/!ut/p/a0/04_Sj9CPykssy0xPLMnMz0vMAfGjzOKN_A0M3D2DDbz9_UMMDRyDXQ3dw9wMDAzMjf ULsh0VAbWjLW0!/?bone=Radius&segment=Distal &showPage=F&contentUrl=srg/popup/further_reading/PFxM2/323_Tension_bnd.jsp. Accessed 25 Oct 2018.

[4] Wilson J, Bajwa A, Kamath V, Rangan A. Biomechanical comparison of interfragmentary compression in transverse fractures of the olecranon. J Bone Joint Surg Br. 2011;93(2):245–250.

[5] Brink PR, Windolf M, de Boer P, Brianza S, Braunstein V, Schwieger K. Tension band wiring of the olecranon: is it really a dynamic principle of osteosynthesis? Injury. 2013;44(4):518–522.

[6] Rouleau DM, Faber KJ, Athwal GS. The proximal ulna dorsal angulation: a radiographic study. J Shoulder Elb Surg. 2010;19(1):26–30.

[7] Puchwein P, Schildhauer TA, Schöffmann S, Heidari N, Windisch G, Pichler W. Three-dimensional morphometry of the proximal ulna: a comparison to currently used anatomically preshaped ulna plates. J Shoulder Elb Surg. 2012;21(8):1018–1023.

[8] Sandman E, Canet F, Petit Y, Laflamme GY, Athwal GS, Rouleau DM. Radial head subluxation after malalignment of the proximal ulna: a biomechanical study. J Orthop Trauma. 2014;28(8):464–469.

[9] Chapleau J, Balg F, Harvey EJ, Ménard J, Vauclair F, Laflamme GY, et al. Impact of olecranon fracture malunion: study on the importance of PUDA (proximal ulna dorsal angulation). Injury. 2016;47(11):2520–2524.

[10] Amini MH, Azar FM, Wilson BR, Smith RA, Mauck BM, Throckmorton TW. Comparison of outcomes and costs of tension-band and locking-plate osteosynthesis in transverse olecranon fractures: a matched-cohort study. Am J Orthop (Belle Mead NJ). 2015;44(7):E211–E215.

[11] Snoddy MC, Lang MF, An TJ, Mitchell PM, Grantham WJ, Hooe BS, et al. Olecranon fractures: factors influencing re-operation. Int Orthop. 2014;38(8):1711–1716.

[12] Tarallo L, Mugnai R, Adani R, Capra F, Zambianchi F, Catani F. Simple and comminuted displaced olecranon fractures: a clinical comparison between tension band wiring and plate fixation techniques. Arch Orthop Trauma Surg. 2014;134(8):1107–1114.

[13] DelSole EM, Pean CA, Tejwani NC, Egol KA. Outcome after olecranon fracture repair: does construct type matter? Eur J Orthop Surg Traumatol. 2016;26(2):153–159.

[14] Liñán-Padilla A, Cáceres-Sánchez L. Type II olecranon fractures in patients over 65. Tension band or pre-formed plate? Analysis and results. Rev Esp Cir Ortop Traumatol. 2017;61(5):339–342.

[15] Schliemann B, Raschke MJ, Groene P, Weimann A, Wähnert D, Lenschow S, Kösters C. Comparison of tension band wiring and precontoured locking compression plate fixation in Mayo type IIA olecranon fractures. Acta Orthop Belg. 2014;80(1):106–111.

[16] Ren YM, Qiao HY, Wei ZJ, Lin W, Fan BY, Liu J, et al. Efficacy and safety of tension band wiring versus plate fixation in olecranon fractures: a systematic review and meta-analysis. J Orthop Surg Res. 2016;11(1):137.

[17] Francis T, Washington T, Srivastava K, Moutzouros V, Makhni EC, Hakeos W. Societal costs in displaced transverse olecranon fractures: using decision analysis tools to find the most cost-effective strategy between tension band wiring and locked plating. J Shoulder Elb Surg. 2017;26(11):1995–2003.

[18] Claessen FMAP, van den Bekerom MPJ, van Dijk CN, Goslings JC, Kerkhoffs GMMJ, Doornberg JN. Shoulder elbow platform. Tension band wiring for simple olecranon fractures: evaluation of surgical technique. J Orthop Traumatol. 2017;18(3):275–281. Erratum: J Orthop Traumatol. 2018;19(1):16.

[19] Schneider MM, Nowak TE, Bastian L, Katthagen JC, Isenberg J, Rommens PM, et al. Tension band wiring in olecranon fractures: the myth of technical simplicity and osteosynthetical perfection. Int Orthop. 2014;38(4):847–855.

[20] Gruszka D, Arand C, Nowak T, Dietz SO, Wagner D, Rommens P. Olecranon tension plating or olecranon tension band wiring? A comparative biomechanical study. Int Orthop. 2015;39(5):955–60.

[21] von Rüden C, Woltmann A, Hierholzer C, Trentz O, Bühren V. The pivotal role of the intermediate fragment in initial operative treatment of olecranon fractures. J Orthop Surg Res. 2011;6:9.

[22] Rouleau DM, Sandman E, van Riet R, Galatz LM. Management of fractures of the proximal ulna. J Am Acad Orthop Surg. 2013;21(3):149–160. Review.

[23] Niéto H, Billaud A, Rochet S, Lavoinne N, Loubignac F, Pietu G, et al. Proximal ulnar fractures in adults: a review of 163 cases. Injury. 2015;46(Suppl 1):S18–S23.

[24] Suresh SS. Management of comminuted olecranon fractures with precut K-wires and tension band wiring. Tech Hand Up Extrem Surg. 2009;13(2):82–84. Review.

[25] Saeed ZM, Trickett RW, Yewlett AD, Matthews TJ. Factors influencing K-wire migration in tension-band wiring of olecranon fractures. J Shoulder Elb Surg. 2014;23(8):1181–1186.

[26] Özsoy MH, Kızılay O, Günenç C, Özsoy A, Demiryürek D, Hayran M, et al. Modified tension band wiring technique for olecranon fractures: where and how should the K-wires be inserted to avoid articular penetration? Acta Orthop Traumatol Turc. 2015;49(2):190–196.

[27] Catalano LW 3rd, Crivello K, Lafer MP, Chia B, Barron OA, Glickel SZ. Potential dangers of tension band wiring of olecranon fractures: an anatomic study. J Hand Surg Am. 2011;36(10):1659–1662.

[28] Willinger L, Lucke M, Crönlein M, Sandmann GH, Biberthaler P, Siebenlist S. Malpositioned olecranon fracture tension-band wiring results in proximal radioulnar synostosis. Eur J Med Res. 2015;20:87.

[29] De Carli P, Gallucci GL, Donndorff AG, Boretto JG, Alfie VA. Proximal radio-ulnar synostosis and nonunion after olecranon fracture tension-band wiring: a case report. J Shoulder Elb Surg. 2009;18(3):e40–e44.

[30] Lee HJ, Jung JW, Cho DW, Jeon IH. Morphometric analysis of the proximal ulna using three-dimensional computed tomography and computer-aided design: varus, dorsal, and torsion angulation. Surg Radiol Anat. 2014;36(8):763–768.

[31] Rompen JC, Vos GA, Verheyen CC. Acute ischemia of the hand seven months after tension-band wiring of the olecranon. J Shoulder Elb Surg. 2010;19(3):e9–e11.

[32] Huang TW, Wu CC, Fan KF, Tseng IC, Lee PC, Chou YC. Tension band wiring for olecranon fractures: relative stability of Kirschner wires in various configurations. J Trauma. 2010;68(1):173–176.

[33] Mauffrey CP, Krikler S. Surgical techniques: how I do it? Open reduction and tension band wiring of olecranon fractures. Injury. 2009;40(4):461–465.

[34] Powell AJ, Farhan-Alanie OM, Bryceland JK, Nunn T. The treatment of olecranon fractures in adults. Musculoskelet Surg. 2017;101(1):1–9.

[35] Lalliss SJ, Branstetter JG. The use of three types of suture and stainless steel wire tension banding for the fixation of simulated olecranon fractures: a comparison study in cadaver elbows. J Bone Joint Surg Br. 2010;92(2):315–319.

第 11 章　髌骨骨折

Dominique M. Rouleau

引言

髌骨骨折约占四肢骨折的 1%，其中 77% 的髌骨骨折受伤原因是跌倒[1]。髌骨表面软组织覆盖少，即使低能量损伤，开放性骨折的风险依然高。由于损伤机制不同，开放性骨折的发生率为 2.7%~29%[1, 2]。放射状骨折是由直接暴力撞击膝关节前壁造成的。在股四头肌收缩过程中，膝关节被迫屈曲，导致髌骨受牵拉断裂，从而导致横行骨折。

解剖学

髌骨是人体最大的籽骨，其关节软骨是人体最厚的，厚度可达 7mm[3]。它有两个主要的关节面：外侧面和内侧面。外侧关节面较内侧关节面更宽，凹陷更深[4]。这两个关节面被一个明显的脊分开。在一些个体中，在更内侧还额外有一个关节面[5]。髌骨的关节软骨首先在大约屈膝 15°～30° 时与滑车沟相接触。滑车和髌骨的相互匹配有助于维持髌骨稳定[5]。一般认为次级骨化中心核融合失败导致二分髌骨，可能是双侧的，发生率为 2%~3%[6]。未融合部分最常见于主髌骨的外上方，注意不要将其误认为骨折。

作为籽骨，髌骨被包裹在软组织鞘中。股直肌、股外侧肌和股内侧肌的汇聚形成四头肌腱连接髌骨的上缘（图 11.1）[7]。股中间肌位于股直肌下方、股四头肌腱的深处，由一层薄囊与之分隔开，连接髌骨上缘[5]。股外侧肌是四头肌中最大的一块，但由于其牵引力矢量的轨迹不同，这四块肌肉的伸膝作用大致相同，这在生物力学研究中得到了证实[8]。

股四头肌的腱膜包裹着髌骨并融入膝关节囊前侧，形成支撑带。这个支持带沿髌腱表面向远端延伸与胫骨骨膜融合[5]。髌腱被一层腱膜所包绕，起于髌骨的下缘并止于胫骨结节。

髌骨的血管供应是由 5 条膝动脉和胫前动脉的环状吻合形成的[9]。虽然髌骨的血液供应很丰富，但创伤会破坏很大一部分血供。外科医生必须了解血管分布，减少在手术中进一步地破坏血供。应当注意在骨膜表面提起内外侧皮瓣，以免影响髌骨背侧

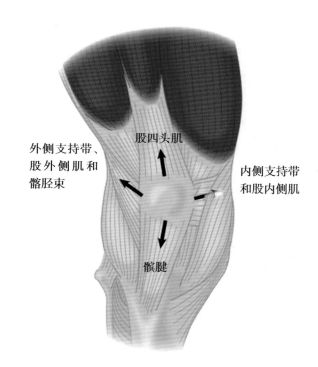

图 11.1　股四头肌腱腱膜包裹髌骨并形成支持带，股四头肌腱连接髌骨上缘，髌腱起于髌骨下缘止于胫骨结节

（表面）血供[9]。在受损组织中，难以识别正确组织层次；因此我们建议从较健康的股四头肌腱近端开始确定正确的深度后向远端操作。内侧和外侧的血供经过髌骨支持带[9]。外科医生应当从已有的创口入路操作，避免额外的髌旁切口，以保护支持带的血供。

伸肌装置的生物力学及其与损伤的关系

伸肌装置负责将股四头肌的强大收缩力传递到胫骨，使膝关节伸直。髌骨作为杠杆可以增加力臂[3]，提高四头肌的拉力效率，并改变其收缩力的方向（图11.2）[3, 7]。股骨髁作为杠杆的支点[10]，在膝关节屈曲的运动链闭合（即深蹲）过程中，髌骨会受到股四头肌腱和髌腱反向牵拉的张力，同时软骨受到髌骨在股骨髁滑行时的压力[11]。因此在关节屈曲期间髌骨承受拉力和压力[12]。

膝关节屈曲时跌倒会导致髌骨横向骨折。股四头肌的偏心收缩加上由于身体的重量导致的膝关节的突然屈曲，会将髌骨撕裂导致横向骨折。放射状骨折和粉碎性骨折通常是由直接撞击髌骨前部造成的，如从高处跌落撞击膝关节或仪表盘撞击伤。通常，损伤的机制是混合的，患者除了在跌落过程中撞击造成的碎裂外，还可能出现由于牵张损伤造成的原发性横向骨折线。

完整的伸肌装置对于正常的步态和攀爬活动是必不可少的，因为它是启动和保持膝关节伸直力的唯一方法。伸肌装置的完全破坏是手术治疗的适应证。然而，由于支持带与股四头肌和髌骨肌腱的相互连接并且极其坚固，在伸肌装置保持整体完整的情况下，髌骨有可能在包绕的软组织内断裂。在伸肌装置完好的情况下可以保守治疗。

总体治疗原则

髌骨骨折治疗的最终目标是恢复完整的伸肌装置，重建髌骨体，发挥股四头肌生物力学上的优势，方便伸膝关节。另一个目标是恢复光滑的、解剖复位的关节面，提供一个稳定的固定以允许早期膝关

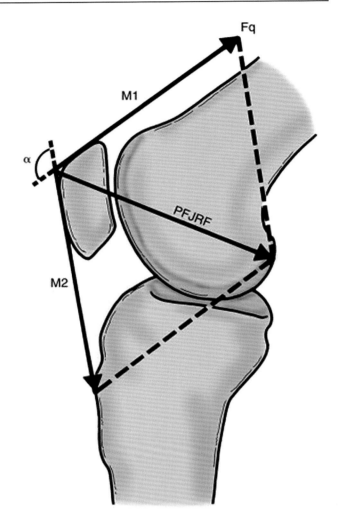

图11.2 髌骨作为杠杆同时受股四头肌腱（M1）和髌腱（M2）的反向作用力，而股骨髁作为支点。髌骨增加了伸肌装置的力臂提高伸膝效率，从而产生髌股关节反作用力（PFJRF）

节活动锻炼。与其他滑膜关节一样，膝关节在长时间固定后容易僵硬。早期关节活动锻炼是髌骨手术复位和固定的目标之一。这样可以防止膝关节的屈伸挛缩，增强膝关节周围的肌肉力量。

当伸肌装置和髌骨严重损伤而无法达到之前的目标时，就需要进行手术处理。如第9章所述，张力带结构旨在将髌骨上的股四头肌和髌腱的牵张力转化为穿过骨折部位的压缩力。大多数髌骨骨折可采用张力带重建，但也有一些需要额外的内固定。

病例 1

一名 59 岁女性患者在翻越路障时从她所站的高度跌倒，右膝屈曲位着地。她在活动和尝试负重时感到膝关节疼痛，被带到医院进行评估。这是一个简单闭合性损伤。

X 线片见图 11.3，表现为髌骨横行骨折轻度移位，在正位片可见轻度粉碎。

检查发现患者的伸膝装置是完整的。因此，在与患者讨论后进行非手术治疗。她最初用夹板固定，并用拐杖保持不负重直到 2 周后门诊随访。在这时，她改用一个可调节的膝关节活动支具固定，逐渐地提高活动范围。在第一次就诊的时候就可以使用承重伸膝位支具固定（见非手术治疗部分）

4 个月之后骨折达到临床和影像学上的愈合。患者已经完全恢复了日常活动，但仍在健身房进行有针对性的股四头肌和腘绳肌强化训练，以恢复最佳力量。

体格检查

因为在膝关节水平处只有菲薄的软组织覆盖，髌骨骨折可能表现为开放性损伤。为确保不会漏诊开放性骨折，需要仔细检查皮肤完整性。开放性骨折应按开放性骨折的标准处理，包括及时使用抗生素和破伤风预防，临时清理大块碎片，夹板固定，紧急手术冲洗和清理创面。

如果髌骨骨折严重移位（体格检查可见明显间隙或 X 线片显示移位骨折）就符合手术指征，因为伸膝装置明显中断。在这些情况下，不需要进行

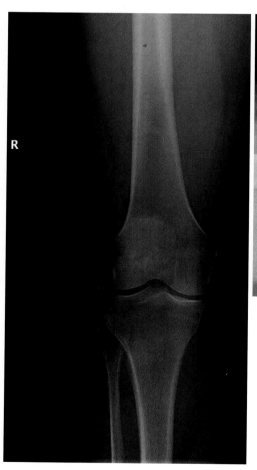
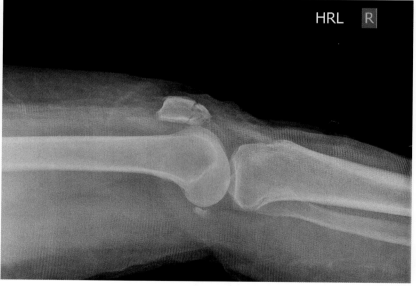

图 11.3　正侧位 X 线片表现为髌骨轻度移位的横行骨折

图 11.4　2 周随访时的正侧位片，患者伸膝位夹板固定，没有进一步移位

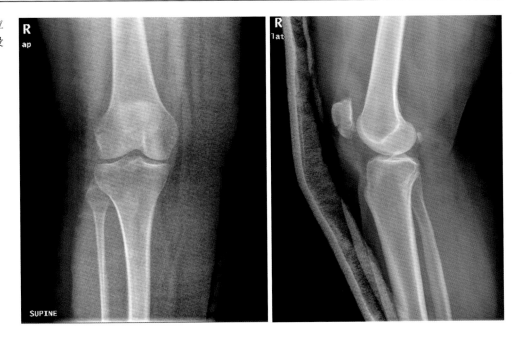

图 11.5　受伤后 4 个月正侧位片提示骨折愈合

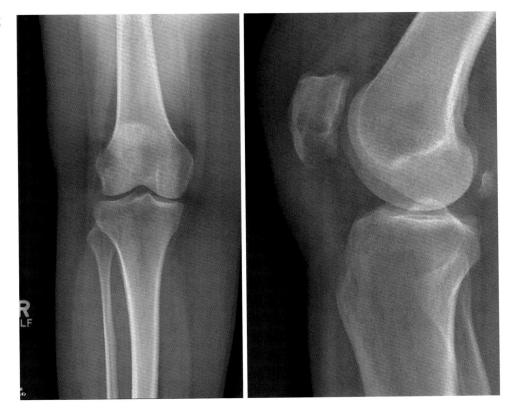

查体判断伸肌装置的完整性。然而，如果不确定伸肌装置的是否完全破坏，那么必须进行体格检查。在急性期即使伸肌装置完好，患者也会因疼痛而无法克服重力作用直腿抬离床面。在这些情况下患者平卧在检查床上，检查者的手置于患者的足跟下抬起并伸直下肢，在患者大腿下方放置一个物体或将

检查者的手臂置于患者大腿下方支撑，让患者保持直腿抬起，手从足跟缓缓放下。如果伸肌装置完好，大多数患者至少能够保持伸直一会。伸肌装置断裂的患者无法保持腿伸直，当你手放下足部会跟着一起下垂。虽然在侧卧位下进行该检查可以消除重力的影响，但是这种体位更难直接说明伸肌装置断裂。

髌骨骨折常伴有膝关节多发韧带损伤、股骨髁骨折、胫骨平台骨折和股骨颈骨折。仪表盘撞击机制发生伴随损伤的风险特别高。对受累的肢体进行全面的体格检查，以排除其他损伤。

非手术治疗

髌骨骨折非手术治疗的要求包括：骨折移位度小、关节面台阶 < 2mm，以及体格检查示的完整的伸肌装置[13, 14]。注意，由于肥厚的软骨面 X 线不显像，难以在 X 线片上评估关节台阶；但可以用髌骨移位替代关节内移位。

目前尚无普遍接受的非手术治疗髌骨骨折的方案。据我们所知，1993 年由 Braun 报道的是在现代骨科最大的非手术治疗的患者队列[14]。他们回顾了 40 例经保守治疗的髌骨骨折，发现 80%"无疼痛"，其余 20%"偶有疼痛"。他们报告 90% 的患者活动范围恢复正常。他们的治疗方案包括完全伸膝位固定 3~4 天，然后在可承受的疼痛范围内开始被动活动。在最初的固定期后，他们不固定肢体，允许使用拐杖部分负重直到骨折愈合。

我们的治疗方法是将肢体用带有大块敷料的前侧夹板伸直位固定 1 周。我们通常不抽取关节血肿。1 周后，复查 X 线片以排除骨折移位。此时患者可改用一个可拆除的膝关节固定器，在进行活动锻炼时拆除，其余时间一直佩戴。患者可以在膝关节伸直夹板和拐杖辅助下进行可耐受的部分负重。在这段时间内，被动和主动的运动范围可以从 0°~90°。6 周后，患者在可耐受的情况下进一步负重，10~14 天去除伸膝位夹板。膝关节的活动不受限制。一旦患者可以不用拐杖行走（通常 6~8 周），就可以开始进行肱四头肌和大腿后侧肌群的强化训练。

病例 2

一名 54 岁的男性在工作时向前跌倒，膝关节着地。他立即感到右膝疼痛，但在他人帮助下能够步行回家。他于第二天去医院就诊。体格检查显示右膝有大量积液伴皮肤瘀斑。膝关节因疼痛而活动受限，活动范围为 10°~90°。体格检查显示他的伸肌装置完整。X 线片显示裂缝小于 2mm 的髌骨垂直骨折（图 11.6）。患者接受非手术治疗。在 3 个月的随访中，他可以独立行走并进行强化锻炼。X 线片显示骨折愈合（图 11.7）。

垂直骨折

垂直骨折最常见的原因是膝关节受到了直接的打击，可能是摔伤，也可能是撞击（比如曲棍球板或膝对膝撞击）。这种属于稳定型骨折，不会破坏伸肌装置完整性。因此，除非有明显的移位，否则不需要手术干预。由于髌骨肌腱和股四头肌腱的拉力与骨折线平行，因此不存在肌肉收缩导致进一步移位的风险。与横向骨折或放射状骨折类型相比，垂直骨折更快地提高膝关节活动度是安全的。我们的做法是用夹板伸膝位固定一周使患者疼痛缓解，然后在可耐受的情况下提高膝关节的活动度。从一开始就允许扶拐负重。伸膝位夹板固定 2~3 周疼痛缓解后扶拐行走和允许膝关节全范围活动。一旦疼痛消除，患者就可以停止使用拐杖（通常为 6~8 周）。

病例 3

一名 18 岁的男性在打曲棍球时撞到曲棍球板，导致右膝关节受伤。他无法独自站立。体格检查显示膝关节积液严重，活动受限。在体格检查中伸肌装置完好无损。这是闭合性损伤。X 线片显示轻微移位的髌骨垂直骨折（图 11.8）。

我们提供了非手术治疗方案，但在与患者及其父母讨论后，决定接受手术治疗，以加快康复和恢

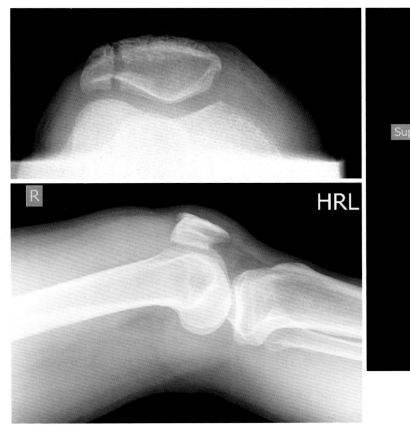

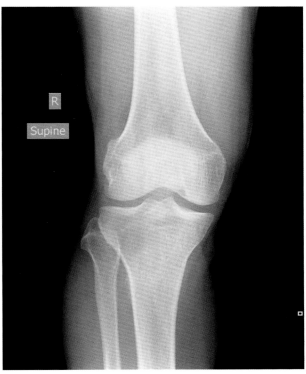

图 11.6　髌骨轴位、侧位和正位片显示轻度移位的垂直骨折

复运动。将骨折端加压，经皮从内侧到外侧打入 2 枚 3.5mm 加压螺钉以保持加压（图 11.9）。6 周后骨折获得临床和影像学愈合（图 11.10）。他重新开启了他的曲棍球运动生涯。

病例 4

一名 30 岁的男性从 30km/h 的越野摩托车上摔下来，左膝着地。左膝明显肿胀无法负重。他的膝关节有表面擦伤，但伤口已经愈合。触诊可触摸到膝部明显凹陷。临床上伸肌装置明显破坏。X 线片显示为髌骨横行骨折伴外侧骨碎片（图 11.11）。

由于伸肌装置的断裂和明显移位，建议对患者进行手术治疗。他通过克氏针和两根"8"字形不锈钢丝组成的改良的前侧张力带固定（图 11.12）。

他在膝关节固定器的辅助下，在可承受范围内进行负重。他可以根据需要把膝关节上的固定装置拿下来洗澡。在六周的随访中，X 线片提示骨折已经愈合，他可以开始抗阻力强化训练（图 11.13）。

当出现横向骨折和相关支撑带断裂时，每次股四头肌收缩或膝关节屈曲时，股四头肌腱和髌骨肌腱的反向力量会在骨折部位产生牵张力。张力带结构将这些牵张力转换为关节面水平的压缩力（见第 10 章）。本文描述了许多种用于髌骨的张力带结构，这些结构可以使用多种材料，包括克氏针、大尺寸钢丝、空心螺钉、金属网、低切迹前侧钢板、不可吸收缝线和不可吸收带。

一种最常见和最便宜的结构是"8"字形大尺寸钢丝围绕两根纵向克氏针组成的改良侧前张力带。

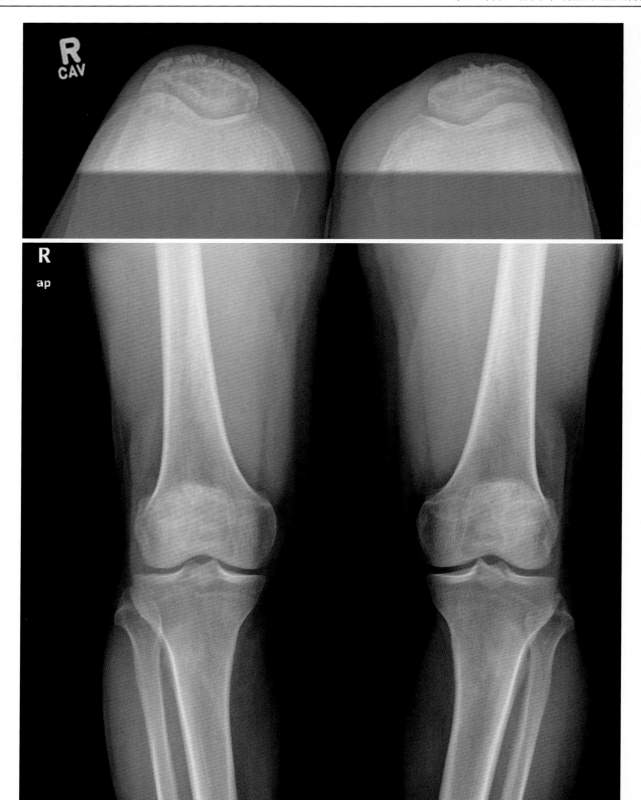

图 11.7　受伤后 3 个月髌骨轴位、正位 X 线片显示骨折愈合

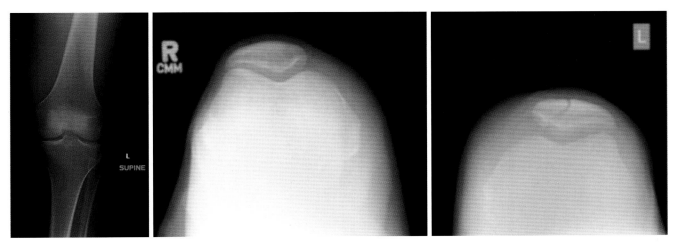

图 11.8　正位和轴位 X 线片示轻度移位的髌骨垂直骨折

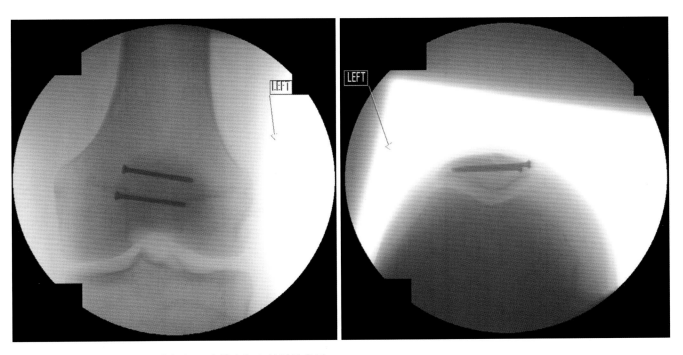

图 11.9　术中透视摄片示 2 枚螺钉经皮横向打入的最终位置

手术技巧：克氏针线缆组成的改良前侧张力带

患者仰卧于可透视手术台上，同侧臀部垫高，下肢放在可透视的泡沫斜坡垫上。采用膝正中入路，切口在髌骨上下极延伸约 3cm。必须注意保持在髌骨支持带和骨膜表面，以便尽可能多地保存血供。这一层在近端四头肌腱处最容易识别。通过骨折端

冲洗膝关节，去除骨折端附着的组织和血肿，以便更好地复位骨折端。使用尖头复位钳对骨折进行复位和加压。钳头应放置在髌骨上、下极中间位置，以免干扰克氏针打入。或者在髌骨外侧使用两个复位钳。通过伸膝放松股四头肌，利用任何残存的支持带来帮助复位，手指触诊证实关节复位。不要在支撑带处做额外的切口，因为这将进一步破坏已经

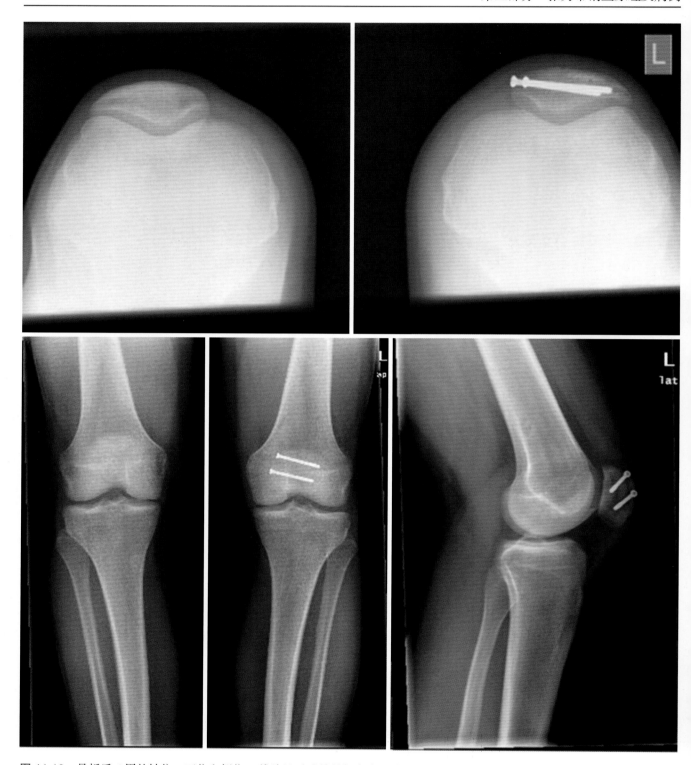

图 11.10　骨折后 6 周的轴位、正位和侧位 X 线片显示髌骨骨折愈合，关节匹配度良好

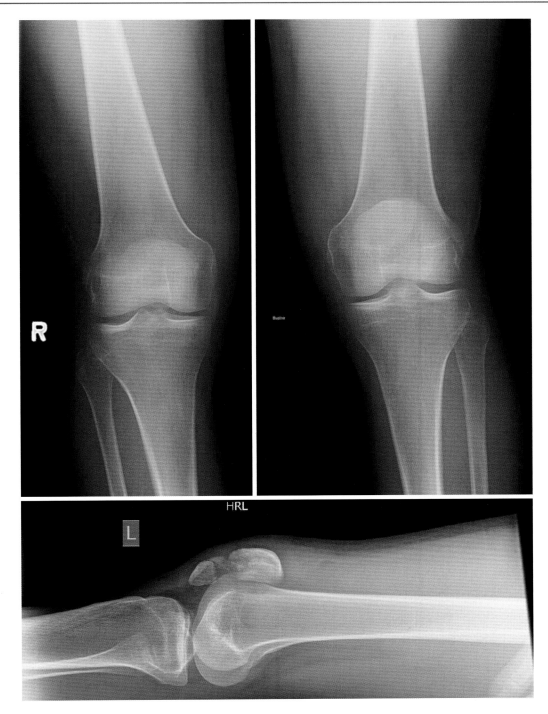

图 11.11 正位和侧位 X 线片示伴有轻度粉碎的髌骨横行骨折

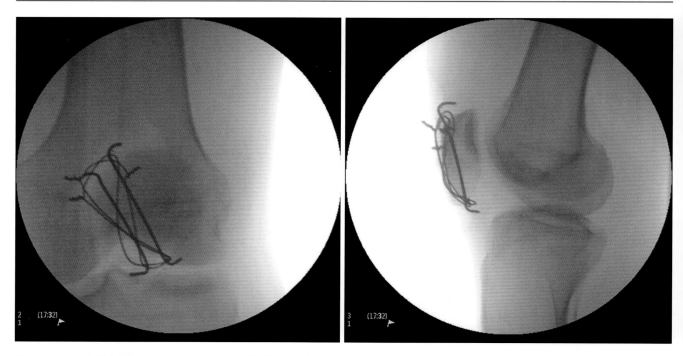

图 11.12　术中透视片示：克氏针和"8"字形不锈钢丝组成的改良前侧张力带

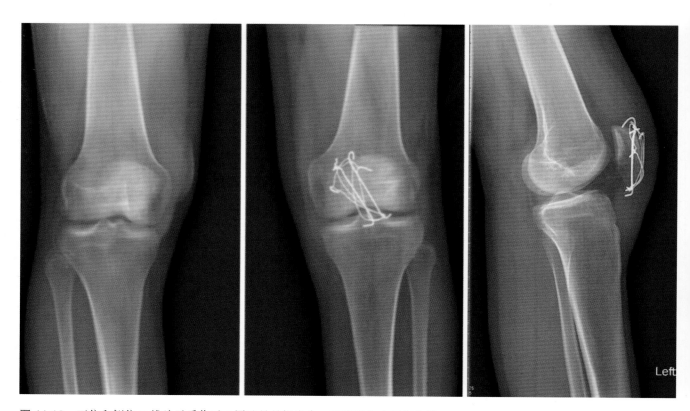

图 11.13　正位和侧位 X 线片示受伤后 6 周髌骨骨折愈合，没有发生内固定失效

受损的髌骨血液供应。术中透视检查确认复位，但要注意髌骨外侧面和内侧关节面的复杂性[4]。除了获得真正的侧位片外，还应获得外旋20°和内旋30°的斜位来片，以正确地观察髌骨关节面并确认复位[4]。一旦确认复位，两根1.6mm克氏针平行穿过骨折端。克氏针进出髌骨时应尽可能靠近关节面，就在软骨下骨上方。已经有报道使用前交叉韧带（ACL）隧道钻进行导向和置入克氏针的技术，但通常不需要。接下来，一个18号不锈钢丝在克氏针周围缠绕一个"8"字。小心地将钢丝从克氏针和软组织深面穿过，尽可能靠近骨骼。一根16号的皮下注射针可以用来帮助钢丝穿过软组织。然后扭转钢丝，使其收紧并在骨折端产生加压力。使用单点钢丝张力扭转与使用双点钢丝张力扭转临床随访1年内没有差异。然而，有限的生物力学证据表明，两个位置的扭转可能更有利于维持持续的加压作用[15, 16]。我们的做法是两个点扭转钢丝，每个点交替拧紧。一旦钢丝绷紧，膝关节进行几次90°的弯曲。需要重新收紧钢丝并修剪断端。小心地将扭转的钢丝头埋在软组织内以减轻突出。然后将下端的克氏针弯曲、剪断、翻转并扣住下端的钢丝圈。上端的克氏针也同样被弯曲、剪断、翻转并扣住上端的钢丝圈。我们更喜欢缠绕克氏针的两端以限制移位，正如病例5那样。支持带用粗的可吸收缝线修复，逐层关闭切口。必须修复支持带，因为这是完整的伸肌装置的一个重要组成部分。

术后，患者使用前侧伸膝位夹板固定，挂拐不负重，持续2周直到门诊随访。进行伤口检查并拆除缝线。然后使用一个可拆除的膝关节固定器。允许患者扶拐辅助下进行可承受范围内的有限负重和膝关节活动；在扶拐非负重状态下膝关节固定器把膝关节固定在适当位置。膝关节可以在固定器外进行可承受范围内的活动，但不能进行抗阻力伸膝锻炼。6周后再可承受范围内进行负重，在7~10天内去除膝关节固定器。这时候可以进行抗阻力伸膝锻炼和进一步的膝关节活动锻炼。3个月后解除所有的活动限制。

病例 5

一名65岁女性因平地跌倒导致单纯性髌骨横

向骨折。这例使用改良的前侧克氏针张力带治疗（图11.14）。不幸的是患者在术后六周复查的时候克氏针已经开始退钉了（图11.15a，b）。3个月后克氏针明显回退；然而，骨折幸运地愈合了（图11.15c，d）。出现这种情况是因为髌骨下极的克氏针没有弯曲。髌骨两端的克氏针应该弯曲90°或者更多。患者已经预约进行去除内固定物。这个显示弯曲两端的克氏针具有潜在的好处。

病例 6

一名61岁的女性摔倒后，主诉左膝疼痛，无法行走。急诊科检查显示伸肌装置不完整。这是一个闭合性损伤。X线片显示横行髌骨骨折，关节面移位超过3mm（图11.16）

对她进行手术治疗，使用半螺纹空心钉和大号钢丝构成的张力带固定。这是一项很好的技术但必须使用半螺纹空钉在骨折处进行加压，并且骨块必须是完整的不能是粉碎的。1年后的X线片显示骨折愈合并保持对位良好（图11.17）。

使用空心钉的张力带

固定失败和内固定疼痛的问题促使外科医生寻找更好的材料来治疗髌骨骨折。半螺纹空心钉在关节面起骨折块间加压作用，而"8"字钢丝在髌骨前侧起支撑作用并且中和股四头肌收缩的张力。利用尸体模型进行的生物力学研究表明，空心螺钉钢丝张力带结构比克氏针结构在膝关节屈伸活动中可以更好地保持加压效果。然而，我们知道没有研究表明在愈合方面有临床差异[17]。但多项研究表明空心螺钉结构的内固定取出率比克氏针结构的低，尽管这些都是回顾性研究。

手术技巧

患者摆好体位，显露髌骨，用前面所述钢丝张力带技术复位骨折端。用空心螺钉的1.25mm导针代

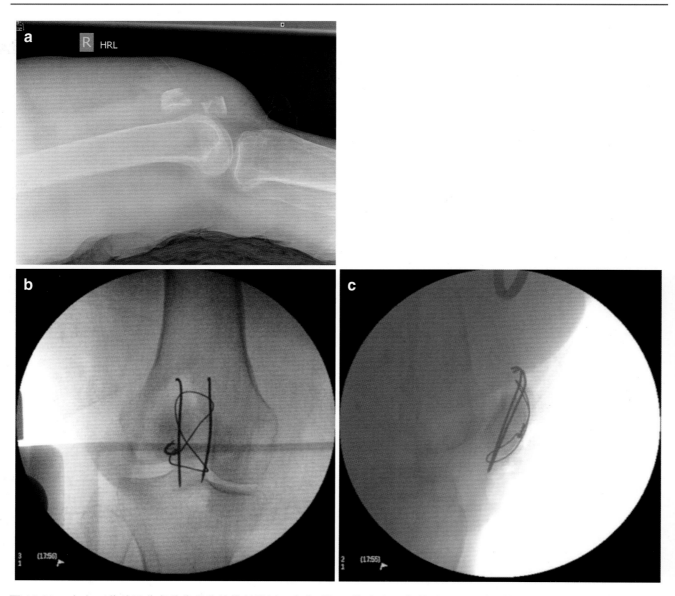

图 11.14   （a）正位片示分离移位的髌骨横行骨折。术中透视正位（b）和侧位（c）示改良前侧张力带。可以看到一侧的克氏针弯曲成弯钩

替 1.6mm 克氏针以纵向平行通过骨折端。建议使用导向套，因为导针在硬骨中有弯曲的倾向。置入两根导针，使导针的尖端刚好在髌骨的远端，这是通过透视确认的，然后在导针上测量。选择比测量长度短 5mm 的螺钉，这样螺钉的尖端不会突出到骨头之外。一般认为突出的螺丝钉增加了钢丝上的应力，会导致早期内固定失效。一旦测量完成，导针就会穿过髌骨，牢固地固定骨折端。导针的尾端用器械夹住，这样在钻孔时导针就不会在无意中脱落。用 2.7mm 的空心钻钻孔，再拧入 3.5mm 或 4.0mm 的半螺纹空心螺钉，直至起到适当的加压作用。螺钉应从骨块较小的一侧拧入（即，如果下极是最小的骨块，则应从下向上拧入）。把螺丝刀插入钉头，沿着导针拧入。接下来，18 号直的不锈钢丝先穿过空心螺丝刀和螺丝钉，而 1.25mm 的导针是同时从对面拔除。下一个螺钉重复这一过程，使两根 18 号钢丝穿过髌骨。然后它们被弯曲并相互连接形成"8"字，在结构的上内侧和上外侧形成两个张力环。通过交替拉

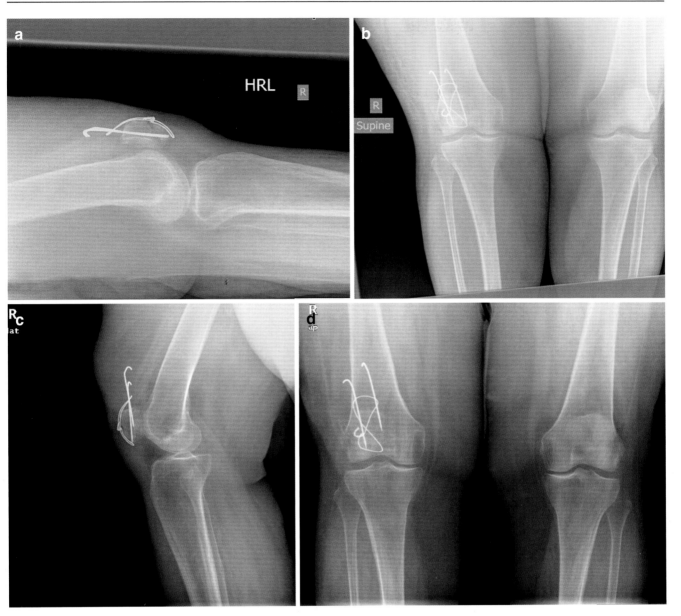

图 11.15　6周复查的时候在正位（a）和侧位（b）可以看到髌骨的克氏针已经出现回退。术后 3 个月侧位片（c）和正位片（d）可以看到克氏针几乎完全从髌骨退出。弯曲克氏针形成的弯钩可以预防克氏针退钉

紧扭转拉紧 "8" 字。然后剪断钢丝，将钢丝扭环埋在股四头肌腱中。如前所述修复支持带，关闭膝关节切口。下肢完全伸膝位夹板固定。

辅助技术

对高度粉碎性骨折或放射状骨折，可能需要额外的固定技术。只要有可能，我们用一个张力带固定中心主要骨折块，然后外围碎片进行额外固定用钢丝或不可吸收缝线 / 带穿过支持带与骨碎块交界处进行环扎，是固定骨折碎块的极佳方法。由于髌骨所受的力主要是纵向的，这些外围骨碎片只需要最低限度地将它们固定在原位，直到被覆的支持带形成疤痕和骨愈合（图 11.18）。

在远离主张力带固定处用小螺钉对小骨折块进

图 11.16 正位和侧位 X 线
片显示横行的移位骨折伴有
轻度粉碎

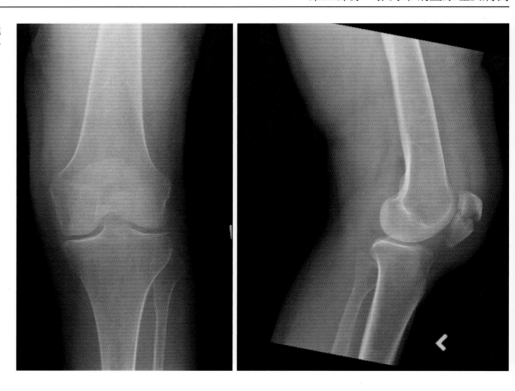

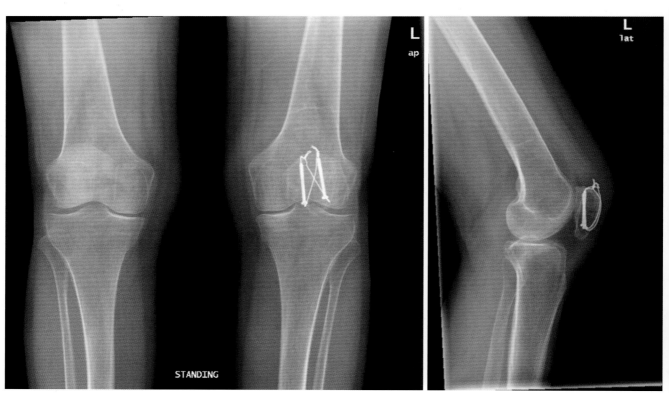

图 11.17 正位和侧位 X 线片示部分髌骨骨折进行半螺纹空心钉和钢丝组成的张力带固定，骨折已愈合。这是伤后 1 年的 X
线片

行加压固定也可以帮助拼凑成较大的骨折块（图11.19）[21]。注意，如果支持带完全断裂，仅在骨折块间加压固定（在没有张力带的情况下）在开始活动锻炼时不足以维持固定，它只能作为补充固定。

对于由于过度碎裂或骨质量差而髌骨特别脆弱的病例，可以使用辅助性钢丝固定。使用辅助性钢丝的目的是作为承重装置将收缩的四头肌直接传递到胫骨结节，从而完全绕过髌骨。理论上，这将防止骨折块移位的，而予以髌骨充分的时间愈合。辅助性钢丝通常需要二次手术去除，故我们很少使用它。在择期取内固定前，钢丝断裂是不常见的。我们在胫骨结节的远端放置一枚3.5mm的双皮质螺钉穿过胫骨嵴。然后在螺钉头部下面缠绕一根18号的不锈钢丝，通过四头肌腱提起。钢丝被拉紧并于腿在30°的弯曲固定。或者，钢丝可以直接穿过在胫骨上钻孔的横向隧道。

正位片和侧位片显示用于保护髌腱撕脱伤修复的辅助性钢丝（图11.20）。钢丝在近端穿过四头肌腱然后在远端胫骨结节处的穿过胫骨间钉上缠绕成"8"字形。髌腱损伤愈合后通常需要手术取出辅助性钢丝。在可承受范围内负重，如以上所述使用伸膝位夹板和拐杖，但至少6周内不允许膝关节活动。

结论

手术治疗的髌骨骨折一般有很高的愈合率。需要复位丢失和返修不良后果的发生率为0~8%，对于严重粉碎性骨折的发生率高达11%[18, 19, 21-23]。作者报告，不良事件最常见的原因是摔伤和技术故障（即张力钢丝环没有在克氏针后方，或张力带钢丝没有直接紧贴髌骨）[19, 21, 22]。如果髌骨两端的克氏针没

图11.18　张力钢丝环扎有助于辅助固定外围骨碎片

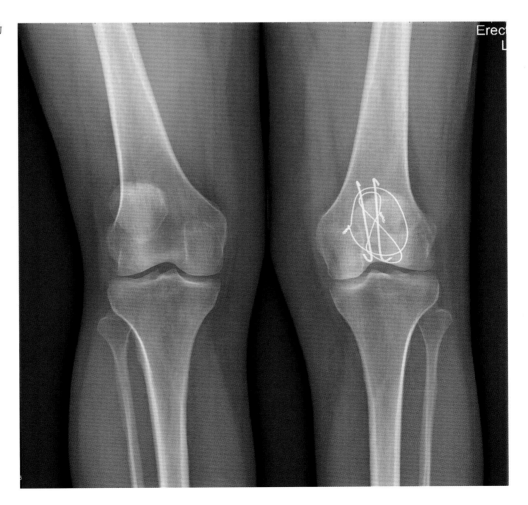

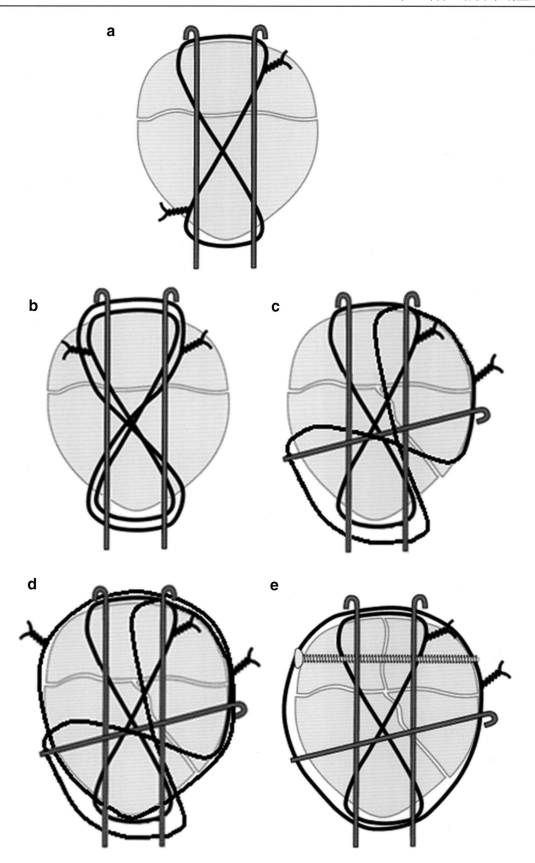

图 11.19　使用附加的钢丝或骨块间螺钉可以创建多个结构作为主张力带结构的附件（获得 Hambricht 等的授权）https：//doi.
org/10.1097/BOT.0000000000000686）。（a）两根克氏针和"8"字张力带。（b）两根克氏针和两边各一个张力带。（c）多
根克氏针和多平面张力带。（d）多根克氏针和张力带和钢丝环扎。（e）多根克氏针加加压螺钉加张力带

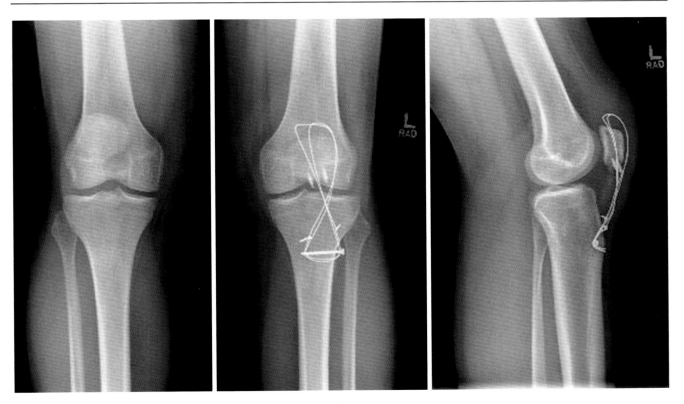

图 11.20 为一名 30 岁男性用于保护髌腱撕脱伤修复的辅助性钢丝

有弯曲也会发生失败。感染和软组织并发症罕见，大多数报道发生率为 0~4%[19, 21, 22, 24]。糖尿病和免疫抑制状态是软组织并发症的危险因素。

髌骨固定后常有膝前疼痛。然而，很难区分突出的内固定疼痛和膝关节内关节症状。要鉴别二者几乎是不可能的，膝前疼痛同样是非手术治疗的髌骨骨折的常见主诉[26]。我们假设，即使关节复位恢复到接近解剖的程度，最初损伤本身造成的软骨损伤也可能是不可修复的[24]。此外，在急性损伤阶段限制股四头肌运动可能会导致膝关节动力学和髌骨轨迹恶化，进一步加重膝前疼痛[24]。尽管髌骨骨折的愈合率很高，但长期的功能损害是常见的。一项平均随访 6.5 年的研究显示膝关节损伤患者与匹配的正常人群相比骨性关节炎评分（KOOS）和 SF-36 躯体评分显著更差，然而值得注意的是，只有 36% 的符合条件的患者同意重复评估，这可能存在显著的偏倚[18]。临床上可以测量到显著的力量不足，甚至在手术后 12 个月仍持续存在[18, 24]。

髌骨骨折术后通常需要取出内固定。报告的内固定去除率差异很大，从 13%~70% 不等，大多数作者报告为 15%~30%[18, 19, 21, 22, 24, 25, 27]。虽然没有随机试验直接比较两种固定方法，但使用空心螺钉代替克氏针的钢张力带似乎较少需要手术取出内固定，但如果骨量差或粉碎性骨折，可能有较高的失败率[18-20]。Hoshino 等对 448 例手术治疗的髌骨骨折进行了回顾性研究，发现克氏针钢丝与空心螺钉的内固定取出率的比值比为 2.17（P=0.002）。已经证明内固定取出与视觉模拟疼痛评分的提高以及生活质量评分的提高有关；然而，他们未能证明内固定取出后功能评分的变化[25]。作者指出，糖尿病患者在取出内固定后无法持续改善疼痛。

在人造模型和尸体上的生物力学研究表明，与克氏针张力带结构相比，使用空心螺钉带张力带结构在循环屈伸负荷后提供了更持续的加压力和更小的骨折间隙[17, 28]。然而，没有临床研究表明愈合率或失败率有显著的统计学差异，据我们所知也没有进行过两组的随机对照试验。关于使用替代材料（如不可吸收缝线和生物可吸收螺钉）治疗髌骨骨折的高质量证据非常少。最近的一项回顾性研究表明，使用这些材料是安全的，90% 的患者没有并发症。

然而现有研究的异质性限制了对它进行进一步分析。

髌骨切开复位张力带结构的内固定是一个可靠的手术，愈合率高，虽然通常需要二次手术取出内固定。

参考文献

[1] Court-Brown CM，Clement ND，Duckworth AD，Biant LC，McQueen MM. The changing epidemiology of fall-related fractures in adults. Injury. 2017;48（4）:819–824.

[2] Eugene E. Extensile exposure of comminuted patella fractures using a tibial tubercle osteotomy: results of a new technique. J Orthop Trauma. 1998;12（5）:351–355.

[3] Sherman SL，Plackis AC，Nuelle CW. Patellofemoral anatomy and biomechanics. Clin Sports Med. 2014;33（3）:389–401.

[4] Berkes MB，Little MT，Pardee NC，Lazaro LE，Helfet DL，Lorich DG. Defining the lateral and accessory views of the patella: an anatomic and radiographic study with implications for fracture treatment. J Orthop Trauma. 2013;27（12）:663–671.

[5] Flandry F，Hommel G. Normal anatomy and biomechanics of the knee. Sports Med Arthrosc. 2011;19（2）:82–92.

[6] Gwinner C，Märdian S，Schwabe P，Schaser K-D，Krapohl BD，Jung TM. Current concepts review: fractures of the patella. GMS Interdiscip Plast Reconstr Surg DGPW. 2016;5:Doc01. https://doi.org/10.3205/iprs000080.

[7] DeJour D，Saggin PR. Disorders of the patellofemoral joint. In: Scott WN，editor. Insall & Scott surgery of the knee. 5th ed. Philadelphia: Elsevier; 2012. p. 592–623.

[8] Upadhyay N，Vollans SR，Seedhom BB，Soames RW. Effect of patellar tendon shortening on tracking of the patella. Am J Sports Med. 2005;33（10）:1565–1574.

[9] Lazaro LE，Cross MB，Lorich DG. Vascular anatomy of the patella: implications for total knee arthroplasty surgical approaches. Knee. 2014;21（3）:655–660.

[10] Wurm S，Augat P，Bühren V. Biomechanical assessment of locked plating for the fixation of patella fractures. J Orthop Trauma. 2015;29（9）:e305–e308.

[11] Escamilla R. Knee biomechanics of the dynamic squat exercise. Med Sci Sports Exerc. 2001;33（1）:127–141.

[12] Crowther MA，Mandal A，Sarangi PP. Propagation of stress fracture of the patella. Br J Sports Med. 2005;39（2）:e6.

[13] Sayum Filho J，Lenza M，Teixeira de Carvalho R，Pires OG，Cohen M，Belloti JC. Interventions for treating fractures of the patella in adults. Cochrane Database Syst Rev. 2015;2:CD009651. https://doi.org/10.1002/14651858.CD009651.pub2.

[14] Braun W，Wiedemann M，Rüter a KK，Kolbinger S. Indications and results of nonoperative treatment of patellar fractures. Clin Orthop Relat Res. 1993;（289）:197–201.

[15] Lee SK，Hwang YS，Choy WS. Horizontal versus vertical orientation of the loop for tension band wiring of transverse patella fractures. Orthopedics. 2014;37（3）:e265–e271.

[16] John J，Wagner WW，Kuiper JH. Tension-band wiring of transverse fractures of patella. The effect of site of wire twists and orientation of stainless steel wire loop: a biomechanical investigation. Int Orthop. 2007;31（5）:703–707.

[17] Thelen S，Schneppendahl J，Jopen E，Eichler C，Koebke J，Schönau E，et al. Biomechanical cadaver testing of a fixed-angle plate in comparison to tension wiring and screw fixation in transverse patella fractures. Injury. 2012;43（8）:1290–1295.

[18] Lebrun CT，Langford JR，Sagi HC. Functional outcomes after operatively treated patella fractures. J Orthop Trauma. 2012;26（7）:422–426.

[19] Hoshino CM，Tran W，Tiberi JV，Black MH，Li BH，Gold SM，et al. Complications following tension-band fixation of patellar fractures with cannulated screws compared with Kirschner wires. J Bone Joint Surg Am. 2013;95（7）:653–659.

[20] Egol K，Howard D，Monroy A，Crespo A，Tejwani N，Davidovitch R. Patella fracture fixation with suture and wire: you reap what you sew. Iowa Orthop J. 2014;34:63–67.

[21] Hambright DS，Walley KC，Hall A，Appleton PT，Rodriguez EK. Revisiting tension band fixation for difficult patellar fractures. J Orthop Trauma. 2017;31（2）:e66–e72.

[22] Smith ST，Cramer KE，Karges DE，Watson JT，Moed BR. Early complications in the operative treatment of patella fractures. J Orthop Trauma. 1997;11（3）:183–187.

[23] Malik M，Halwai MA. Open reduction and internal fixation of patellar fractures with tension band wiring through cannulated screws. J Knee Surg. 2014;27（5）:377–382.

[24] Lazaro LE，Wellman DS，Sauro G，Pardee NC，Berkes MB，Little MT，et al. Outcomes after operative fixation of complete articular patellar fractures : assessment of functional impairment. J Bone Joint Surg Am. 2013;95（e96）:1–8.

[25] Greenberg A，Kadar A，Drexler M，Sharfman ZT，Chechik O，Steinberg EL，et al. Functional outcomes after removal of hardware in patellar fracture: are we helping our patients? Arch Orthop Trauma Surg. 2018;138（3）:325–330.

[26] Bostrom A. Fracture of the patella: a study of 422 patellar fractures. Acta Orthop Scand. 1972;43（Suppl143）:1–80.

[27] Tian Q，Hai Y，Du X，Xu Z，Lu T，Shan L. Comparison of tension-band wiring with the cable pin system in patella fractures: a randomized prospective study. J Orthop Trauma. 2015;29（12）:459–463.

[28] Thelen S，Schneppendahl J，Baumgärtner R，Eichler C，Koebke J，Betsch M，et al. Cyclic long-term loading of a bilateral fixed-angle plate in comparison with tension band wiring with K-wires or cannulated screws in transverse patella fractures. Knee Surg Sports Traumatol Arthrosc. 2013;21（2）:311–317.

[29] Camarda L，Morello S，Balistreri F，Arienzo AD，Arienzo MD. Non-metallic implant for patellar fracture fixation: a systematic review. Injury. 2016;47（8）:1613–1617.

第四部分

电镀原理及病例

第 12 章　骨折钢板螺钉内固定生物力学

Mauricio Kfuri, Fabricio Fogagnolo, Robinson Esteves Pires

引言

骨骼有独特的结构，因为其有特殊生物力学特点以及自我愈合能力。骨折是机械变量的结果，包括施加载荷的大小和方向以及骨骼的结构特性（骨骼密度、物理结构）。随着内固定研究协会（ASIF）引入骨折治疗原则，骨折的外科治疗受到欢迎。骨折稳定固定是骨折治疗领域的重大进展，可以在保持关节功能的同时实现骨愈合。它促进骨折愈合的同时允许关节活动。在 20 世纪 60 年代，骨折端加压绝对稳定被认为是成功的关键。然而，要实现解剖复位和绝对稳定，骨折部位就需要更广泛的手术暴露，导致骨块血供再次破坏。钢板和螺钉可提供骨折端绝对（一期愈合）或相对稳定（二期愈合）[7]。相同的植入物，不同结构有不同的生物力学功能，包括中和、加压、支撑、桥接和张力带。本章将从钢板的生物力学功能和骨愈合结果说明骨 – 钢板结构。

历史回顾

Lane[8] 于一个多世纪前设计了用于骨折固定的第一块钢板。这些钢板的金属相容性很差，并且由于腐蚀性很快被淘汰[9]。Robert Danis 在 1949 年，研发了一种新的钢板系统，该系统可以轴向加压骨折端[10]。这是钢板、螺钉固定骨折的历史转折点。骨折部位的解剖复位和绝对稳定性可实现一期愈合，而不会形成愈合组织（骨痂）。20 世纪 50 年代后期，用钢板加压固定骨折端成为骨折治疗的主要目标。这个时期是内固定钢板的机械学时代。Bagby 和 Janes 发明了一种带有椭圆形螺孔的钢板，该钢板可

根据骨折螺钉的置入方式对骨折进行轴向加压[11]。Arbeitsgemeinschaftfür Osteosynthesefragen（AO）组织于 1965 年研发了一种张力装置，该装置可以连接到钢板的一端，从而可以进行轴向加压[12]，于 1969 年研发了动态加压钢板（DCP）[13]。一旦在钢板的一端偏心地拧入螺钉，该钢板就允许骨折部位静态轴向加压。尽管加压钢板被证明有利于实现解剖复位，但在钢板下方存在一定程度的皮质坏死。有人认为这是由于钢板的压力导致骨膜血管受损所致[14]。为了减少 DCP 植入物下的皮质坏死，研发了新的有限骨接触钢板（LC–DCP）[15]。然而，尚未证明新一代的钢板较少地引起皮质坏死。

钢板固定向骨干骨折的绝对稳定性提出了挑战，最常见的问题是骨折完全愈合后缺乏愈合骨痂导致缺乏影像学评估，甚至内固定去除术后再骨折。20 世纪 90 年代是生物学固定发展的 10 年，骨痂愈合是骨干骨折愈合的理想反应。桥接钢板往往有较小的内固定失败率以及感染率。钢板发展伴随骨折固定概念的发展。在关节内骨折中要求解剖复位，但在关节外骨折不一定。

用 LC–DCP 钢板进行骨折的机械固定主要取决于螺钉的扭矩以及在钢板与骨之间产生的摩擦。如果施加到骨折部位的载荷大于获得的扭矩和摩擦力的总和，则骨植入物结构将失效。骨质疏松骨质中，由于皮层薄且螺钉数量限制，螺钉的扭矩会受到影响。需要新一代的内固定物解决这个问题。机械解决方案是在螺钉头和螺孔上增加螺纹。因此，螺钉 – 孔结构成为固定角度单位。锁定钢板有更好的稳定性和生物相容性。一旦用锁定板稳定了骨折部位的负荷，拉拔力就会转换成对螺钉孔单元的压缩力。关节周围锁定板在解剖学上已预先成形，可在小骨

髌骨块插入多个角度稳定螺钉[21, 22]。

　　用于生产钢板的金属合金是另一个要研究的问题。不锈钢材料因其耐蚀性、高强度、低成本和可延展性，易于切割而被使用了数十年。最近，自钛合金植入物问世以来，因其弹性模量接近骨骼，具有更高的骨相融性，比不锈钢更低的感染风险，使其大受欢迎。最新一代的植入物是用碳纤维增强聚醚酮复合材料制成，它具有更接近骨骼的弹性模量。碳纤维板是可透射线的，这样就使用计算机断层扫描（CT）或磁共振成像（MRI）更好地进行术中骨折复位评估，减小金属伪影的干扰。未来的研究将进一步证实新一代植入物在临床中是否有益。

　　钢板是一种多功能植入物，可用于治疗大多数骨折。完全了解钢板的生物力学特性对于骨折的内固定治疗至关重要。植入物生物力学结构的多样性是许多外科医生不考虑骨折钢板内固定的原因，但它的确是门艺术。

钢板的生物力学功能

　　钢板可以实现骨折端的绝对或相对稳定。绝对稳定性要求骨折部位通过解剖复位获得轴向加压。绝对稳定是简单骨折、关节骨折和肥厚骨不连固定

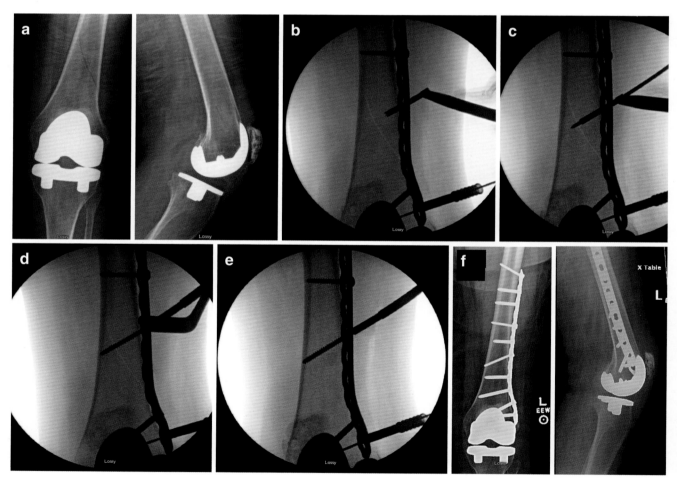

图 12.1　使用拉力螺钉获得绝对稳定。（a）左膝的正位、侧位 X 线片显示斜行骨折未移位；单纯假体周围骨折（b~e）术中的透视显示通过拉力螺钉逐步实现复位；（b）在钢板远近端螺孔初步固定骨折端后，用直径匹配的钻头在外侧皮质钻孔，套筒置入螺孔用于对侧皮质钻孔；（c）直径与螺孔匹配的钻头通过套筒到达对侧皮质；（d）置入拉力螺钉，此时，它还未达到对侧皮质；（e）一旦拉力螺钉到达对侧皮质，骨折端开始加压，骨折线逐渐消失；（f）术后即刻的 X 线片显示。通过钢板螺钉以及骨表面的拉力，骨折获得解剖复位，实现绝对稳定

的原则（图12.1）。相对稳定依靠骨折端的间接复位，旨在恢复整体骨骼长度，旋转和对位。相对稳定主要适用于粉碎性干骺端骨折以及骨骺骨折，因为每个骨块的解剖复位都会损害骨折部位的血供。从生物力学上讲，钢板结构具有多种功能，具体取决于治疗目标。加压、支撑、中和、桥接和张力带是钢板的主要生物力学功能。这些功能是用手术技术实现的，而不是特定的钢板。

钢板的生物力学性能

骨干受力方向不同会出现一定程度的弯曲、扭转，还可受到轴向载荷。当压力负载垂直于骨干方向则出现弯曲。这会形成骨皮质压应力。在骨的一段施加扭转力量，在另外一端牢固固定或者反方向扭转，这样就形成扭转载荷。垂直于骨骼横截面施加压力形成轴向载荷。

骨－钢板的生物力学功能取决于骨密度，骨折块的几何形状，钢板厚度，钢板与骨之间的摩擦。刚度受钢板厚度的影响，钢板越厚，刚度和抗弯曲力越大。钢板的弯曲刚度与其厚度的三次方成正比[24]。

当骨－钢板结构上施加了载荷后，力通过骨－钢板之间界面传递。结构的稳定性取决于摩擦力和机械交锁力。

非锁定钢板依赖于钢板与骨骼界面，通过螺钉扭矩产生的摩擦力。加载时通过螺钉在钢板和骨界面传递，骨骼密度越高，螺钉的扭矩和摩擦力越大。（图12.3）。

而锁定钢板原理不同。它们起内部固定作用。螺钉头部螺纹嵌入钢板螺纹孔建立角度稳定单元。负载主要通过植入物传递，并且机械交锁力决定了骨植入物结构的稳定性[26]（图12.4）。

螺钉在钢板上的分布是影响骨－钢板结构生物力学稳定的关键因素[27]。骨－钢板结构的工作长度是指骨折两侧第一个螺钉间的距离（图12.5）。螺钉越靠近骨折部位，结构越稳定。骨－钢板结构中最大的载荷集中在距离骨折最近和最远的螺钉，这些螺钉承受较高拔出力。

钢板的长度和螺孔上螺钉分布会影响内固定失败率[28]。骨折线两端钢板越长、螺钉在钢板上分布越多，抗拔出性力越强（图12.6）。骨折线两端最远，最近螺钉距离越大，钢板的控制力越强，抗拔出力越强。在骨折线两端的钢板上增加第三枚螺钉来提高扭转刚性。

骨骼可能会承受偏心载荷。这发生在股骨上，股骨头相对于股骨干处于偏心位置。为防止发生骨畸形愈合，骨不连，骨的凸面受到拉力，而凹面是受到压缩力。固定在骨张力侧的钢板起到张力带作用，将张力转换为压缩力（图12.7和图12.8）。

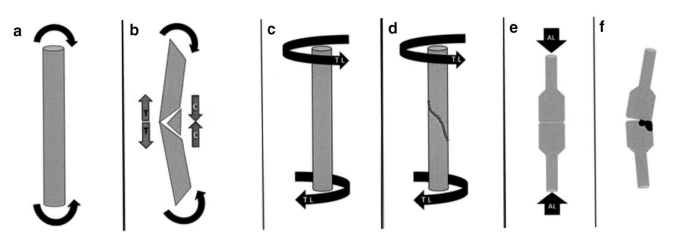

图 12.2　不同应力载荷下典型的骨折类型。（a）弯曲载荷。（b）弯曲载荷导致的楔形骨折块，观察压缩侧改变（C）张力侧改变（T）。（c）扭转载荷。（d）扭转载荷导致的螺旋形骨折。（e）轴向载荷。（f）轴向载荷导致的关节压缩骨折

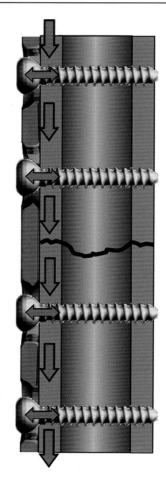

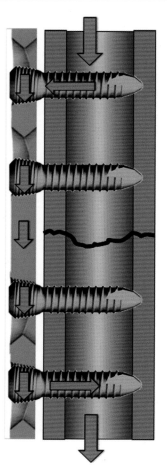

图 12.3　非锁定钢板载荷分布。压力通过骨折端、钢板 – 骨界面传递。骨密度越高螺钉扭矩越大、钢板 – 皮质摩擦力越大

图 12.4　锁定钢板载荷分布。压力大部分通过钢板、螺纹钉头和螺纹螺孔组成的角稳定单元传递。在这种情况下，骨骼的密度不太重要，因为将在螺钉头和螺孔间界面获得高扭矩

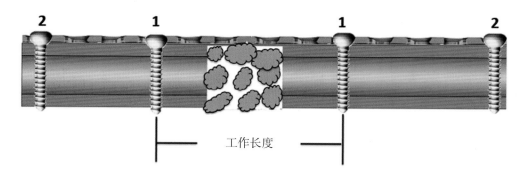

图 12.5　钢板工作长度概念。描述了骨 – 钢板结构。近端螺钉（1）指在骨折线两侧最近端螺钉。远端螺钉（2）指在骨折线两侧最远端螺钉。钢板工作长度应该根据骨折类型调整，并且会影响骨折位置的稳定性

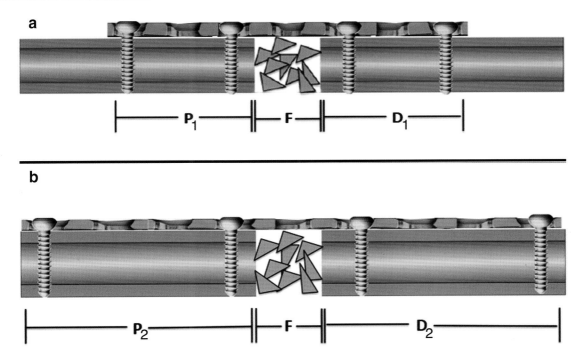

图12.6　钢板长度和螺钉分布对骨－钢板结构的影响。（a）通过短钢板稳定粉碎性骨干骨折。观察骨折位置长度（F）钢板近端部分骨长度（P_1）钢板远端部分骨（D_1）长度关系。骨折线两侧钢板的长度和骨折位置长度比例越小发生内固定失败的可能性越大。（b）通过长钢板固定粉碎性骨折。每个固定骨段（P_2 和 D_2）的长度远大于骨折段长度。这样可以更好地控制每个骨折块，并增加弯曲和扭转的稳定性

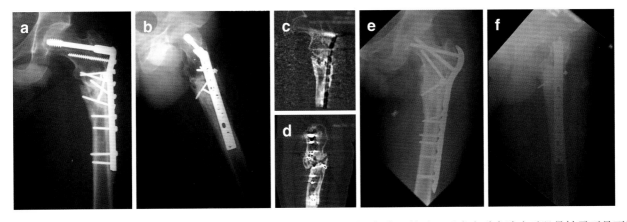

图12.7　在骨的张力侧使用钢板形成绝对稳定性。（a，b）股骨近端正位、侧位 X 线片显示多次手术治疗后股骨转子下骨不连，骨折位置一枚拉力螺钉断裂，股骨内翻。（c，d）CT 证实转子下位置骨不连。（e，f）骨不连手术治疗后 X 线片显示骨完全愈合，手术方法是在骨不连位置进行股骨楔形闭合截骨，切除萎缩性骨不连的纤维组织部分。截骨术的目的在于纠正股骨内翻畸形，在股骨张力侧使用钢板固定。在置入远端螺钉前，在远端螺孔使用远侧滑动加压。在钢板外侧使用一枚拉力螺钉增强压应力。手术顺序为截骨，复位，钢板近端固定，远侧滑动加压并打入偏心螺钉，从前到后垂直于骨折部位应用拉力螺钉。该病例使用多种方法实现骨折端绝对稳定

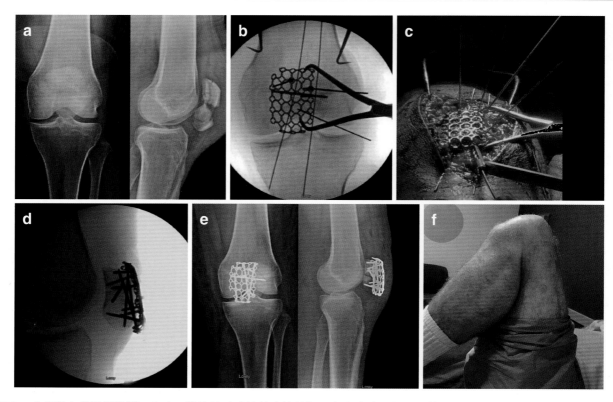

图 12.8　动态张力带钢板案例。（a）X线片显示髌骨粉碎性骨折。（b）术中透视显示使用低切迹锁定钢板在髌骨前表面固定。（c）术中透视显示在在骨的张力面使用钢板。（d）术中透视显示在完成固定后实现满意复位。（e）术后即刻X线片显示髌骨前表面钢板，一旦患者膝关节从伸直转为屈曲，钢板就可以将张力转为骨折间压力。（f）骨折内固定术后6周临床功能评估，患者无诉不适，膝关节活动完全正常

结论

　　钢板和螺钉是骨科手术最常用的工具。由于其丰富的生物力学功能，可以提供绝对、相对稳定。钢板内固定需要精确的术前计划、细致的术中操作从而实现理想的生物力学固定。钢板的长度和厚度，螺钉在钢板的分布，骨密度，钢板和骨表面摩擦力，螺钉的机械交锁，以及螺钉头和钢板螺孔特点都是决定骨 – 钢板结构生物力学性能的因素。尽管在钢板设计研发领域已经有了很大发展，但是骨折治疗护理原则仍然不变，手术指征和正确的内固定应用直接决定治疗结果。接下来的章节将讲述锁定钢板和非锁定钢板的各种生物力学特征。

参考文献

[1] Hayes WC. Biomechanical measurements of bone. In: Burstein A, editor. CRC handbook of engineering in medicine and biology: section B. Instruments and measurements. Cleveland: CRC Press; 1978. p. 333–372.

[2] Hayes WC. Biomechanics of fracture healing. In: Heppenstall RB, editor. Fracture treatment and healing. Philadelphia: WB Saunders; 1980. p. 124–172.

[3] Rahn BA, Gallinaro P, Baltensperger A, Perren SM. Primary bone healing: an experimental study in the rabbit. J Bone Joint Surg Am. 1971;53(4):783–786.

[4] Mueller M, Allgower M, Willenegger H. Technik der operativen Frakturenbehandlung. Berlin: Springer; 1963.

[5] Gerber C, Mast J, Ganz R. Biological internal fixation of fractures. Arch Orthop Trauma Surg. 1990;109(6):295–303.

[6] Ganz R, Mast J, Weber B, Perren S. Clinical aspects of "bio-logical" plating. Injury. 1991;22:4–5.

[7] Perren SM. Physical and biological aspects of fracture healing with

special reference to internal fixation. Clin Orthop. 1979;138:175–196.

[8] Lane WA. Some remarks on the treatment of fractures. Br Med J. 1895;1(1790):861–863.

[9] Uhthoff HK, Poitras P, Backman DS. Internal plate fixation of fractures: short history and recent developments. J Orthop Sci. 2006;11(2):118–126.

[10] Danis R. Theorie et practique de l' osteosynthèse. Paris: Masson & Cie Éditeurs; 1949.

[11] Bagby GW, Janes JM. The effect of compression on the rate of fracture healing using a special plate. Am J Surg. 1958;95(5):761–71.

[12] Müller ME, Allgöwer M, Willenegger H. Compression fixation with plates. In: Technique of internal fixation of fractures. Berlin: Springer; 1965. p. 47–51.

[13] Perren SM, Russenberger M, Steinemann S, Müller ME, Allgöwer M. A dynamic compression plate. Acta Orthop Scand. 1969;135:31–41.

[14] Perren SM, Cordey J, Rahn BA, Gautier E, Schneider E. Early temporary porosis of bone induced by internal fixation implants: a reaction to necrosis, not to stress protection? Clin Orthop. 1988;232:139–151.

[15] Gautier E, Perren SM. [Limited Contact Dynamic Compression Plate (LC-DCP)–biomechanical research as basis to new plate design]. Orthopade. 1992;21(1):11–23. . Review. [Article in German]..

[16] Kessler SB, Deiler S, Schiffl-Deiler M, Uhthoff HK, Schweiberer L. Refractures: a consequence of impaired local bone viability. Arch Orthop Trauma Surg. 1992;111(2):96–101.

[17] Perren SM, Buchanan JS. Basic concepts relevant to the design and development of the point contact fixator (PC-Fix). Injury. 1995;26(Suppl 2):S-B1–4.

[18] Tepic S, Perren SM. The biomechanics of the PC-Fix internal fixator. Injury. 1995;26(Suppl 2):S-B5–10.

[19] Frigg R, Appenzeller A, Christensen R, Frenk A, Gilbert S, Schavan R. The development of the distal femur Less Invasive Stabilization System (LISS). Injury. 2001;32(Suppl 3):SC24–SC31.

[20] Frigg R. Locking Compression Plate (LCP). An osteosynthesis plate based on the dynamic compression plate and the Point Contact Fixator (PC-Fix). Injury. 2001;32(Suppl 2):63–66.

[21] Wagner M. General principles for the clinical use of the LCP. Injury. 2003;34(Suppl 2):B31–B42.

[22] Schmal H, Strohm PC, Jaeger M, Südkamp NP. Flexible fixation and fracture healing: do locked plating 'internal fixators' resemble external fixators? J Orthop Trauma. 2011;25(Suppl 1):S15–S20.

[23] Hak DJ, Mauffrey C, Seligson D, Lindeque B. Use of carbon-fiber-reinforced composite implants in orthopedic surgery. Orthopedics. 2014;37(12):825–830.

[24] Hayes WC, Perren SM. Flexural rigidity of compression plate fixation (Nordic Meeting on Medical and Biological Engineering, 2d, Oslo, 1971. Proceedings). Med Biol Eng. 1971;2:242–244.

[25] Hayes WC, Perren SM. Plate-bone friction in the compression fixation of fractures. Clin Orthop. 1972;89:236–240.

[26] Wagner M, Frigg R, editors. AO manual of fracture management. Internal fixators: concept and cases using LCP and LISS. Stuttgart/New York: Thieme; 2006.

[27] Tornkvist H, Hearn TC, Schatzker J. The strength of plate fixation in relation to the number and spacing of bone screws. J Orthop Trauma. 1996;10(3):204–208.

[28] Gautier E, Sommer C. Guidelines for the application of the LCP. Injury. 2003;34(Suppl 2):63–76.

第 13 章　非锁定钢板功能 1

Jonathan G. Eastman

骨折切开复位钢板螺钉内固定术（ORIF）已成功开展了 100 多年 [1, 2]。尽管目前多数外科医生会选择髓内钉或预弯的锁定钢板来固定骨折，但仍有许多骨折适合使用简单的非锁定钢板进行治疗。非锁定钢板的稳定性在很大程度上取决于螺钉产生使钢板和骨骼之间发生接触的把持力，及螺钉在负荷期间保持该把持力直至骨折愈合的能力 [2]。

尽管存在许多不同形状、尺寸和厚度的非锁定钢板，但该板在治疗中所起的作用是由特定的骨折类型及外科医生的选择来确定的。治疗中非锁定钢板可发挥的主要功能是压缩、中和、支撑、张力带和桥接。当需要绝对稳定并希望骨折一期愈合时，通常使用钢板的前 4 个功能。当需要相对稳定并且预期骨折二期愈合时，通常会使用桥接钢板 [2]。本章的目的在于通过分析临床病例，回顾非锁定钢板的主要功能，说明要避免的潜在陷阱。

加压钢板

加压钢板常用于简单的骨干或干骺端骨折，虽然该技术可以应用于任何横行或短斜行骨折，但它最常用于肱骨、桡骨、尺骨、锁骨、胫骨和腓骨。当通过微创的手术显露，采用符合生物力学的内固定物，达到骨折解剖复位内固定时，骨折的预期愈合率超过 95%[3-6]。除了新鲜骨折外，加压钢板用于治疗骨干骨不连也已取得了很大的成功 [7-9]。

尽管非锁定板所起的作用因外科医生而异，但同时也受患者体型、并发症、骨骼质量以及患者医从性等因素影响。通常内植物的尺寸是由被固定骨骼的大小来决定，例如，肱骨的治疗需要用大尺寸的内植物，

而桡骨和尺骨通常用小尺寸的内植物 [2, 10]。尽管一些作者质疑简单的上肢横行骨折所需的内固定螺钉的数量，但大多数外科医生选择在骨折端的两侧各用 3 枚双皮质螺钉固定 [11]。

骨干加压钢板的临床应用及外科技术

一名 28 岁的右利手女性因车祸导致桡骨干骨折（图 13.1）。采用前臂标准的掌侧入路。手术显露复位后，选择以骨折为中心的 7 孔有限接触动态加压钢 板（LC–DCP）（DePuy Synthes, Raynham, USA）固定。用第一枚螺钉通过中心位置把钢板固定于骨折的近折段，然后通过偏心位置以加压方式放置另一枚螺钉于骨折的远折段近骨折端。基于板和螺钉的设计，当螺钉在偏心位置与板齿合时，它接触了板螺钉孔的倾斜轮廓，并使板产生了 1mm 平移。由于此时钢板只牢固固定于一侧骨折段，因此板的平移可以在两个骨折端之间产生 1mm 的压缩 [2]（图 13.2）。

外科医生必须谨慎使用此技术，因为在此示例中，将螺钉放置在孔的另一侧（朝向骨折处）会产生 1mm 的牵张使骨折断端分离。拧紧第一枚螺钉后，通过直视和透视检查骨折的对位和对线情况。通过在孔 2 中的适当偏心位置添加第二枚螺钉来实现骨折进一步加压。一旦该螺钉与板齿合，就松开孔 3 中的初始偏心螺钉，以使螺钉头不与孔斜面接合，并且将第二枚螺钉完全拧紧，产生额外的 1mm 加压力。将第三个孔中的螺钉完全拧紧以确保复位，并且将螺钉以静态模式放置在其余的孔中，以保持骨折的加压和对齐（图 13.3）。

图 13.1　前臂前后位（a）和侧位（b）
X 线片显示左前臂移位的横行骨折

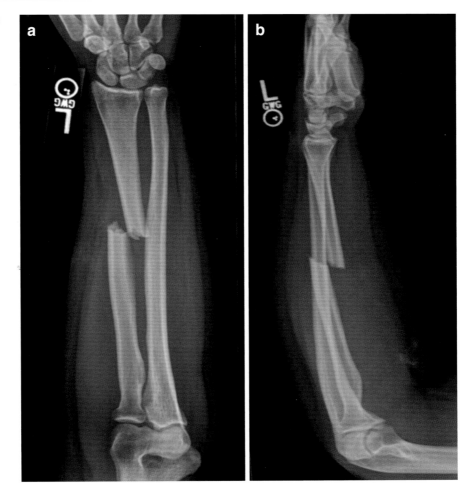

图 13.2　术中前后位透视图像显示了以
骨折为中心的 7 孔有限接触动态加压钢
板（LC–DCP）的位置。（a）首先将螺
钉固定在近折段上，然后将螺钉置于中
立位置，位于钢板（从板顶部开始）的
第五个孔中。接下来，放置一枚偏心螺
钉，将螺钉放置在紧邻骨折端的第三个
孔中。在拧紧时，它在两个节段之间产
生 1mm 的压缩力。（b）然后，将一枚
螺钉偏心地放置在第二个板孔中，引起
另外的 1mm 压缩。松开第三个孔中的
初始偏心螺钉，而将第二个孔中的螺钉
拧入以允许进一步压缩。孔 2 中的螺钉
完全就位后，孔 3 中的螺钉将重新拧紧。
请注意（a）中第三个孔中螺钉的偏心
位置和（b）中心位置，这表明孔 2 中
的螺钉施加了更大的压缩力

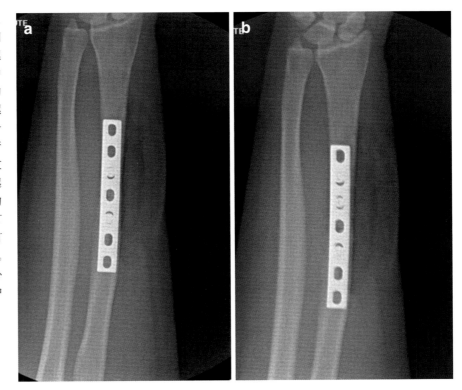

图 13.3 术后 3 个月的前臂前后位（a）和侧位（b）的 X 线片，显示骨折复位未丢失及无骨痂形成的一期骨愈合

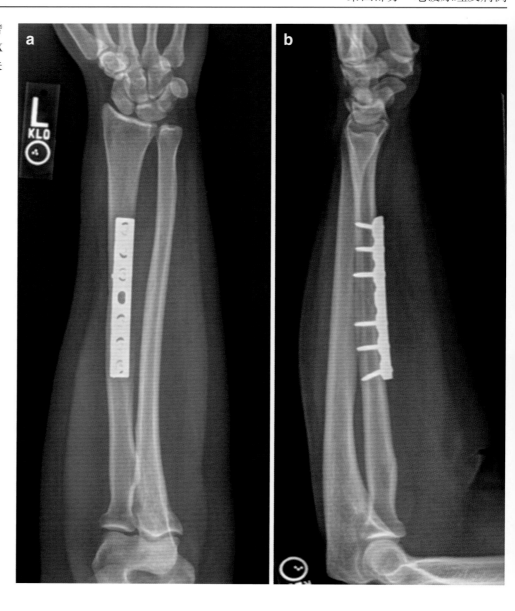

除了使用偏心螺钉放置以外，还可以使用其他产生压缩的方法。外架的使用可有助于骨折复位并提供压缩力。对于横断骨折，可以通过在骨折两端每一侧上的钻孔应用改良的点状尖复位钳来实现加压。其他产生加压的方法包括外接钢板的板外螺钉装置，通常如 Verbrugge 外架或铰链紧张装置。最近的研究比较了这些不同的加压方法，并显示出统计学上的差异，但这些差异的临床相关性尚不十分清楚[13, 14]。

虽然加压钢板是一种相对清晰和简单的技术，但也存在一些潜在的陷阱。如上所述，第一个陷阱是如果在最靠近骨折端的一侧进行偏心钻孔，则会产生牵张力。尽管大多器械的钻孔方法均已明确标记，但外科医生需要了解基本原理，以避免发生这种简单的错误。如果确实发生这种情况，则可以通过将螺钉放置到正确的位置来纠正，但是两个钻孔彼此之间非常靠近的风险会产生应力上升，并可能因皮质磨损使内固定失效。

第二个陷阱是钢板放置不垂直于横行的骨折线。如果将板倾斜放置，则通过任何方法产生的压缩力都不会完全是线性的，并且可能导致骨折端的压缩不平衡。这可能关系到临床骨折复位的优劣程度。

第三个陷阱是在未解剖复位的情况下，将加压钢板技术应用于简单的横行骨折中。通常，治疗

这些骨折的外科医生会在获得解剖复位后，尝试使用刚性固定结构来实现绝对稳定性和一期骨愈合。如果在刚性的愈合环境中存在小的骨折间隙，则由于骨折部位存在较高的应变，导致骨不连的可能性增加[2, 15]。

第四个陷阱是没有适当地塑造钢板的形状，这会导致医源性不良反应。这最常见于横行骨折。由于钢板在钢板固定侧的断端骨质上产生压缩，因此如果该板没有稍微过度预弯，则在产生压缩时，对侧的断端皮质会产生间隙[2, 15]（图13.4和图13.5）。如上所述，这对于小的固定间隙的简单骨折和刚性结构可能是有问题的。最小化这种风险的另一种方法是用稍微过度预弯的钢板在骨折的两侧以偏心的方式钻两个孔，并交替拧紧螺钉直到两枚螺钉都拧紧。

尝试对斜行骨折进行加压钢板固定时可能会出现两个潜在的陷阱。为了在这种情况下正确地进行加压钢板固定，将钢板先固定于骨折的一端，以使钢板与斜行骨折线之间形成一个锐角（＜90°）。这样会在钢板和骨骼之间形成腋窝样结构，从而防止骨折的另一端发生移位，并在骨折端进入该腋窝样结构过程中产生压缩力。如果要在此过程中放置拉力螺钉，则应在钢板加压后置入。如果首先放置拉力螺钉，使骨折在钢板上受到动态压缩时，应力会沿着螺钉-骨界面施加，并可能最终导致拉力螺钉的失效。如果钢板首先错误地固定于钢板与斜行骨折线之间形成钝角的骨折段，则不会产生腋窝样结构。当骨折被压缩时，因为失去了钢板的夹持和压缩，

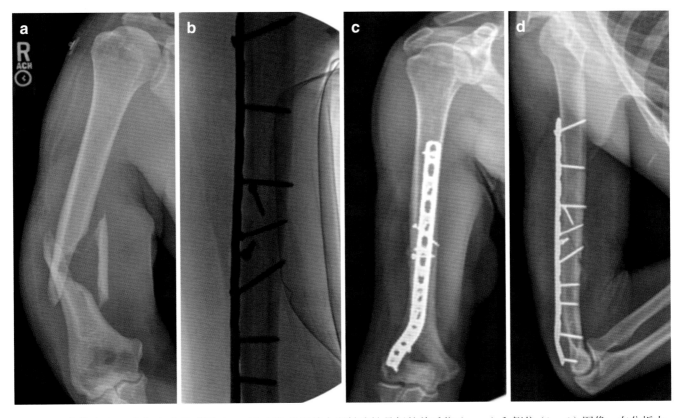

图13.4　术前（a）、术中（b）和术后（c，d）右肱骨远端大段粉碎性骨折的前后位（a，c）和侧位（b，d）图像。在分析中，请注意外科医生如何通过直接暴露、钳夹复位骨折块间的加压拉力螺钉和长的中和板来获得解剖复位和绝对稳定性。在侧位透视图上，注意，肱骨矢状面弓消失，因为直的钢板没有适当地塑形使之与骨贴合。结果，骨被迫接受直的不服帖的钢板，在远端骨折部位前侧产生一个间隙，如图（b，d）。在术后4.5个月的图像（c，d）中，可见骨折端有部分骨痂，但骨折线清晰可见。尽管没有内固定失效，且不是明确的骨不连，但预期的愈合却不尽如人意。由于没有对钢板进行适当的塑形，无法维持骨折的解剖复位，骨折不是通过绝对的稳定和一期骨愈合，而是逐渐转向具有骨痂生长的二期骨愈合

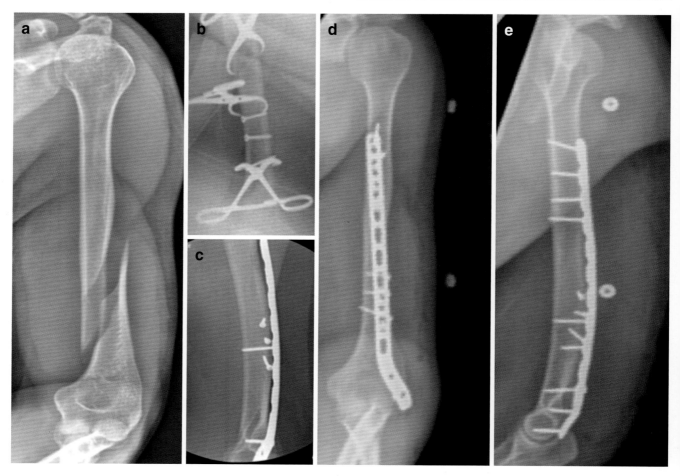

图 13.5　左螺旋形肱骨远端骨折术前（a），术中（b，c）和术后（d，e）的前后位（a，b，d）和侧位（c，e）图像。（b）展示直接复位并使用 2.7mm 埋头拉力螺钉对骨折端进行加压。（c）展示了合适的钢板矢状平面轮廓，重建了肱骨矢状弓。术后图像（d，e）展示骨折端解剖复位及钢板中和后的最后形态

骨折会沿着斜行的骨折线方向滑移，从而导致骨折对位不良 [2, 15]（图 13.6）。

　　最后，内植物的大小要合适，通常情况下，害怕内植物太小或不够坚固，不利骨折愈合环境，可能会错误地使用太大的内植物。例如，前臂通常使用小的加压钢板，它们能够承受前臂足够的扭转力，而不推荐使用具有可塑性的重建板 [2]。同样，除非患者身材矮小，否则应使用较大内植物来固定肱骨。小的非锁定钢板通常没有足够的强度来维持复位，直至骨折愈合 [2, 10]（图 13.7）。

中和／保护钢板

　　中和或保护钢板的提出最初用于治疗以绝对稳定性和一期骨愈合为目标的斜形骨折。该技术用于治疗严重的斜型骨干骨折、干骺端骨折及具有斜行骨折线的骨不连。利用钻孔或螺钉术前设计，在两个骨折块之间垂直置入一枚拉力螺钉，是获得两个骨折块之间相互加压的一种经典方法。在骨质良好情况下，正确使用拉力螺钉会产生高达 3000 N 的压力，所以在治疗中应尽可能考虑使用该技术 [2]。拉力螺钉可提供良好的加压作用，但它不能充分抵抗残余的剪切力、弯曲力和扭转力。拉力螺钉可以放置在钢板外，也可以将其放置在钢板的一个孔中，

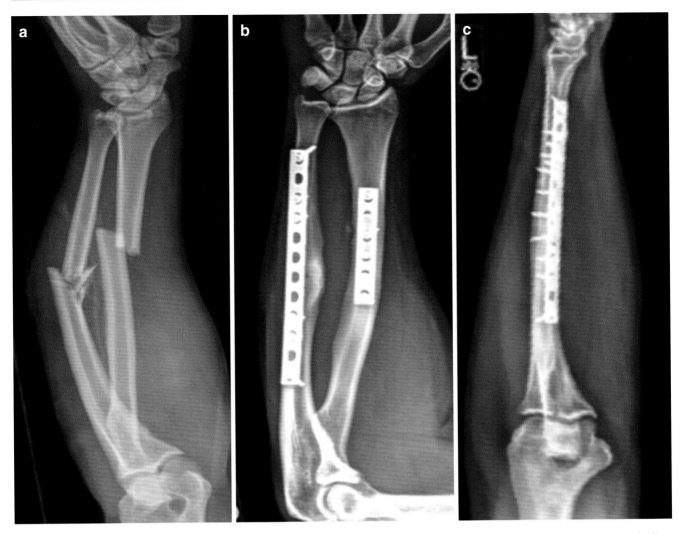

图13.6　前后位片显示尺骨干粉碎性骨折和桡骨干斜行骨折。骨折线从近端前部向远端后部倾斜。首先将板固定到近折段，最靠近骨折处的孔，形成一个锐角和一个腋窝样结构。下一枚螺钉是放置在偏心位置的最远端的螺钉，该螺钉将动态压缩施加到先前的腋窝样结构中，以充分固定骨折端。其余的螺钉放在中立位。术后正位（b）和侧位（c）X线片显示4个月时桡骨一期骨愈合，无骨痂生长，尺骨二期愈合，并有大量的骨痂生长

具体取决于骨折的方向、所用的手术方法以及钢板的位置。

　　当骨折复位欠佳或定位不当，即使使用拉力螺钉加压，也可能残留微小间隙。这种在骨折部位应变增加太高，增加了骨不连和内固定失效的风险[2,15]。此外，拉力螺钉置入的顺序及位置也可能出现错误。研究表明，穿过钢板放置的拉力螺钉在生物力学上是有优势的，但是这种结构不可能适用于所有骨折和手术暴露。

　　如果螺钉首先放置于板外，则必须注意确保螺钉充分埋头或在中和钢板的路径之外。将板放在露头的螺丝头上，会限制钢板与骨的接触，使之不能产生最优的结构强度。如果无法避免，就必须对钢板进行适当的塑形以容纳螺钉头。无论是在螺钉头上还是在骨头上，如果一个坚固的钢板没有充分地塑形，插入并拧紧皮质螺钉都会迫使骨折变形。如果两者轮廓相差足够大，这会导致医源性畸形，并导致拉力螺钉周围的复位丢失或骨折粉碎。骨质良好的骨骼可以产生足够的屈服力，以适应不服帖的轮廓，从而导致对线改变以及预期愈合方式的改变（图13.4）。

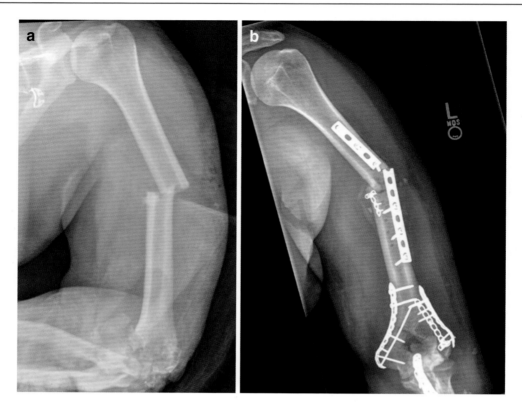

图 13.7　成人左侧肱骨干横断骨折和肱骨远端复杂粉碎性骨折的正位 X 线片（a）。手术治疗后 6 周，左肱骨的正位 X 线片（b）显示，通过螺钉加压固定的钢板失效且骨折再移位。需要注意的是，尽管增加了一个更小的 2.0mm 辅助 T 形板，但使用的 3.5mm 有限接触动态加压板（LC–DCP）不够坚固，不足以承受大体型患者肱骨中存在的弯曲和扭转载荷。剥离骨膜以放置钢板，可能会破坏骨折本身的愈合潜力

中和钢板患者实例

　　一名 32 岁的右利手男性因跳伞降落导致左肱骨远端斜形骨折（图 13.5）。夹板复位前后神经功能完好。在全面讨论治疗方案后，他选择了手术内固定。术中左侧卧位，骨折通过后路（保留肱三头肌）显露[16, 17]。用几个点状复位钳将骨折复位。一旦确认骨折复位，就使用 3 枚 2.7mm 的埋头拉力螺钉提供初始稳定性。这些螺钉按不同的骨折线方向以不同的角度置入。成功置入 3 枚螺钉后，选用一块适当长度的在矢状面上适当塑形的关节外肱骨远端锁定加压钢板（LCP），骨折近端 3 枚双皮质非锁定螺钉固定，远端 3 枚双皮质非锁定螺钉和 1 枚单皮质锁定螺钉固定。肱骨远端外侧需要单皮质锁定螺钉，因为任何双皮质螺钉都将进入关节内。3 个月后骨折顺利愈合（图 13.5）。

　　一名 27 岁的男性右脚扭伤，造成三踝骨折（图

13.8）。腓骨骨折近端有骨碎片，不易固定。腓骨采用后外侧切口直接复位，并在近端主骨折块和远端骨折块之间用单独的 2.4mm 拉力螺钉固定，然后用外侧 1/3 管形板和 3.5mm 皮质螺钉中和剩余的扭转力。

支撑 / 抗滑钢板

　　使用具有支撑或抗滑功能的钢板可治疗干骺端和部分关节内骨折，这些骨折具有垂直的不稳定性，并且在生理负荷下易于向头侧或尾侧移位。这些术语通常可以互换使用，但是存在细微的区别。"支撑"一词适用于有可能在生理负荷下骨折块向远端移位。使用支撑板最常见的部位是胫骨平台骨折。相反，抗滑钢板适用于具有在生理负荷下骨块向近端移位的骨折（例如外踝、后踝、内踝、肱骨远端

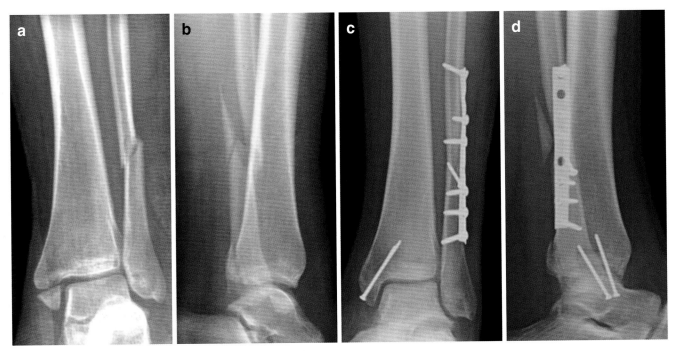

图 13.8 右踝的术前（a，b）和术后（c，d）正位（a，c）及侧位（b，d）X 线片，显示腓骨骨折线为后上至前下的旋后外旋损伤。腓骨骨折的近端部分粉碎无法重建。在近端主骨折块和远端骨折块之间使用独立的 2.4mm 拉力螺钉进行切开复位内固定，然后用适当塑形的 1/3 管形钢板中和扭转力

和股骨远端骨折）[2, 18-23]。

对于这些骨折，可以复位，并进行临时固定。为了消除剪切力，在裂缝的顶点处施加一块钢板以防止骨折轴向移位。这种生物力学上有利的结构产生了容纳不稳定骨折片骨折块的腋窝样结构，并降低了其移位的可能。许多钢板都可以实现此功能 - 小钢板，解剖学塑形等。大多数情况下，标准的小钢板甚至更具延展性的钢板，例如重建板或管形板，可以适当地塑形，并以任何一种方式起作用[2]。通常，即使是预塑形的钢板也需要再塑形以确保板和骨骼之间的正确接触。与任何钢板一样，确保理想的轮廓对于避免因板块不服帖而引起的骨折再移位很重要。

用刚性板，应将其定位，并首先拧入最接近骨折顶点的螺钉。这将启动钢板和骨相互作用，并确保形成腋窝样结构。这样做可以减少将来发生骨折移位可能。拧入此螺钉时，一个小的技巧是将其偏心放置在最靠近骨折端的孔的一侧，如在前文加压钢板部分中所指出的一样。通过使用通用的钻头 / 软组织导向器，外科医生可以将螺钉偏心地放置在邻接板侧面的孔中。该操作不会在拧入过程中移动钢板，它会将螺钉放置在尽可能靠近内植物的位置。如果由于某种原因，包括顶点螺钉在内的钢板的远端固定松动，且螺钉头部脱出，则因为螺钉的轴更靠近板，与中心螺钉位置相比，使板的潜在位移受到限制。制式的钻头 / 软组织导向器可以帮助将螺钉置于"支撑模式"[2]。

容易发生的两个错误是对骨折的整体情况的认识不足，包括骨折的粉碎程度 / 骨折线方向和潜在的垂直不稳定性。如果外科医生无法识别正确的骨折角，并且未将钢板放置在骨折的顶点，那么钢板抗剪切力的能力就会因为把持力差而不太理想。同样，由于解剖或与软组织相关的原因，外科医生可能无法支撑骨折的受压侧，或者选择不这样做。这通常在胫骨平台和股骨远端骨折中看到，这是因为外科医生选择仅使用外侧植入物（通常是在骨折张力侧使用外侧锁定板）稳定内侧损伤（图 13.9）。当在压迫侧出现粉碎性骨折时，或者因骨折形态导致侧向

的固定有限时，就会产生很大的风险。

　　在本例中，只有螺钉的远端固定骨折的内侧部分，导致骨折内固定和稳定性不佳，复位丢失和畸形愈合／不愈合的可能性增高。对于具有后内侧碎片的胫骨平台骨折，由于螺钉的设计轨迹，以标准方式应用的横向锁定板无法充分把持后内侧骨折块[23]。外科医生应选择复位和应用合适的后内侧支撑钢板治疗这些骨折，而不是希望通过使用生物力学上有缺陷的结构来获得成功。

　　另一个错误是所使用的钢板强度不足以承受骨折愈合过程中所受到的力。类似于上述加压钢板的讨论，骨骼的大小和骨折的形态通常决定着内植物的大小。对于许多踝关节骨折，可以使用小钢板、1/3 的管形、1/4 的管形钢板和重建钢板。还应考虑其他因素，例如骨骼质量、身体习惯和预期的患者

依从性。对于可能无法或选择不接受负重限制的体型大、老年人，或愈合时间较长的患者，应考虑使用更大、更坚固的内植物（图 13.10）。

支撑／抗滑钢板患者实例

　　一名 37 岁男性患者，因摩托车碰撞，致右胫骨平台双髁骨折并伴有软组织损伤，软组织损伤延迟了最终确切治疗时间，采用了暂时的超膝关节外固定，直到软组织损伤得到改善。他最终通过直接后内侧入路对后内侧骨折块进行了 ORIF（切开复位内固定术）。预塑形的后内侧板以支撑钢板模式放置在骨折的顶端，以防止后内侧骨折块向尾端和后侧移位。固定好后，行前外侧入路，以复位并固定外

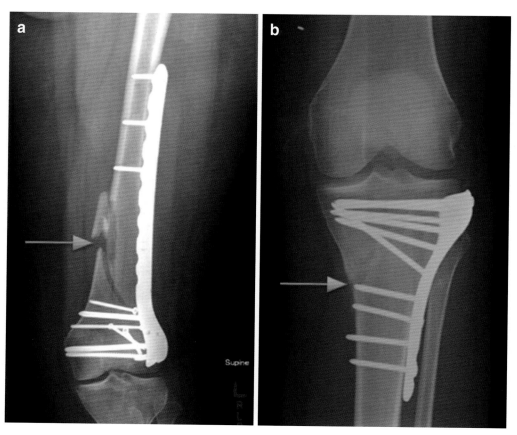

图 13.9　左股骨正位 X 线片（a）显示股骨远端关节内骨折伴骨折线延伸，内侧骨折块用外侧股骨远端锁定板固定。左膝的正位 X 线片（b）显示胫骨内侧平台骨折用外侧锁定板固定。对于这两种骨折，一种更理想的生物力学构造将包括通过位于骨折顶点的支撑板进行复位和固定，第一固定点靠近每个骨折的顶点（箭头）。请注意，这两种骨折都发生在年轻患者中，锁定钢板不是必需的

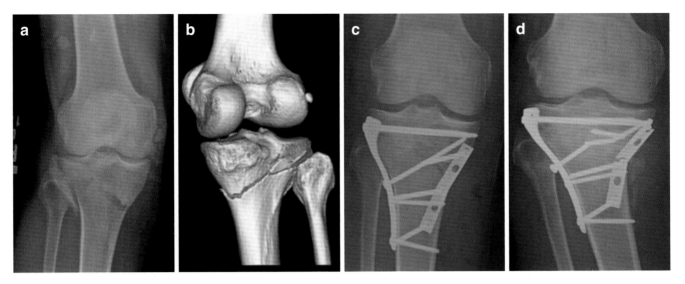

图 13.10　右膝正位（a）和后斜位（b）CT 重建图，显示胫骨平台双髁骨折。用 1/3 的管形钢板稳定在骨折顶点（支撑）和预塑形的胫骨近端外侧钢板（c），以固定骨折。关节面平整和冠状面对位好。尽管该患者并不肥胖，但他承认在手术几周后曾用患肢行走。8 周的正位（d）X 线片显示，内侧植入物的疲劳失效，导致内翻。一个更强的内侧结构可能会经受住在早期负重期间所受的力

侧髁部分，预塑形的胫骨近端前外板也起支撑钢板的作用，以防止骨折块向尾侧移位（图 13.11）。

一名 22 岁的女性，因车祸致左踝旋后内收型骨折。医生对她采用了直接内侧入路复位内踝。由于垂直方向的骨折线，一个带有 2.7mm 螺钉的 1/4 管形钢板以抗滑模式的方式放置，以中和剪切力并维持解剖复位。用逆行的 3.5mm 皮质螺钉髓内固定腓骨的张力骨折（图 13.12）。

一名 28 岁男性，因摩托车碰撞致开放性复杂的股骨远端关节内骨折，伴有较大股骨内侧髁骨折块，以及股骨外侧髁冠状面剪切骨折碎片。这可以通过开放的内侧伤口以及髌旁外侧切口进行复位和固定。较大的骨折线延伸到骨干的股骨内侧髁骨折块，用 4.5mm 的拉力螺钉进行骨折间复位及加压，并直接在骨折顶部放置一个 3.5mm 的加压钢板。在该位置，钢板以抗滑钢板模式起作用，以防止骨干部骨折块向头侧移位（图 13.13）。

张力带钢板

张力带钢板的主要原理是通过将内植物放置在承受偏心载荷的骨骼的张力侧来稳定骨折。进非锁定张力带钢板的常用部位如下：股骨近端或股骨干外侧面，髌骨的前面和鹰嘴的后面。胫骨近端是另一个例子，尽管它通常利用锁定技术进行近端固定。张力侧由周围附着的肌肉 / 韧带正常生理负荷所产生的张力由植入物来承受，并将其转化为相对面的压缩力（例如肘关节的伸肌装置）。

成功的张力带钢板有一定的要求。首先，骨折的压力侧必须是可承受加压的简单骨折，而不是粉碎性骨折，或者至少是可重建的粉碎性骨折。如果骨折的压力侧（例如鹰嘴关节面）不能完整重建，则在生理负荷过程中会发生塌陷，从而导致潜在的固定失败，畸形愈合或骨不连[2]。在这些骨折中仍然可以使用钢板螺钉结构。但正如下一章[2, 24-26]中所述，钢板将起到桥接钢板的作用。第二个要求是，钢板必须在骨的张力侧，并具有足够的强度，以承受所施加的张力。如果将钢板放置在骨的压力侧，它将无法抵抗张力。如上文所述，许多钢板都可以用作张力带钢板，但必须具有适当的大小以能够承受特定解剖位置所受的力。对于股骨，较大的钢板植入物（例如 4.5mm 加压固定角钢板）都可以用作张力带钢板。根据患者体型大小，有 3.5mm、2.7mm，甚

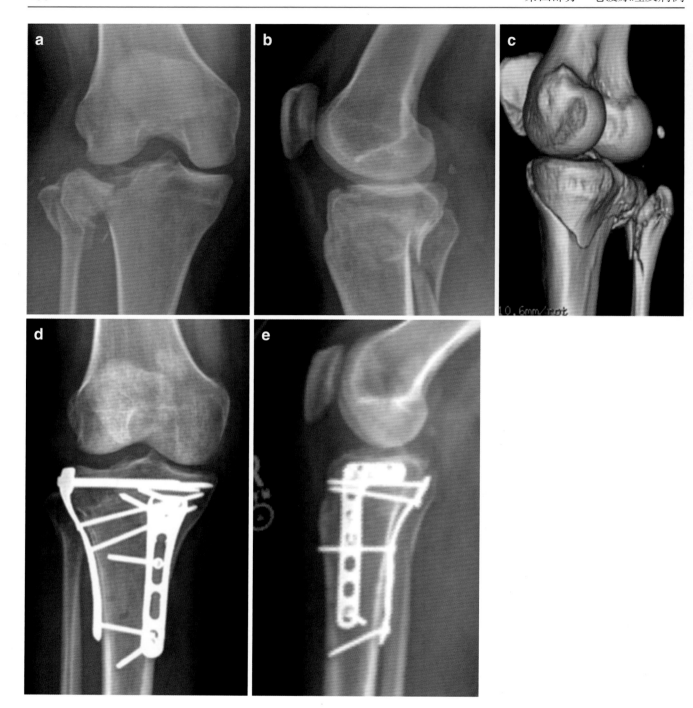

图 13.11　伤后正位（a）和侧位（b）X 线片以及后内侧斜位三维 CT 图像（c）显示右胫骨平台双髁骨折。术后正位（d）和侧位（e）X 线片显示：对于两个骨折块，均使用了支撑板复位和固定。值得注意的是，尽管胫骨近端后内侧板（DePuy Synthes）有具有锁定功能的孔，但只使用非锁定螺钉

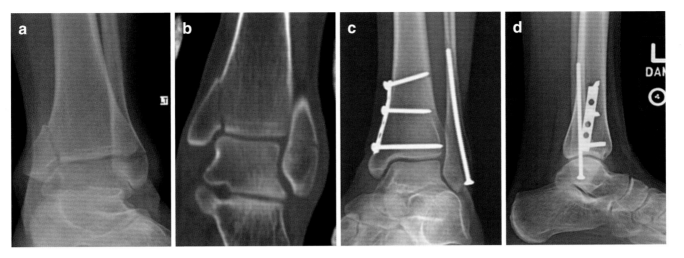

图 13.12　正位 X 线片（a）和冠状位 CT 图像（b）显示：左踝旋后内收型骨折，骨折内侧边缘无压缩。术后正位（c）和侧位（d）X 线片，显示使用 1/4 的管形钢板和 2.7mm 螺钉进行解剖复位和固定。内侧钢板起抗滑钢板作用，其中钢板中的第二枚螺钉位于骨折的顶点

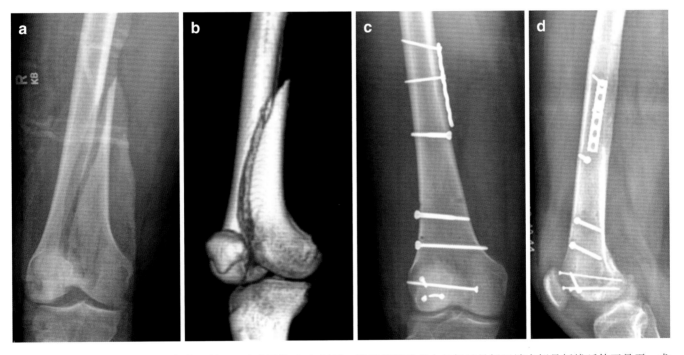

图 13.13　正位 X 线片（a）和斜位三维 CT 重建图像（b）显示：股骨远端关节内骨折且骨折远端内侧骨折线延伸至骨干。术后正位（c）和侧位（d）X 线片，显示采用独立的 3.5mm 拉力螺钉，4.5mm 轴螺钉和 3.5mm 有限接触动态加压钢板（LC-DCP）（DePuy Synthes）解剖复位和固定骨折，内侧 3.5mm 有限接触动态加压钢板位于骨折顶端起支撑钢板的作用。值得注意的是，钢板仅在骨折的近端有用螺钉，而远端没有螺钉固定，因此它仅起到纯粹的支撑作用

至是 2.4mm 的钢板都可以用作张力带钢板[2, 4-26]。

张力带钢板患者实例

一名 33 岁的男性，因跳伞事故致右股骨转子下 / 转子间骨折伴右侧髋臼双柱骨折。通过股骨近端外侧切口显露，复位钳复位并用克氏针临时固定，以恢复股骨近端并重建股骨近端的内侧（压力侧）。一旦放置了足够的临时固定物，就应用了一个 95° 的角钢板（DePuy Synthes）固定。内侧皮质随着复位而恢复，该板置于外侧张力侧皮质上，并将张应力转换为压应力。随着骨折的复位，可以使用其他几种植入物固定骨折。股骨近端锁定钢板或股骨近端钩钢板也能以类似的方式使用，但是需要使用锁定螺钉固定骨折的近折段。滑动髋螺钉用于股骨转子下骨折并不理想，因为有较高的失败率。也可以使用重建或头髓髓内钉，但在该患者中没有使用。由于转子间骨折线较长，要确保无论哪种类型的髓内钉插入都不会导致医源性骨折移位，所以选择钢板内固定是可取的（图 13.14）。

一名 32 岁的女性，因车祸致开放性髌骨近端横行骨折。通过扩大前部伤口以暴露髌骨的前表面和骨折端。经适当冲洗和清创后，运用点状复位钳复位并用克氏针进行临时固定。最终的张力带钢板结构由两个 1/4 的管形钢板和 2.7mm 的螺钉组成。由于近端骨折块太小，每块板的最近端孔被切开并制成钩状以实现额外的固定。如上文所述，当膝关节的伸膝机制被激活时，由于钢板位于髌骨前表面的张力侧，可以将张应力转化为压应力（图 13.15）。

总之，许多骨折可以使用非锁定钢板进行固定。一些制造商开始只生产能够使用非锁定螺钉进行加压固定的锁定钢板。因此，尽管有许多类型，尺寸，形状，厚度，无预塑形和预塑形的钢板，锁定钢板和非锁定钢板，但任何钢板所发挥的功能取决于外科医生使用的位置和方式。本章讨论的钢板的 4 种主要作用模式为压缩、中和、支撑和张力带。每种功能均已通过恰当和不恰当应用的患者示例进行了描述和说明。即使在锁定钢板和髓内钉适应证扩大的时代，通过对患者情况及骨折情况有透彻的了解，也可以通过使用非锁定钢板螺钉结构获得成功。

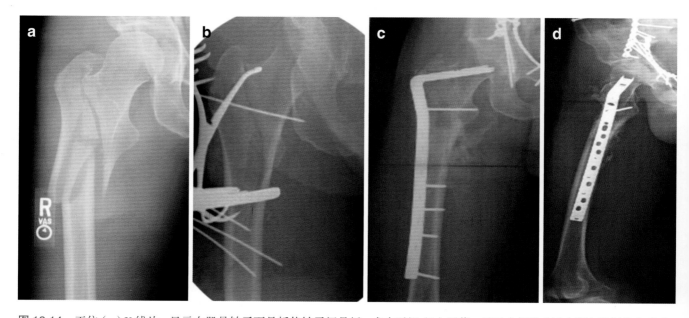

图 13.14　正位（a）X 线片，显示右股骨转子下骨折伴转子间骨折。术中透视（b）图像，显示内侧柱（压力侧）的复位和重建。用起张力带钢板作用的 95° 角钢板（DePuy Synthes）固定骨折。术后正位（c）和侧位（d）X 线片，显示骨折愈合并保持良好复位

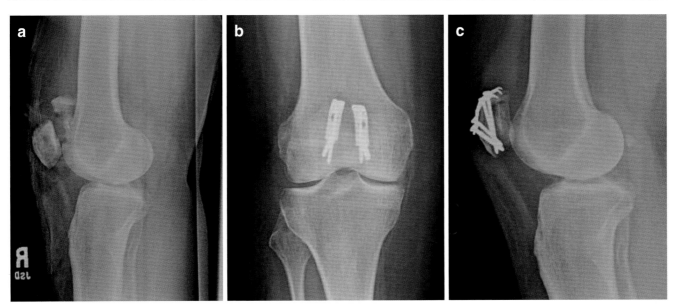

图 13.15　右膝关节侧位（a）X 线片，显示移位的髌骨上极骨折。术后正位（b）和侧位（c）X 线片，显示使用两块 2.7mm 1/4 管形钢板复位和固定骨折。钢板结构在髌骨的前（张力）表面起到张力带钢板的作用，并将来自伸膝机制的张应力转化为压应力。值得注意的是，将钢板的最近端孔切开并制成钩状以实现最大限度地固定，此外还从钢板的近端到远端放置了 2 枚 2.7mm 螺钉

参考文献

[1] Uhthoff HK, Poitras P, Backman DS. Internal plate fixation of fractures: short history and recent developments. J Orthop Sci. 2006;11(2):118–126.

[2] Buckley R, Moran CG, Apivatthakakul T. AO principles of fracture management, Principles, vol. 1. 3rded. New York: Thieme; 2017.

[3] Anderson LD, Sisk D, Tooms RE, Park WI 3rd. Compression-plate fixation in acute diaphyseal fractures of the radius and ulna. J Bone Joint Surg Am. 1975;57(3):287–297.

[4] Chapman MW, Gordon JE, Zissimos AG. Compression-plate fixation of acute fractures of the diaphyses of the radius and ulna. J Bone Joint Surg Am. 1989;71(2):159–169.

[5] Hadden WA, Reschaver R, Seggl W. Results of AO plate fixation of forearm shaft fractures in adults. Injury. 1982;15:448.

[6] Hertel R, Pisan M, Lambert S, Ballmer FT. Plate osteosynthesis of diaphyseal fractures of the radius and ulna. Injury. 1996;27:545–548.

[7] Allende C, Vanoli F, Gentile L, Gutierrez N. Minimally invasive plate osteosynthesis in humerus nonunion after intramedullary nailing. Int Orthop. 2018;42(11):2685–2689.

[8] Hakeos WM, Richards JE, Obremskey WT. Plate fixation of femoral nonunions over an intramedullary nail with autogenous bone grafting. J Orthop Trauma. 2011;25(2):84–89.

[9] Rupp M, Biehl C, Budak M, Thormann U, Heiss C, Alt V. Diaphyseal long bone nonunions – types, aetiology, economics, and treatment recommendations. Int Orthop. 2018;42(2):247–258.

[10] Patel R, Neu CP, Curtiss S, Fyhrie DP, Yoo B. Crutch weightbearing on comminuted humeral shaft fractures: a biomechanical comparison of large versus small fragment fixation for humeral shaft fractures. J Orthop Trauma. 2011;25(5):300–305.

[11] Lindvall EM, Sagi HC. Selective screw placement in forearm compression plating: results of 75 consecutive fractures stabilized with 4 cortices of screw fixation on either side of the fracture. J Orthop Trauma. 2006;20(3):157–162.

[12] Nauth A, McKee MD. Open reduction and internal fixation of both-bones forearm fractures. JBJS Essent Surg Tech. 2015;5(4):e28.

[13] Lucas JF, Lee MA, Eastman JG. Optimizing compression: comparing eccentric plate holes and external tensioning devices. Injury. 2016;47(7):1461–1465.

[14] Virkus WV, Goldberg SH, Lorenz EP. A comparison of compressive force generation by plating and intramedullary nailing techniques in a transverse diaphyseal humerus fracture model. J Trauma. 2008;65(1):103–108.

[15] Perren SM. Evolution of the internal fixation of long bone fractures. The scientific basis of biological internal fixation: choosing a new balance between stability and biology. J Bone Joint Surg Br. 2002;84(8):1093–1110.

[16] Schildhauer TA, Nork SE, Mills WJ, Henley MB. Extensor mechanism-sparing paratricipital posterior approach to the distal humerus. J Orthop Trauma. 2003;17(5):374–378.

[17] Gerwin M, Hotchkiss RN, Weiland AJ. Alternative operative exposures of the posterior aspect of the humeral diaphysis with reference to the

radial nerve. J Bone Joint Surg Am. 1996;78(11):1690–1695.

[18] Brunner CF, Weber BG. Anti-glide plate. In: Special techniques in internal fixation. Berlin/Heidelberg: Springer; 1982. p. 115–132.

[19] Wegner AM, Wolinsky PR, Robbins MA, Garcia TC, Maitra S, Amanatullah DF. Antiglide plating of vertical medial malleolus fractures provides stiffer initial fixation than bicortical or unicortical screw fixation. Clin Biomech (Bristol, Avon). 2016;31:29–32.

[20] Switaj PJ, Wetzel RJ, Jain NP, Weatherford BM, Ren Y, Zhang LQ, Merk BR. Comparison of modern locked plating and antiglide plating for fixation of osteoporotic distal fibular fractures. Foot Ankle Surg. 2016;22(3):158–163.

[21] Ratcliff JR, Werner FW, Green JK, Harley BJ. Medial buttress versus lateral locked plating in a cadvaver medial tibial plateau fracture model. J Orthop Trauma. 2007;21(7):444–448.

[22] Patel PB, Tejqani NC. The Hoffa fracture: coronal fracture of the femoral condyle a review of literature. J Orthop. 2018;15(2):726–731.

[23] Barei DP, O'Mara TJ, Taitsman LA, Denbar RP, Nork SE. Frequency and fracture morphology of the posteromedial fragment in bicondylar tibial plateau fracture patterns. J Orthop Trauma. 2008;22(3):176–182.

[24] Hommel GJ, Lobrano C, Ogden AL, Mukherjee DP, Anissian L, Marymont JV. A quantitative analysis of tension band plating of the femur diaphysis. Arch Orthop Trauma Surg. 2011;131(10):1325–1330.

[25] Duckworth AD, Clement ND, White TO, Court-Brown CM, McQueen MM. Plate versus tension-band wire fixation for olecranon fractures: a prospective randomized trial. J Bone Joint Surg Am. 2017;99(15):1261–1273.

[26] Zderic I, Stoffel K, Sommer C, Höntzsch D, Gueorguiev B. Biomechanical evaluation of the tension band wiring principle. A comparison between two different techniques for transverse patella fracture fixation. Injury. 2017;48(8):1749–1757.

第 14 章　非锁定钢板功能 2

Elizabeth B. Gausden, Timothy S. Achor

桥接钢板

桥接钢板常用于粉碎性干骺端骨折及部分骨干骨折的切开复位和内固定（ORIF）。常用于股骨远端粉碎性骨折伴复杂的关节内骨折，或也可以作为复位工具应用于许多更简单的关节部位骨折。一个常见的误解是认为桥接板都是锁定钢板。重要的是要认识到，桥接钢板是钢板的一种功能，而不是特定类型的钢板。桥接板常用于干骺端部位的功能复位。也就是说，长度、对线和旋转的恢复是桥接板的目标。因此，桥接为骨折提供了相对的稳定性。预期愈合方式是通过骨痂形成的二期骨愈合。

桥接钢板最适用于跨越粉碎性骨折块固定骨折。进行直接复位并使用绝对稳定性结构固定骨折，会使骨的软组织和骨膜失活；而软组织及骨膜的活力，在粉碎性骨折中对血运重建和骨折愈合至关重要。因此，非关节骨折块，骨膜，骨折处血肿和软组织的保护间接复位技术通常与桥接钢板结合使用。

为了确定哪些骨折适合桥接钢板固定，我们必须了解应力和应变。应力是力除以面积，而应变是骨折断端之间的运动除以骨折断端之间的距离[1]。在低应变的环境中，骨折愈合方式为二期骨愈合[1]。

适当放置的桥接板可提供一个弹性的环境，允许粉碎的骨折端在生理负荷下产生相对运动。在粉碎性骨折中，骨折碎片之间的总距离较大。在骨折块之间具有大的整体距离的情况下，弹性的构造导致较低的整体应变（应变＝骨折断端之间的运动／骨折断端之间的距离）。

3 个因素会影响桥接钢板的稳定性，即钢板的长度、钢板的工作长度以及所用螺钉的密度和设计[2]。

钢板的长度

由于应力是力除以面积，因此，较长的钢板将具有较大的应力分布。桥接板作用于粉碎性骨折的理想长度尚有争议。合理的估计是，桥接钢板的长度应是其跨度的 3 倍[1]。如果将桥接钢板用于简单的骨折，则其长度应为骨折长度的 8~10 倍，以便在更长的工作距离内消除应力[2]。

钢板的工作长度

桥接钢板的工作长度定义为最靠近骨折部位两侧的两枚螺钉之间的距离。工作长度越短，构造的弹性就越差。尽管在临床上尚未得到证实，但缩短的工作长度会增加应变，并被认为会导致更高的骨不连风险。

螺钉的设计和密度

任何钢板都可以用作桥接钢板，包括锁定钢板。当在桥接钢板中使用锁定螺钉时，外科医生必须注意它们对应变的影响。锁定螺钉增加了结构的刚度，从而通过减小骨折断端之间的相对运动而增加了应变。虽然这在某些情况下是有利的，但在桥接钢板情况下非常坚固的结构可能会导致骨不连。一项关于股骨远端骨折的研究表明，当骨折近端的所有螺钉均为锁定螺钉时，骨不连率达到 48.8%，而同时使用皮质螺钉（混合螺钉技术）时，这一比率为 25%[3]。在骨质量好的患者中，可以将皮质螺钉（非锁定）

放置在跨越粉碎骨折块的近端和远端，而在骨质疏松性骨中，如果皮质螺钉把持力不足，则可能需要锁定螺钉。但是，在骨干骨折中不太可能发生这一情况。

决定骨折两侧的螺钉数量（螺钉密度）是至关重要的，因为螺钉太多会导致结构过于坚强，从而造成高应变环境，并容易造成骨不连。通常的建议是使用螺钉密度为 0.5 [2]，这意味着在桥接钢板结构中，至少有一半的螺钉孔是空的。根据解剖区域和骨骼质量的不同，可以放置更少螺钉。

病例 1：桥接钢板

一名 18 岁男性多处枪伤，其中一枚子弹导致肱骨远端骨干粉碎性骨折（图 14.1）。考虑到骨折的远端范围，行清创术以及骨内固定术。

采用肱三头肌劈开入路，注意保护桡神经。清理多枚子弹碎片并去除无软组织附着的游离骨碎片后，骨折块明显减少，未再试图复位其他粉碎性骨折碎片以最大限度地减少骨膜损伤。选择一块 12 孔肱骨远端后外侧锁定钢板，并将其放置于桡神经深面。除了两枚远端皮质螺钉以外，还放置了 4 枚近端皮质螺钉。使用了 3 枚远端锁定螺钉，因为它是远折段远端固定的一小段，而使用双皮质非锁定螺钉将在这个水平穿入关节内。采用 3 枚近端皮质螺钉和 2 枚远端皮质螺钉的垂直面放置的 3.5mm 重建钢板可获得额外的稳定性（图 14.2）。术后 9 个月，患者随访见骨折已愈合（图 14.3）。

图 14.1　侧位（a）和正位（b）X 线片，显示肱骨远端关节外粉碎性骨折

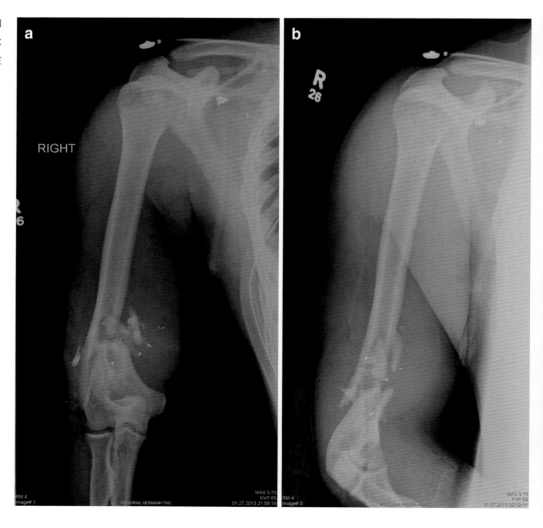

图 14.2　正位（a）和侧位（b）X 线片，显示用桥接板固定术后即刻

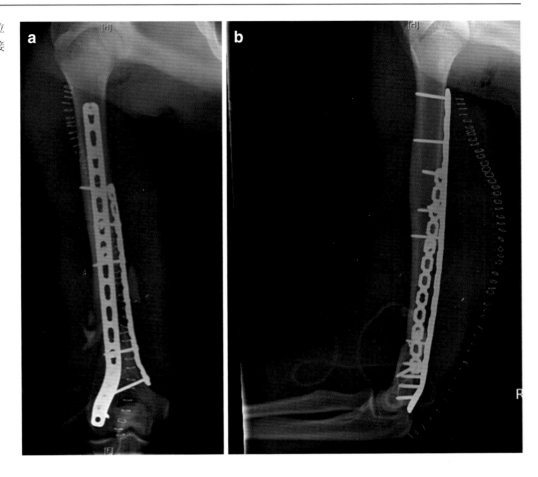

图 14.3　正位（a）和侧位（b）X 线片，显示骨折二期愈合

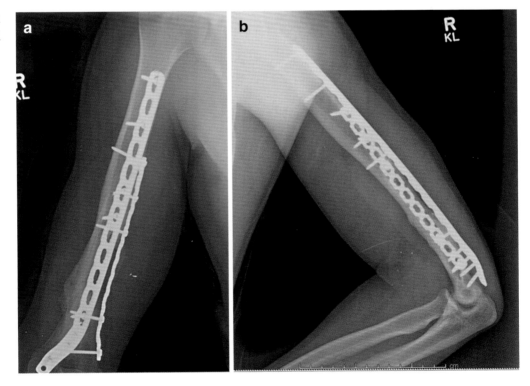

工作原理

高能量损伤导致的严重粉碎性骨折和骨膜损伤，应选择桥接钢板作为固定方式。长后侧钢板结合锁定螺钉与皮质螺钉，垂直放置骨端并联合使用短重建板，形成了双桥接钢板结构。垂直钢板将载荷分布在很长的工作距离上，当粉碎性骨折愈合时，其强度足以抵抗肱骨干上的扭转力。

波形钢板

波形钢板是桥接钢板的一种改进形式，最初由 Weber 和 Brunner 在 1982 年提出 [4]。波形钢板的显著特征是其中央弯曲部分。使用波形板有 3 个主要优点 [5]。第一，钢板的"波浪"提供了更好的通向骨折或骨不连部位的接骨通道。第二，与标准板相比，该"波浪"还减少了板与骨骼的接触，并减少了骨膜

血流的中断。第三，钢板的"波浪"增加了板的面积和力的分布。随着骨痂的形成，由于增大了施加在波的骨表面的凸度，该钢板将起到张力带的作用，将张力转换为贯穿骨折部位的压缩力。在最近的文献中，波形钢板已成功地应用于长骨骨不连，包括股骨、肱骨、尺骨和桡骨 [6-8]。

病例 2：波形板

一名由于车祸造成股骨干骨折的 64 岁多发伤患者，最初在外院接受治疗。事故发生后一年，患者出现左股骨萎缩性骨不连（图 14.4）。在医生与其讨论了治疗方案之后，患者选择接受更换髓内钉和加用波形钢板治疗。先前的髓内钉和交锁螺钉已取出，并且将髓内钉换成较大的扩髓的逆行髓内钉。然后，行股骨外侧入路。确定骨不连的部位，并用骨刀和高速磨钻扩髓。取大约 40cm³ 的髂骨植骨。

图 14.4　正位 X 线片，显示股骨干萎缩性骨不连

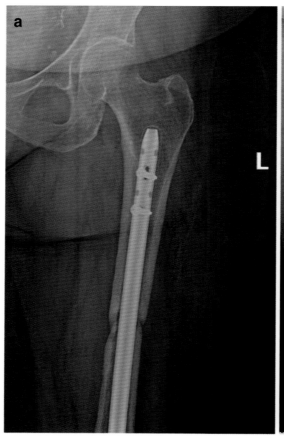
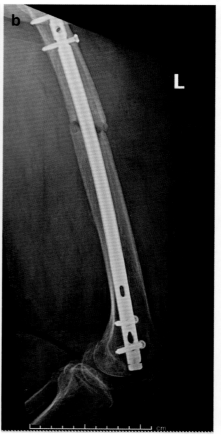

图14.5 术后双髋正位（a）、侧位（b）和股骨远端正位（c）X线片，显示用波形板、更换髓内钉固定后股骨干骨折的愈合情况

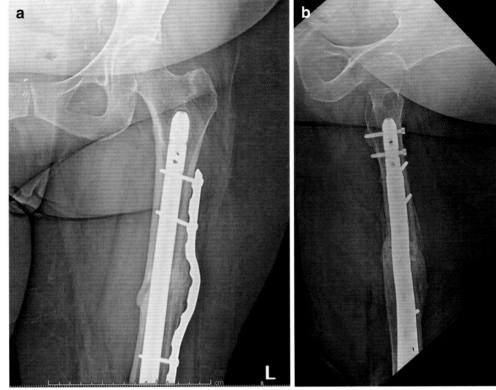

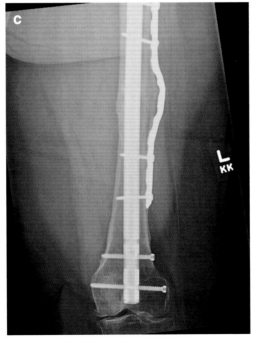

将波形钢板塑形好，然后放置于骨不连处，并在髓内钉周围计划性地置入螺钉。植骨被放置在与骨不连相邻的钢板波形面下，包括前侧和后侧。在对患者进行10个月的随访时，骨不连已经愈合，患者的症状得到了缓解（图14.5）。

作用原理

在本例中，第一次尝试运用髓内钉固定失败后，股骨转子下区域已经发生了骨不连。选择能行骨移植的波形钢板作为更换较大髓内钉的补充，以增加

内固定的稳定性并同时固定移植骨块。

固定角度装置

固定角度装置是指在植入物内具有固定角度的任何装置，包括角钢板，动力髋钢板/滑动髋螺钉，动力髁钢板和锁定板。角钢板和动力髋/髁钢板是两个独特的非锁定钢板，值得进一步讨论。

角钢板是最早使用的固定角板，是在 20 世纪 60 年代引进的 [9]。角钢板根据其应用情况，可以充当张力带钢板、加压钢板或桥接钢板。角钢板是由单块不锈钢制成的 L 形状。最常用的钢板的角度为 95°，但另外也有角度为 110°、120° 或 130° 板。尽管角钢板很大程度上已被锁定钢板所取代，但角钢板仍用在选择性的新鲜骨折 [10]，股骨近端截骨术，骨不连 [11] 和挽救性关节融合术 [12]。角钢板的最初适应证是治疗股骨近端和远端骨折。

有证据表明，股骨近端锁定板（PFLP）的失败引起了人们对角钢板的重新关注 [13-15]。尽管 PFLP 的生物力学性能比角钢板强 [16]，但它们在临床上的表现并不理想。插入刀片后，可使用铰接式张紧装置（ATD）压缩或"加载"骨折，并可能在轴螺钉置入之前进一步矫正畸形。ATD 的使用及其承载是角钢板优势之一，常在易于压缩的骨折端使用 [10]。

然而，角钢板在技术上具有挑战性的，因为需要精确放置。一旦刀片置入后，改变钢板的位置将影响骨折的复位。因此，该植入物需要适当的术前计划和正确的多平面定位，不能以经皮方式插入。

病例 3

一名 57 岁的男性因被伐木机的木屑击中，导致复杂的股骨远端开放性骨折（图 14.6）。沿着大腿前/远端有一个大的横行伤口造成股四头肌断裂。在最初的清创术和超膝关节外固定后，使用股骨远端锁定钢板，通过扩大其前方开放性伤口进行最终的 ORIF。第一次手术后 8 个月，患者出现持续疼痛和骨不连（图 14.7）。

使用单独的股骨远端外侧切口入路。清创骨不连。然后取髂骨行骨移植。刀片的参考线很关键，需要与正位图上的关节线平行放置（图 14.8）。插入一个 95° 的角钢板。远端用皮质螺钉固定，然后使用 ATD 将骨折向近端加压，接着使用加压技术在近端用其他皮质螺钉固定（图 14.9）。患者在骨不连治疗 9 个月后随访，影像学上显示骨折愈合（图 14.10）。

作用原理

鉴于这种高能量和开放性的损伤，股骨远端骨折发生骨不连风险很高。当股骨远端锁定钢板失败后，选择角钢板以 ATD 加压骨不连部位并提供牢固的角度固定。

同样，动力髁螺钉（DCS）是一种 95° 角固定的植入物，用于固定股骨远端骨折或股骨转子下骨折，目前大部分已被其他技术上更"宽容"的植入物所取代 [17]。DCS 传统上被认为比角钢板更"宽容"。与角钢板不同，DCS 一旦插入板，它仍然可以在矢状面内进行调节以适应股骨干。此外，它可以经皮放置。

病例 4：动力髁螺钉

一名 62 岁的女性因跌倒而致股骨干螺旋形骨折，随后接受了逆行髓内钉治疗。逆行钉手术后 8 周，她因车祸导致同侧不稳定的股骨转子间骨折（图 14.11）。采取髋关节外侧入路复位骨折。由于逆行钉的长度阻碍了 DHS 的放置，因此使用了 95° DCS 植入物来固定髋部骨折（图 14.12）。

作用原理

在该患者的股骨转子间骨折靠近股骨逆行钉的情况下，术前模板显示无法插入标准的滑动髋螺钉，因为髓内钉存在，会阻挡螺钉的通道。具有 95° 角的 DCS 能够置入股骨髓内钉的近端。虽然也可以使用角钢板，但它是一个技术要求更高的植入装置，

图 14.6 正位（a）和侧位（b）X 线片，显示股骨远端的骨折

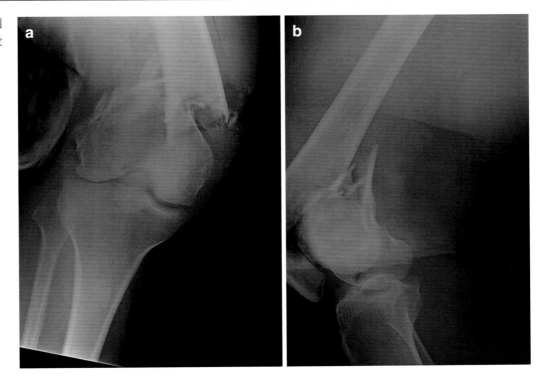

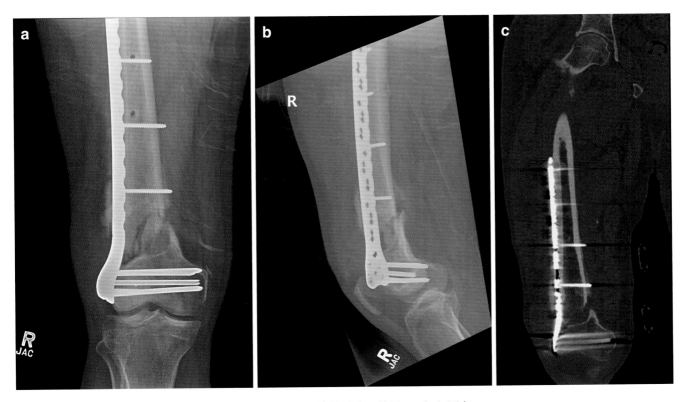

图 14.7 患者正位（a）和侧位（b）X 线片，显示股骨远端骨不连，并经 CT（c）证实

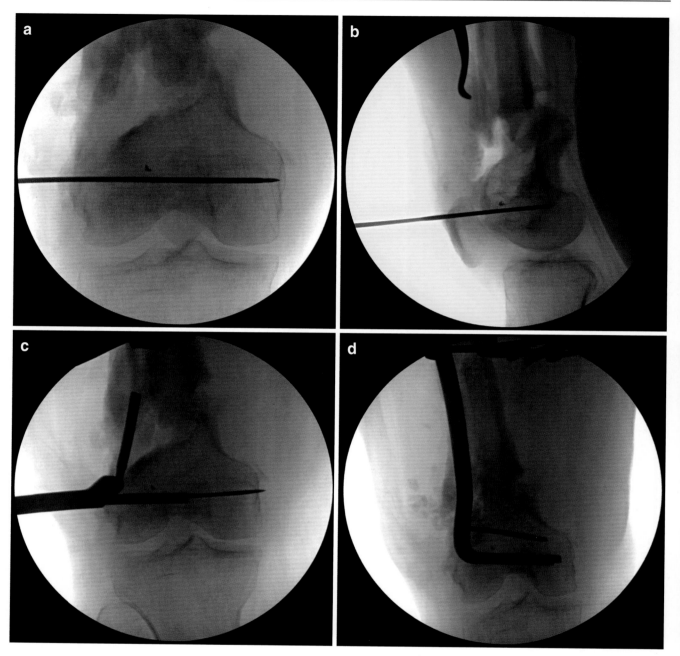

图 14.8　术中图像显示了角钢板的准备和插入。导针的正位（a）和侧位（b）透视图。（c）将凿子插入导针上方，并（d）插入角钢板

图 14.9 术后即刻正位（a）
和侧位（b）X线片，显示最
终的固定结构

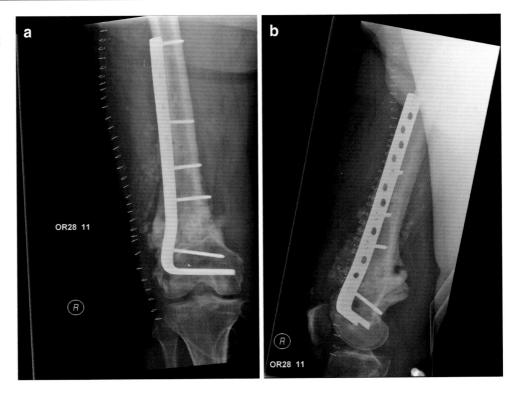

图 14.10 术后9个月正位（a）
和侧位（b）X线片

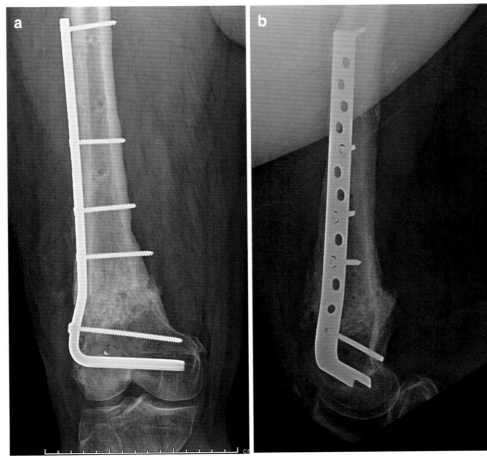

因为它一旦插入后无法再旋转。

　　骨折手术中常用的另一种固定角度板是滑动髋螺钉（SHS）。这是设计用于治疗股骨近端骨折的不锈钢植入物。该装置由一个大的松质螺钉组成，该

螺钉可以在连接到侧板上的套管内自由滑动。该设计允许骨折愈合时在单个平面内可控性压缩。可以在置入SHS之前放置防旋转螺钉，以便在置入拉力螺钉时抵抗股骨头的旋转。但是，对于不稳定的转子间骨折，包括反转子间骨折，后内侧壁粉碎性骨折，股骨转子下骨折或外侧壁不完整的骨折，通常选择头－髓钉固定而不是SHS。这些骨折类型可能导致股骨外侧作为支撑的丢失，也可能导致对中轴移位的阻力丢失。如果外侧股骨皮质被破坏，则滑动髋螺钉将失效，因为沿着拉力螺钉的短缩将导致不受控制的骨折移位和失效。

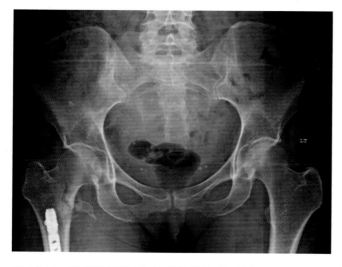

图 14.11　股骨逆行髓内钉近端股骨转子间骨折

病例 5：滑动髋螺钉

　　一名62岁男性因车祸致股骨转子间开放性骨折伴有一个8cm伤口（图14.13）。彻底冲洗伤口，取髋关节外侧入路，通过牵引和大的点状复位钳直接复位。

图 14.12　术后即刻正位（a）和侧位（b）X线片，显示DCS在股骨髓内钉近端的位置

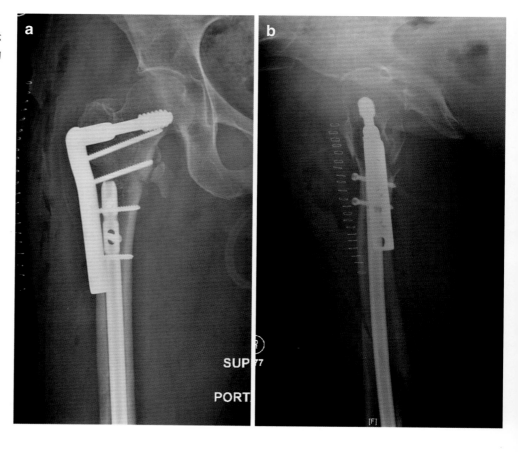

使用带有防旋转螺钉的滑动髋螺钉进行固定（图14.14）。

作用原理

SHS结合抗旋转螺钉，成功地治疗了这种高能量转子间骨折，因为它允许沿着股骨颈进行控制性压缩，同时保持骨折对线。应当指出的是，该患者尽管是高能量损伤，但仍然是稳定性股骨转子间骨折，股骨外侧皮质完整，可以进行SHS固定。虽然髓内固定装置是另一种固定方法[18]，但外科医生应认识到，在这种高能量模式下，由于软组织损伤，闭合复位技术不太可能复位这种骨折，因此可能需要进行切开复位。因此，采用髋外侧入路，即能完成骨折复位和内固定的放置，同时又有防止损伤外展肌的优势，就像髓内固定器械所具有的优势一样[3]。

结论

在大多数骨折或骨不连中，外科医生有多种内植物和技术可供选择，以实现骨折愈合以及恢复骨

折长度、对线和纠正旋转的目的。桥接钢板可以用锁定钢板或非锁定钢板完成，其目的是在提供稳定性的同时尽量减少对软组织破坏。波形钢板的优点

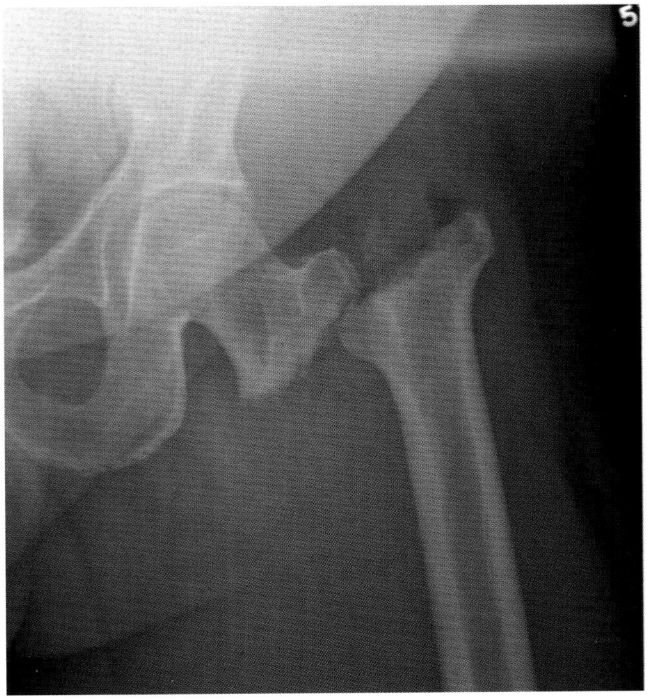

图14.13 高能量损伤导致的明显移位的股骨转子间骨折

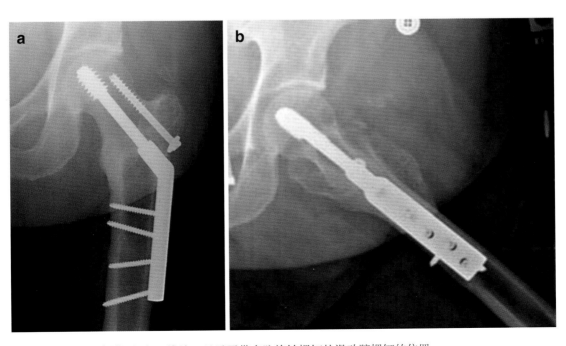

图14.14 术后正位（a）和侧位（b）X线片，显示了带有防旋转螺钉的滑动髋螺钉的位置

是为骨折或骨不连部位的骨移植提供了通道，同时还提供了额外的稳定性。有角度的固定装置，包括滑动髋螺钉，动力髁螺钉和角钢板易用性不尽相同，其中角钢板在技术上最具挑战性。他们是骨科可以使用的优秀工具，应该根据每个个体所需的生物力学优势来选择。

参考文献

[1] Graves M. Principles of internal fixation. In: Browner BD, Jupiter JB, Krettek C, Anderson PA, editors. Skeletal trauma: basic science, management, and reconstruction. 5th ed. Philadelphia: Elsevier; 2015. p. 221–290.

[2] Gautier E. A thorough understanding of the basic concepts of fixation, the bone biology and biomechanics, remains of outstanding importance. AO Dialogue Davos Platz, Switzerland: AO Foundation. Feb 2009. https://issuu.com/aofoundation/docs/aodialogue_2009_02_14/24. Accessed 23 Oct 2019.

[3] Harvin WH, Oladeji LO, Della Rocca GJ, Murtha YM, Volgas DA, Stannard JP, Crist BD. Working length and proximal screw constructs in plate osteosynthesis of distal femur fractures. Injury. 2017;48(11):2597–2601.

[4] Brunner CF, Weber BG. Special techniques in internal fixation. Berlin/Heidelberg: Springer; 1982.

[5] Wilber JH, Baumgaertel F. Bridge plating. AO principles of fracture management. New York: Thieme; 2007. p. 287.

[6] Young JP, Stover MD, Magovern B. Treatment of isolated ulnar nonunions using wave plate osteosynthesis: a report of four cases. J Orthop Trauma. 2009;23(8):595–599.

[7] Ring D, Jupiter JB, Sanders RA, Quintero J, Santoro VM, Ganz R, Marti RK. Complex nonunion of fractures of the femoral shaft treated by wave-plate osteosynthesis. J Bone Joint Surg Br. 1997;79(20):289–294.

[8] Ring D, Jupiter JB, Quintero J, Sanders RA, Marti RK. Atrophic ununited diaphyseal fractures of the humerus with a bony defect: treatment by wave-plate osteosynthesis. J Bone Joint Surg Br. 2000;82(6):867–871.

[9] Depuy Synthes. Angled blade plate for adults. Jun 2016. Accessed 20 Oct 2018. 10. Hartline BE, Achor TS. Use of the 95-degree angled blade plate to treat a proximal femur fracture. J Orthop Trauma. 2018;32(Suppl 1):S26–S27.

[11] Amorosa LF, Jayaram PR, Wellman DS, Lorich DG, Helfet DL. The use of the 95-degree-angled blade plate in femoral nonunion surgery. Eur J Orthop Surg Traumatol. 2014;24(6):953–960.

[12] Abebe E, Farrell DJ, Zelle B, Gruen G. Primary posterior blade plate tibiotalar arthrodesis: a salvage procedure for complex nonreconstructable pilon fractures. J Orthop Trauma. 2017;31(Suppl 3):S30–S33.

[13] Berkes MB, Little MT, Lazaro LE, Cymerman RM, Helfet DL, Lorich DG. Catastrophic failure after open reduction internal fixation of femoral neck fractures with a novel locking plate implant. J Orthop Trauma. 2012;26(10):E170–E176.

[14] Glassner PJ, Tejwani NC. Failure of proximal femoral locking compression plate: a case series. J Orthop Trauma. 2011;25(2):76–83.

[15] Collinge CA, Hymes R, Archdeacon M, Streubel P, Obremskey W, Weber T, Members of the Proximal Femur Working Group of the Southeast Trauma Consortium, et al. Unstable proximal femur fractures treated with proximal femoral locking plates: a retrospective, multicenter study of 111 cases. J Orthop Trauma. 2016;30(9):489–495.

[16] Crist BD, Khalafi A, Hazelwood SJ, Lee MA. A biomechanical comparison of locked plate fixation with percutaneous insertion capability versus the angled blade plate in a subtrochanteric fracture gap model. J Orthop Trauma. 2009;23(9):622–627.

[17] Depuy Synthes. DHS/DCS dynamic hip screw and condylar screw system: technique guide. Westchester PA: Synthes 2012; 2018. Accessed 30 Oct 2018.

[18] Niu E, Yang A, Harris AH, Bishop J. Which fixation device is preferred for surgical treatment of intertrochanteric hip fractures in the United States? A survey of orthopaedic surgeons. Clin Orthop Relat Res. 2015;473(11):3647–3655.

第 15 章　骨折愈合的生物力学原理

Sarah H. McBride-Gagyi, Maureen E. Lynch

引言

锁定技术是在使用常规钢板作为桥式钢板结构来固定干骺端粉碎性或骨质疏松性骨折失败时发展的。当轴向载荷产生的剪切力足以克服螺钉扭矩加压钢板与骨骼产生的摩擦力时，非锁定钢板就会发生力学破坏[1]。固定失败导致骨折移位，进而增加骨折应变和不稳定性，导致骨不连和固定物失效。

锁定结构避免了传统的非锁定螺钉–钢板结构的缺点，因为锁定结构会在钢板和螺钉之间产生固定的角度，而与骨质量无关。固定取决于锁定机制，而不是骨质量。每枚连续的锁定螺钉都会产生一个固定的角度，并增加整体结构强度。然而，在非锁定结构中，每枚螺钉可以独立松动，并且会对整体结构强度产生不同的影响。因此，对于骨质量差（骨质疏松症或骨代谢性疾病）和短节段关节骨折并伴随干骺端粉碎性骨折或继发于开放性骨折的骨丢失（预期愈合时间较长），推荐使用锁定钢板。

锁定技术最初是作为"生物内固定"的一个组成部分提出的。生物内固定，正如最初所描述的，是保留生物性和降低应变至一定水平（2%~10%）的一项原则。通过应用对骨不产生压缩力的钢板来保留"生物性"。由此骨膜血供得以保存。在干骺端区域使用灵活的结构来实现相对稳定，二期骨愈合可发生在固定物失效之前[1-3]。

然而，锁定螺钉也有缺点。早期的锁定螺钉设计受到单向设计的限制。单向或单轴锁定螺钉只能沿锁定轴插入，而不影响螺钉的拔出强度。

多向或多轴锁定螺钉可实现钢板和螺钉之间固定角度界面的机械优势，并通过螺孔内的固定圆弧（通常在每个方向上可最多在10°~15°变化）定位螺钉，总圆弧为20°~30°。然而，锁定螺钉的自由度降低了螺丝板锁定结构的失效强度。

此外，最初的锁定钢板系统设计成坚硬并抵抗疲劳，从而避免了在非锁定钢板中观察到的固定物失效。增加刚度（特别是轴向刚度）的缺点是随后的应变降低，可将应变降低至2%以下，这是支持二期骨愈合所需的最小应变[1、2、4]。因此，过于坚硬的结构可导致萎缩性骨不连。为了解决过大的刚度，锁定螺钉改良设计成可控制轴向运动。控制轴向运动的目的是允许对称性移位和对称性骨痂生成而不降低结构强度。

综上所述，锁定钢板在粉碎性或骨丢失、短节段固定和骨质量差骨折的情况下不断发展，在不影响结构疲劳强度的情况下实现灵活和稳定的固定。了解应变的生物力学原理以及如何调节应变有助于成功应用锁定结构。在本章中，我们回顾了锁定钢板的生物力学优点、局限性和并发症。

单轴 / 单向锁定螺钉

单轴锁定螺钉，有时称为单轴或单向锁定螺钉，代表了第一代锁定钢板。如钛PC–Fix和Liss钢板（美国宾夕法尼亚州保利市，DePuy Synthes）所示，单向螺钉垂直于钢板孔的长轴插入。最初，这些螺钉可用作自钻单皮质或双皮质螺钉（图15.1）。初步研究表明，成功的结合可以实现二期骨愈合，并且没有钢板失败，这表明锁定的钢板结构具有足够的强度来维持骨折对齐和柔韧性，从而可以进行二期骨愈合[5、6]。重要的是这些报告通常包含带有单层螺钉的结构。

与皮质或松质骨螺钉不同，单轴锁定螺钉不依赖于钢板–骨界面处产生的摩擦力来保持稳定性。锁定螺丝孔中的螺钉和板之间形成固定角度，增加了强度和刚度。了解锁定螺钉对结构刚度的影响非常重要，因为增加的刚度会在简单骨折中产生固定间隙，导致高应变并产生骨不连。如果没有骨折缝隙，也没有移位，应变就会减小。然而，在没有骨接触（间隙 > 50μm）的情况下，不会发生一期骨愈合[3]。在本例中，骨折将一直萎缩，直到结构松动到足以允许足够的骨折运动以刺激二期骨愈合或导致固定物失效和骨不连。取决于钢板的强度（由钢

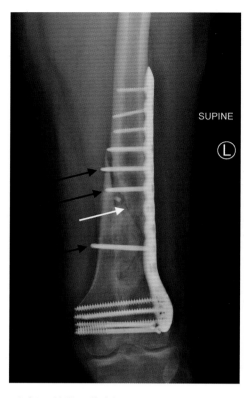

图 15.2　左侧股骨髁上萎缩性骨不连的正位 X 线片。干骺端有缝隙（白色箭头）。多个锁定螺钉穿过骨折（黑色箭头），形成固定间隙。较短的工作长度和多个锁定螺钉增加了僵硬，减少了运动，从而抑制了二期骨愈合和最终的骨不连

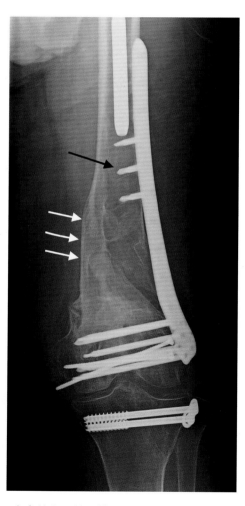

图 15.1　愈合的左股骨远端髁间骨折的正位 X 线片显示，应用单皮质自钻自攻螺钉（黑色箭头）成功地进行了二期骨愈合（白色箭头）。在每个单皮质螺钉周围可以看到应力反应，表明在愈合过程中松动和活动增加。然而，没有发生绝对的固定失败

板的几何设计、材料和螺钉配置决定），直到植入物疲劳才会有骨折端松动和随后的骨痂形成[7, 8]。

　　粉碎性骨折天生比单纯性骨折更具移动性，使用锁定螺钉可以获得足够的稳定性，从而实现早期活动和二期骨愈合。然而，锁定钢板结构的刚度有可能将骨折应变降低到 2% 以下，并抑制桥接钢板结构所需的二期骨愈合（图 15.2）。将螺钉放置在靠近骨折部位的位置，缩短了结构的工作长度，增加了结构的骨折轴向稳定性。但是省略紧挨着骨折的螺钉会使轴向刚度和扭转刚度分别降低 64% 和 36%[9]。其最终结果是增加了结构的灵活性，但同时也降低了疲劳强度，从而增加了植入物失败的风险[9]。Stoeffel 等研究表明，随着工作长度的增加，近端螺钉远离断口，屈服强度从 520N 下降至 350~300N，循环载荷从 100 万次减少到 500 000 次，失效循环次数从 100 000 次减少到 500 000 次。临床上，Lujan 等通过省略紧挨着骨折近端的螺钉来增加

工作长度,在股骨远端骨折骨痂和内固定失败方面没有观察到差异[10]。然而,在调整结构刚度和强度时,了解工作长度是很重要的。

与全锁定结构相比,在锁定钢板结构上增加皮质螺钉可以降低结构刚度。这一概念被称为"混合固定",这是一种有效的技术,可以通过将骨头拉向钢板来实现骨折复位。控制钢板的骨距也很重要,因为刚度和疲劳强度随着骨板之间距离的增加而降低。不需要钢板加压的一个好处是保存了骨膜血供。当骨板距离最小时,混合型和锁定型结构的强度是相似的[9, 11]。其他研究表明,混合型结构比所有锁定结构的扭转力强42%[12]。在混合型和锁定型肱骨骨折中显示出相似的生物力学硬度[13]。通过混合固定来保持结构灵活性和更长的工作长度应与强度相平衡(图15.3)。

单皮质锁定螺钉是影响结构刚度的另一种方式。最初使用单皮质螺钉是因为它们易于插入,而且固定到第二皮质对螺钉拔出强度几乎没有增加[2, 3]。然而,单皮质螺钉的工作长度与皮质骨的厚度成正比[8, 14]。由于骨质疏松骨皮质较薄,工作长度变短的后果在骨质疏松骨中更为明显。单皮质锁定结构的扭力比非锁定螺钉弱69%[8]。这对于像胫骨和前臂这样的承受高扭转负荷的骨骼非常重要,因为它们承担了更多的螺钉拔出失败的风险[15, 16]。与双皮质螺钉相比,单皮质螺钉在弯曲方面也较弱。为此,保留了单皮质的锁定螺钉,用于将骨干骨固定在非骨质疏松性骨中,以修复假体周围的骨折,或作为降低钢板末端结构刚度的一种手段。降低骨质疏松性骨板末端的结构刚度可以降低种植体周围骨折的风险[17]。如果骨干使用锁定螺钉,在钢板末端放置皮质或单皮质锁定螺钉可以充分降低钢板的刚度,从而降低种植体周围骨折的风险[18]。另外,如果需要增加弯曲和扭转刚度,可以使用双皮质锁定螺钉[19]。

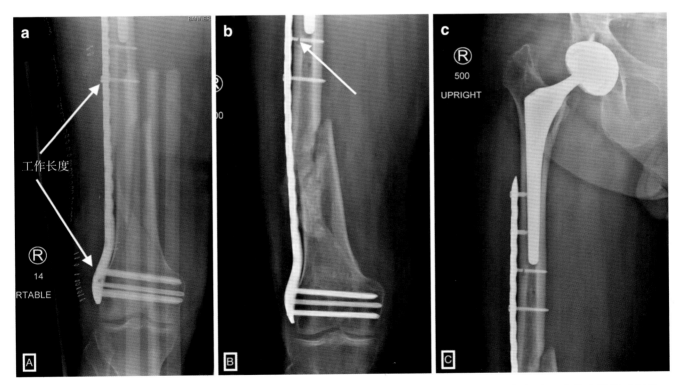

图 15.3 一名70岁高龄髁上骨折患者用长钛钢板固定的正位X线片。(a)并非解剖复位,但长度、移位和旋转已复位。(b)在3个月时,出现固定物失效,表现为皮质螺钉断裂和钢板弯曲,伴有内翻对齐增加。注意到工作长度很大。虽然观察到早期骨痂,但固定失败。结构的强度可以通过解剖复位螺旋骨折(分担载荷的结构),或在近端增加螺钉,或缩短工作长度来提高。(c)近端混合固定可见皮质螺钉断裂

不能成角度地定向单轴螺钉可能会限制骨折的特异性固定以及在其他植入物周围实现锁定固定的能力。单向螺钉可能无法固定关键的骨折碎片，或者可能指向关节面[20]。如果单独使用，仅外侧单轴锁定的双髁胫骨平台钢板不能充分固定后内侧骨折，并且与用 1/3 管形或动态加压钢板增加后内侧骨折块相比，在统计学上有更低的破坏载荷（$P=0.006$）[21]。为了实现围绕植入物的固定，钢板可以偏心地放置在骨头上。然而，偏心定位可能会导致有限的骨接触或经皮质固定，从而影响结构的稳定性，并可能造成应力上升，增加植入物周骨折的风险。

单向锁定螺钉的局限性变得显而易见。单向锁定固定支持稳定的固定，只要插入角度与中心轴的夹角 < 5°[22, 23]。如果单向锁定螺钉插入角度与中心轴的夹角 > 10°，则螺钉拔出力降低 77%，破坏时的弯曲载荷降低 69%[23]。在较小直径的螺钉中，< 2° 的角度偏差将会自我矫正，但较大直径的植入物不会自我矫正，并可能发生固定失败[22, 24]。这些狭窄的插入角度无法对准现有植入物的周围，避免了关节表面并捕获骨折碎片。

多轴 / 多向锁定螺丝

为了解决单向螺钉的局限性，钢板系统已经发展到允许通过预先设计的圆弧插入锁定螺钉，同时保留固定角度构造的优点（图 15.4 和图 15.5）。多螺纹板锁定结构可用于多方向锁定，包括点加载螺纹插入、锁紧盖、膨胀衬套和螺丝头膨胀[17, 25, 26]。然而，随着插入角度从中性轴前进，锁定机构的完整性会发生变化。Lenz 等的研究成果，评估 DePuy Synthes 可变角度锁定螺钉[22, 27]。当螺钉插入角度在 0°（与单向螺钉同轴）~10° 时，可以观察到相似的失效载荷矩和螺钉失效机制（螺钉头断裂）。但当插入角度达到 15° 时，螺钉脱离钢板，表现出较低的破坏力矩。其他研究表明，多向锁定螺钉比单向锁定螺钉具有更低的旋转失效阻力和失效力矩。失效矩随入射角从 0° 增加到 15° 呈线性增加[28]。3 种多向锁定系统的直接比较显示，随着螺钉插入角度的增加，移动 Stryker VariAx（Stryker，Mahwah，NJ，USA）和 Smith 和 Nephew Peri-LOC（Smith and Nephew Mphis，TN，USA）螺钉所需的力显著降低（45% 和 43%）。Zimmer NCB（Zimmer Biomet，Warsaw，IN，USA）显示位移负荷增加，但样本之间的变异性更大[17]。目前，有关多向锁定螺钉生物力学性能的文献有限，但随着螺钉插入角度从 0° 开始增加，螺钉钢板锁定机构的强度会降低，这一点似乎已达成共识。

多向锁定钢板技术能够锁定特定的骨折碎片（图 15.5）或现有植入物周围角度的锁定螺钉。然而，在这过程中固定强度可能会受到影响。有趣的是，使用多向锁定螺钉观察到的固定丢失与使用非锁定植入物观察到的失败类似。目前，建议将多向锁定螺钉的插入角度限制在距中心轴 10° 范围内。与其他结构相比，锁定螺帽稳定有机械上的好处，但仍然会发生失效[17]。依靠靶向螺钉来维持骨折固定，特别是在角度插入的两端，会使结构更容易发生固定失效[29, 30]。

弹性锁定

在关于单轴锁定系统成功的最初报告之后，报告了骨不连和晚期植入物失败[10, 31–33]。锁定结构的预期结构刚度优势导致了意想不到的后果，如由于应力遮挡，促进了不对称骨痂的形成，导致钢板下的骨被吸收。Lujan 等在股骨远端观察到了这种现象[10]。刚度范围太大，导致了柔性锁定，试图允许受控的轴向运动来促进对称的骨痂形成。与多轴锁定螺钉一样，也开发了几种不同的柔性锁定结构[34, 35]。

灵活的锁定结构可从螺钉或平板设计中获得灵活性。远皮质锁定（FCL）螺钉（Zimmer Biomet）通过螺钉设计实现灵活锁定。这种植入物通过锁定在钢板和远皮层中，降低了结构的刚度并促进了对称的骨折运动。轴向运动是通过减小螺杆轴直径（相对于螺丝头和远端螺纹允许螺钉在加载过程中的弹性变形）以及螺丝头附近的套圈直径来实现的。这种设计允许在骨折处最多移动 0.54~0.6mm，这与对称骨痂的形成和骨痂内更多的矿物质含量相关。与标准锁定钢板相比，FCL 增加了 44%[36–38]。Bottlang 显示，与标准锁定结构相比，FCL 螺钉降低了轴向

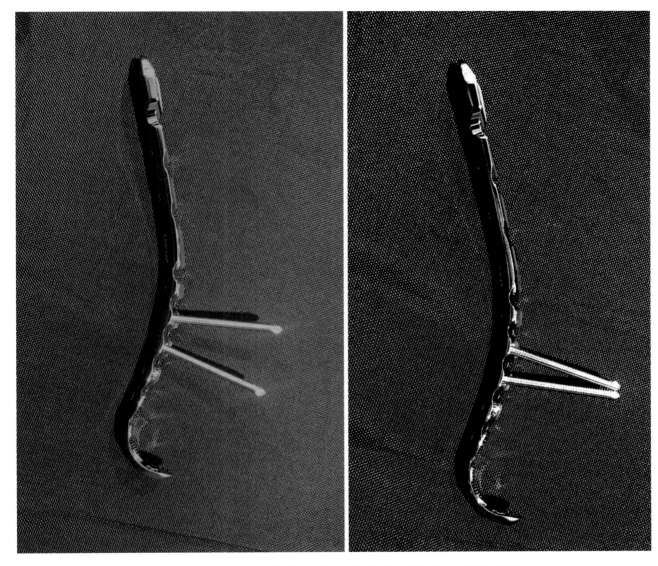

图 15.4　两张照片显示，锁定螺钉通过可变角度的肱骨远端内侧钢板放置在允许的插入角度的两端

刚度（88%）、扭转刚度（58%）和弯曲刚度（29%），而不降低轴向强度[34]。此外，他指出，在骨质疏松和非骨质疏松模型中，FCL 结构的弯曲和扭转强度都有所增加。

　　另一种 FCL 设计是动态锁定螺钉（DLS）（DePuy Synthes）。DLS 允许通过螺钉内的机械套筒进行轴向运动。与 FCL 螺钉不同，DLS 既锚定在近皮质骨中，也锚定在远皮质骨中。Richter 等研究结果显示，在绵羊模型中，与标准锁定相比，DLS 固定的骨折有更大的最大失败力矩，近侧皮质和皮质间区骨膜骨痂体积更大，扭转刚度更大（84% VS 58%，完整

胫骨；P=0.027），碎片间应变均匀[35]。当结构将运动整合到锁定的结构中时，存在置入失败的风险或引入过多运动（拉伤）导致肥厚性骨不连的可能性。例如由于置入失败，DLS 在 2013 年已从美国市场下架[39]。

　　"主动"锁定钢板的动态稳定是另一种灵活的锁定固定方式。顾名思义，运动是通过使用交替间隔的孔的平板螺丝孔设计实现的，根据设计，滑动元件悬挂在硅胶封套中，允许 1.5mm 的轴向运动。绵羊骨折模型显示骨折骨痂增加（$P < 0.001$），初始扭转强度为 81%，扭转强度为静态锁定结构的 399%[40]。

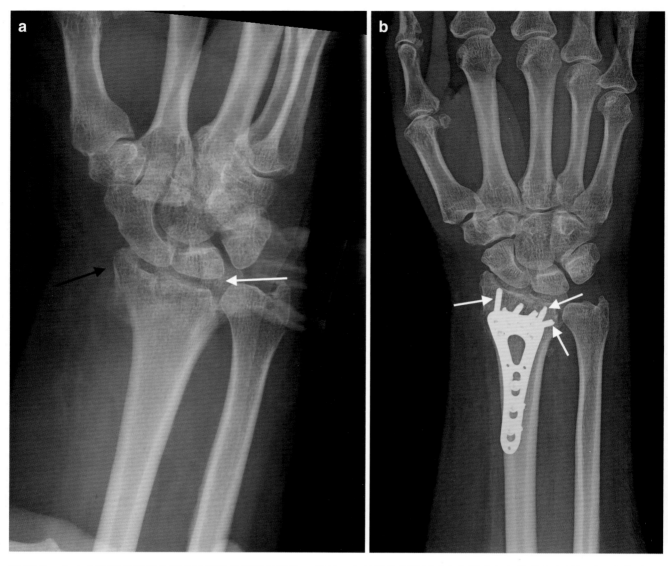

图 15.5　（a）左侧桡骨远端关节内粉碎性骨折的前后位 X 线片，有月骨掌侧骨折（白色箭头）和桡骨茎突骨折（黑色箭头）。（b）术后前后位 X 线片，显示月骨掌侧骨折和桡骨茎突骨折多向锁定螺钉固定（白色箭头）

到目前为止，有一项研究比较了灵活的锁定固定结构。使用合成骨骼模型，Henschel 等比较了单向锁定、非锁定、桥接（省略骨折附近的 2 枚螺钉）、远皮质锁定和主动锁定钢板 [41]。非锁定结构的刚度和轴向运动与单向锁定钢板相似。桥接钢板结构的刚度降低了 45%，但节段间的运动是剪切的，并与骨不连相关。FCL 和主动锁定设计显著降低了刚度，分别降低了 62% 和 75%（$P < 0.001$）。目前缺乏支持柔性锁定结构生物力学益处的临床数据。

结论

锁定技术，以及其他章节中讨论的调节应变和构造强度（钢板材料长度、螺钉密度、螺钉扩展）的技术，对于创造促进所需愈合模式的生物力学环境是必要的。锁定技术的发展是为了提高复杂骨折的稳定性，否则容易出现内固定物松动和固定丢失的并发症。向依靠螺钉 - 钢板界面稳定的系统过渡，锁定技术使得承重结构能够成功地维持复杂关节周围和骨质疏松性骨折的固定。与非锁定固定相比，增加的结构刚度可以充分减少张力，足以抑制粉碎性或单纯性骨折的骨愈合，导致骨不连和内固定失败。然而，锁板技术正在发展。多向锁定螺钉增加了导向锁定螺钉的能力，但增加插入角度会损害螺丝板锁定机构。虽然减少锁定结构张力的技术已经开发出来，但还需要更多的研究来完全了解其临床影响和潜在的并发症。

参考文献

[1] Egol KA, Kubiak EN, Fulkerson E, Kummer FJ, Koval KJ. Biomechanics of locked plates and screws. J Orthop Trauma. 2004;18(8):488–493.

[2] Perren SM, Matter P. Evolution of AO philosophy. Acta Chir Orthop Traumatol Cechoslov. 2003;70(4):205–206.

[3] Perren SM. Backgrounds of the technology of internal fixators. Injury. 2003;34(Suppl 2):B1–B3.

[4] Perren SM, Matter P, Ruedi R, Allgower M. Biomechanics of fracture healing after internal fixation. Surg Annu. 1975;7:361–390.

[5] Haas N, Hauke C, Schutz M, Kaab M, Perren SM. Treatment of diaphyseal fractures of the forearm using the Point Contact Fixator (PC-Fix): results of 387 fractures of a prospective multicentric study (PC-Fix II). Injury. 2001;32(Suppl 2):B51–B62.

[6] Tepic S, Remiger AR, Morikawa K, Predieri M, Perren SM. Strength recovery in fractured sheep tibia treated with a plate or an internal fixator: an experimental study with a two-year follow-up. J Orthop Trauma. 1997;11(1):14–23.

[7] Beltran MJ, Collinge CA, Gardner MJ. Stress modulation of fracture fixation implants. J Am Acad Orthop Surg. 2016;24(10):711–719.

[8] Gautier E, Sommer C. Guidelines for the clinical application of the LCP. Injury. 2003;34(Suppl 2):B63–B76.

[9] Stoffel K, Dieter U, Stachowiak G, Gachter A, Kuster MS. Biomechanical testing of the LCP–how can stability in locked internal fixators be controlled? Injury. 2003;34(Suppl 2):B11–B19.

[10] Lujan TJ, Henderson CE, Madey SM, Fitzpatrick DC, Marsh JL, Bottlang M. Locked plating of distal femur fractures leads to inconsistent and asymmetric callus formation. J Orthop Trauma. 2010;24(3):156–162.

[11] Ahmad M, Nanda R, Bajwa AS, Candal-Couto J, Green S, Hui AC. Biomechanical testing of the locking compression plate: when does the distance between bone and implant significantly reduce construct stability? Injury. 2007;38(3):358–364.

[12] Doornink J, Fitzpatrick DC, Boldhaus S, Madey SM, Bottlang M. Effects of hybrid plating with locked and nonlocked screws on the strength of locked plating constructs in the osteoporotic diaphysis. J Trauma. 2010;69(2):411–417.

[13] Gardner MJ, Griffith MH, Demetrakopoulos D, Brophy RH, Grose A, Helfet DL, et al. Hybrid locked plating of osteoporotic fractures of the humerus. J Bone Joint Surg Am. 2006;88(9):1962–1967.

[14] Pater TJ, Grindel SI, Schmeling GJ, Wang M. Stability of unicortical locked fixation versus bicortical non-locked fixation for forearm fractures. Bone Res. 2014;2:14014.

[15] Sommer C, Babst R, Muller M, Hanson B. Locking compression plate loosening and plate breakage: a report of four cases. J Orthop Trauma. 2004;18(8):571–577.

[16] Fitzpatrick DC, Doornink J, Madey SM, Bottlang M. Relative stability of conventional and locked plating fixation in a model of the osteoporotic femoral diaphysis. Clin Biomech (Bristol, Avon). 2009;24(2):203–209.

[17] Hebert-Davies J, Laflamme GY, Rouleau D, Canet F, Sandman E, Li A, et al. A biomechanical study comparing polyaxial locking screw mechanisms. Injury. 2013;44(10):1358–1362.

[18] Bottlang M, Doornink J, Byrd GD, Fitzpatrick DC, Madey SM. A nonlocking end screw can decrease fracture risk caused by locked plating in the osteoporotic diaphysis. J Bone Joint Surg Am. 2009;91(3):620–627.

[19] Dougherty PJ, Kim DG, Meisterling S, Wybo C, Yeni Y. Biomechanical comparison of bicortical versus unicortical screw placement of proximal tibia locking plates: a cadaveric model. J Orthop Trauma. 2008;22(6):399–403.

[20] Barei DP, O'Mara TJ, Taitsman LA, Dunbar RP, Nork SE. Frequency and fracture morphology of the posteromedial fragment in bicondylar tibial plateau fracture patterns. J Orthop Trauma. 2008;22(3):176–182.

[21] Yoo BJ, Beingessner DM, Barei DP. Stabilization of the posteromedial fragment in bicondylar tibial plateau fractures: a mechanical comparison of locking and nonlocking single and dual plating methods. J Trauma. 2010;69(1):148–155.

[22] Lenz M, Wahl D, Gueorguiev B, Jupiter JB, Perren SM. Concept of variable angle locking–evolution and mechanical evaluation of a recent technology. J Orthop Res. 2015;33(7):988–992.

[23] Kaab MJ, Frenk A, Schmeling A, Schaser K, Schutz M, Haas NP. Locked internal fixator: sensitivity of screw/plate stability to the correct insertion angle of the screw. J Orthop Trauma. 2004;18(8):483–487.

[24] Schneider K, Oh JK, Zderic I, Stoffel K, Richards RG, Wolf S, et al. What is the underlying mechanism for the failure mode observed in the proximal femoral locking compression plate? A biomechanical study. Injury. 2015;46(8):1483–1490.

[25] Gueorguiev B, Lenz M. Why and how do locking plates fail? Injury. 2018;49(Suppl 1):S56–S60.

[26] Schoch B, Hast MW, Mehta S, Namdari S. Not all polyaxial locking screw technologies are created equal: a systematic review of the literature. JBJS Rev. 2018;6(1):e6.

[27] Lenz M, Wahl D, Zderic I, Gueorguiev B, Jupiter JB, Perren SM. Head-locking durability of fixed and variable angle locking screws under repetitive loading. J Orthop Res. 2016;34(6):949–952.

[28] Tidwell JE, Roush EP, Ondeck CL, Kunselman AR, Reid JS, Lewis

GS. The biomechanical cost of variable angle locking screws. Injury. 2016;47(8):1624–1630.

[29] Tank JC, Schneider PS, Davis E, Galpin M, Prasarn ML, Choo AM, et al. Early mechanical failures of the synthes variable angle locking distal femur plate. J Orthop Trauma. 2016;30(1):e7–e11.

[30] Otto RJ, Moed BR, Bledsoe JG. Biomechanical comparison of polyaxial-type locking plates and a fixed-angle locking plate for internal fixation of distal femur fractures. J Orthop Trauma. 2009;23(9):645–652.

[31] Button G, Wolinsky P, Hak D. Failure of less invasive stabilization system plates in the distal femur: a report of four cases. J Orthop Trauma. 2004;18(8):565–570.

[32] Cole PA, Zlowodzki M, Kregor PJ. Treatment of proximal tibia fractures using the less invasive stabilization system: surgical experience and early clinical results in 77 fractures. J Orthop Trauma. 2004;18(8):528–535.

[33] Weight M, Collinge C. Early results of the less invasive stabilization system for mechanically unstable fractures of the distal femur (AO/OTA types A2, A3, C2, and C3). J Orthop Trauma. 2004;18(8):503–508.

[34] Bottlang M, Doornink J, Fitzpatrick DC, Madey SM. Far cortical locking can reduce stiffness of locked plating constructs while retaining construct strength. J Bone Joint Surg Am. 2009;91(8):1985–1994.

[35] Richter H, Plecko M, Andermatt D, Frigg R, Kronen PW, Klein K, et al. Dynamization at the near cortex in locking plate osteosynthesis by means of dynamic locking screws: an experimental study of transverse tibial osteotomies in sheep. J Bone Joint Surg Am. 2015;97(3):208–215.

[36] Bottlang M, Lesser M, Koerber J, Doornink J, von Rechenberg B, Augat P, et al. Far cortical locking can improve healing of fractures stabilized with locking plates. J Bone Joint Surg Am. 2010;92(7):1652–1660.

[37] Bottlang M, Feist F. Biomechanics of far cortical locking. J Orthop Trauma. 2011;25(Suppl 1):S21–S28.

[38] Dobele S, Horn C, Eichhorn S, Buchholtz A, Lenich A, Burgkart R, et al. The dynamic locking screw (DLS) can increase interfragmentary motion on the near cortex of locked plating constructs by reducing the axial stiffness. Langenbeck's Arch Surg. 2010;395(4):421–428.

[39] U.S. Food and Drug Administration. FDA Home. Medical Devices. Databases. Class 2 Device Recall Synthes 3.7 and 5.0mm Dynamic Locking Screwn (DLS). https://www.accessdata.fda.gov/scripts/cdrh/cfdocs/cfres/res.cfm?id=122920. Accessed 4 Jul 2019.

[40] Bottlang M, Tsai S, Bliven EK, von Rechenberg B, Klein K, Augat P, et al. Dynamic stabilization with active locking plates delivers faster, stronger, and more symmetric fracture-healing. J Bone Joint Surg Am. 2016;98(6):466–474.

[41] Henschel J, Tsai S, Fitzpatrick DC, Marsh JL, Madey SM, Bottlang M. Comparison of 4 Methods for dynamization of locking plates: differences in the amount and type of fracture motion. J Orthop Trauma. 2017;31(10):531–537.

第五部分
髓内钉固定原理及病例

第 16 章　骨折固定和畸形矫形中髓内钉相关生物力学

Justin C. Woods, Gregory J. Della Rocca

引言

现代髓内钉技术开始于第二次世界大战时期，当时 Gerhard Küntscher 做出了如下假设：髓内植入物可以起到内夹板的作用，促进骨折愈合[1]。与许多医学进步一样，最初 Küntscher 的想法也遭到了质疑；当时的标准治疗是通过石膏或骨骼牵引等外固定治疗长骨骨折。最初他设计的是一种 V 形不锈钢材质的髓内钉，数年后被受到广泛认可的梅花式髓内钉所取代。此后髓内钉进行了多次改进，数十年后髓内钉已经成为创伤骨科医生武器库中治疗长骨骨折和畸形的主力军（成为创伤骨科医生治疗长骨骨折和畸形的主要工具）。目前，影响其生物力学的髓内钉设计特征包括髓内钉材料（金属）的特性、横截面形状、直径、曲率和置入交锁器械（如螺栓）的能力均能够影响髓内钉生物力学特征。外在因素，如扩髓、固有的骨折稳定性（骨折模式，包括粉碎性或螺旋形）和稳定性辅助手段的运用（如阻挡钉），也会影响骨折固定的生物力学。本章将对髓内钉的生物力学进行描述，并举例说明。

生物力学

杨氏弹性模量定义为应力（单位面积作用力）除以应变（形变量除以原始长度）[2]。这个概念在骨科手术中十分重要，因其将内植物的刚度与人体骨的刚度联系起来。根据几何形状、材料和尺寸，不同的髓内钉具有不同程度的弹性。这种弹性直接影响骨折状态以及骨折端骨痂形成。现有的骨科内植物不锈钢类型为 316L，由钼（3%）、镍（16%）

和低水平碳组成[3]。316L 不锈钢的弹性模量为 193 GPa，明显高于人类皮质骨的弹性模量（约为 18.6 GPa）[4]。目前，骨科内植物中最常用的钛合金（Ti6Al4V）是由钛、铝（6%）和钒（4%）组成，弹性模量为 115 GPa[5]。钛合金内植物的杨氏弹性模量更接近皮质骨（刚度远低于 316L 不锈钢），现在大多数髓内钉均由钛合金制成。

随着对解剖学和生物学理解的深入，髓内钉的形状也发生了变化。Küntscher 钉有一个纵向槽沟，这类髓内钉有一定弹性，可以与骨内膜表面更贴合。这一点很重要，因为股骨不是直型的，而胫骨需要一个偏心的起始置入点（致使髓内钉的通路不是直的）。髓内钉与骨内膜表面的贴合使得两者之间产生摩擦力，以维持骨折复位。长骨承受较大的弯曲和扭转力，髓内植入物必须能够在骨折愈合期间抵抗这些应力。因为 Küntscher 钉的槽沟降低了其扭转刚度，所以 Küntscher 钉并不是最优的选择。随之问世的实心髓内钉被认为刚性太强，且难以通过导针置入。紧接着空心髓内钉问世，并且一直沿用至今；其不仅增加了抗扭刚度（相对于开槽髓内钉），还有通过导针置入的便利性。圆形髓内钉的刚度与其半径成正比，扭转刚度与髓内钉半径的 4 次方成正比（即使在考虑骨折稳定性时，也与现代髓内钉设计的交锁螺栓的强度成正比），弯曲刚度与髓内钉半径的 3 次方成正比。

髓内装置（非锁定）提供了冠状面和矢状面的弯曲稳定性，但是对骨折的轴向压力和抗旋转力较小。Küntscher 钉通过加大钉 - 骨摩擦力克服了这一问题，特别是峡部骨干骨折，后期开发的髓内钉不依赖于这种钉 - 骨摩擦力。Grosse 和 Kempf 引入了交锁螺钉的概念，这种螺钉在骨折的近端和远端将骨连接到髓内钉上[6]。交锁解决了髓内钉的两个主要问题，即最大限度减小使用此类装置复位骨折带来的短缩和旋转不稳定性。由于骨折粉碎，许多长骨骨折在近端和远端部分缺乏皮质接触，骨折髓内钉固定结构的稳定性完全依赖于交锁螺钉－髓内钉界面。

当用髓内钉治疗骨折时，其结构有一些固有弹性。考虑到髓内钉作为内夹板装置，骨折部位会有发生微动。不管粉碎的程度如何，骨痂的形成会随着骨折愈合而发生。

扩髓后可以插入更大直径的髓内钉，增加结构强度和刚性。这在长骨骨折固定上具有明显的优势。首先，置入的髓内钉可能比原始骨骼的髓腔更大，没有预先扩髓的话在插入过程中可能会出现嵌顿。其次，扩髓后可插入更大直径的髓内钉，这样可以延长髓内钉的寿命并增强其强度（髓内钉的长寿命尤为重要，特别是当骨愈合进展缓慢时）。最后，现在的髓内钉具有多种交锁螺钉直径，较大的交锁螺钉用于较大直径的髓内钉（较大直径的交锁螺钉的抗疲劳性和扭转刚度随之增加）。

骨折和畸形

人体内大多数长骨都可以用髓内钉治疗。最常用于胫骨、股骨和肱骨。也用于锁骨、桡骨和尺骨；根据所使用的髓内钉类型，来决定是否使用交锁。锁骨、桡骨和尺骨髓腔的弯曲特点使得使用髓内装置维持解剖复位的难度变大；除非在某些情况下（如儿童前臂骨折[9]），否则钢板螺钉固定结构对这些骨骼的愈合更有利。

从生物学角度来说，髓内钉可以为长骨骨折的固定提供钢板螺钉结构所不具备的优势。在许多情况下，骨折可以通过在离骨折端一定距离处直接固定从而达到稳定。理论上，骨折端相对不被干扰，使骨折血肿及其相关的生长因子得以保留，此外，当使用髓内钉扩髓时，骨内膜扩髓物质沉积在骨折端，这被认为是有益处。髓内钉及其交锁螺钉通常通过较小的切口经皮置入。可以通过经皮或小切口使用复位工具，这与钢板螺钉固定相比带来骨膜损伤较少。

髓内钉并非没有（遇到）挑战。尽管大多数髓内钉固定使得对骨折端骨膜血供损伤最小化，但是髓腔扩髓与非扩髓均会破坏骨内膜的血供。某些骨折类型使用髓内钉固定后也可能发生对线不良和复位不良。例如，干骺端骨折髓内钉固定不能达到良好的骨内膜匹配度；因此，髓内钉固定前必须进行复位，可以考虑使用骨折固定辅助装置（如阻挡螺钉），这有利于术中辅助骨折复位，并防止愈合过程中复位丢失。长骨关节内骨折使用髓内钉固定因各种原因不能充分达到稳定：在髓腔准备和髓内钉置入过程中出现复位丢失，交锁螺钉不能为垂直于其置入方向的骨折提供足够的稳定性，并且（例如）冠状面关节内骨折也无法通过交锁螺钉固定。由于这些原因，应避免使用髓内钉来固定关节内骨折，或者将其与螺钉和/或钢板－螺钉结构联合固定骨折。

髓内钉是骨科医生用于治疗畸形愈合、不愈合、骨缺损或其他骨性畸形的有力重要工具。畸形愈合可以通过适当的截骨后髓内钉固定来矫正。如果髓内钉固定后出现骨折不愈合，一种治疗方法是更换髓内钉，通常是扩髓后置入更大尺寸的髓内钉。理论上有利于为骨不连处提供自体移植物（通过扩髓）以及增加结构的整体稳定性。对于骨折畸形，可以使用髓内钉作为骨搬运的"轨道"来进行骨搬运或延长手术，这反映了使用髓内钉作为矫形导向的优势[10]。

髓内钉适用于长骨固定，尤其是下肢，在骨质量高的年轻患者中效果显著。反之，许多研究指出，固定失败更多见于骨质疏松患者，尤其是髓内钉交锁部位所在骨的近端和远端（这些部位的松质骨质量通常会受到影响）。目前已经研发出几种策略来解决这个问题，例如，改良用于骨干骨折固定的髓内钉几何结构，在交锁过程中使用刀片代替螺钉减少骨的丢失，在髓内钉相邻位置使用阻挡螺钉（可以充当"皮质替代物"），以及使用固定角度的交锁螺钉[11-15]。

多年来，大多数髓内钉的近端几何结构以及股骨髓内钉的弓形都进行了改良，以辅助降低髓内钉置入、固定以及骨折愈合过程中髓腔上的应力。在髓内钉出现后，为了解置入应力以及进钉点位置的重要性，特别是在股骨近端，人们做了大量的研究工作。使用近端直径更大的头髓钉，在转子间区域不能太靠前进钉这一点开始变得越来越重要，以防止可能导致近端节段爆裂的环向应力[16]。

人体股骨不是直骨。成人股骨的曲率半径约为1.2m[17]。早期 iteration 髓内钉（如前所述）是直的，但具有柔韧性，能够"弯曲"以适应股骨的曲度。随着髓内钉设计的变化，其刚度越来越强，不太可能适应股骨的曲度，可能导致股骨近端爆裂。在骨质疏松症患者中，直型髓内钉可能穿透股骨远端干骺端前侧，导致医源性股骨远端骨折[18-20]。减小曲率半径可使髓内钉尖端位于股骨远端更靠后的位置，潜在降低该问题的可能性。

髓内钉固定骨折，其稳定性与交锁位置的骨质有关。交锁技术的大量改进理论上可以使髓内钉用于骨质疏松症患者的骨折稳定能力得到提高（提高髓内钉在骨质疏松症患者中的稳定性）。某些器械在靠近髓内钉置入部位使用交锁刀片，而不使用螺钉／螺栓，以减少钻孔和放置螺钉或螺栓时的骨量丢失[21]。与仅在冠状面上使用 1~2 个交锁装置进行交锁相比，多轴交锁还可以改善交锁髓内钉结构的稳定性和寿命[22]。可以通过锁定尾帽[23, 24]或通过交锁孔内放置套筒以使螺钉摆动最小化[25]来增强交锁螺钉的角度稳定性。

阻挡（"Poller"）螺钉有助于使干骺端骨折髓内钉固定后可能发生的成角畸形最小化（在干骺端骨折髓内钉固定后使用阻挡螺钉有利于减小可能发生的成角畸形），尤其是在骨质疏松症患者。Krettek 等首次提出[26, 27]，这些器械（最常见的是螺钉）应紧邻髓内钉放置，以防止髓内钉和交锁固定完成后发生成角畸形。骨质疏松症患者可能更容易出现这些成角畸形，因为其干骺端骨质劣于非骨质疏松症患者。在某些患者中，皮质骨可能是唯一可能与髓内钉和交锁螺钉接触的骨（年轻患者具有较高质量的松质骨，髓内钉理论上位于该骨的"隧道"内，这有助于防止髓内钉置入后的畸形）。无论在冠状面或矢状面（或两者），螺钉可以紧邻髓内钉放置，以抵抗髓内钉本身（通常远小于其所处干骺端髓腔的大小）或交锁所不能充分对抗的畸形。

病例示例

病例 1：股骨中段横行骨折（图 16.1）

患者男，17 岁，深夜开车回家时在车上睡着了。汽车偏离了马路，撞到了一棵树。患者醒来时有严重的左大腿疼痛，被送往医院。在左股骨干的髓腔峡部有孤立的、闭合的、微粉碎的横行骨折。患者在入院时接受了骨骼牵引，未出现相关损伤。没有股骨颈骨折的证据。第二天，他被送往手术室对其左侧股骨进行顺行、转子入路髓内钉固定术。考虑到患者年龄较小和近期骨骼成熟情况，选择转子入路部位以将股骨头血供风险降至最低。骨折可复性，骨折部位附近无副切口，置钉后注意解剖对位。在近端和远端分别安放 1 枚静态交锁螺钉。术后患者可负重。

为何有效

首先，骨折位于骨干中段，可使髓内钉和骨折部位的髓腔之间良好契合。其次，在置钉过程中适当复位骨折，并保持复位。骨折粉碎极小，基本上都是横行的，当在负重过程中抵抗压缩时，允许骨与近端和远端交锁螺钉分担载荷。由于髓内钉匹配良好，骨折模式和复位允许良好的皮质接触以分担机械负荷，因此仅在近端和远端放置了一枚锁定螺钉。如果骨折粉碎伴有限的皮质接触，并且髓内钉没有良好的骨干匹配，将使用更多的锁定螺钉。再次，髓内钉的设计允许有一个外起点（髓内钉近端弯曲），同时适应股骨前弓（沿其大部分长度弯曲的髓内钉），以便在髓内钉插入后不会在骨折部位引起畸形，并允许在股骨近端松弛应力。

病例 2：粉碎性股骨干远端骨折（图 16.2）

一名 44 岁男性发生摩托车撞伤，多处肌肉骨骼损伤，左股骨干远端为高度粉碎性开放性骨折。医生对其进行了扩髓的逆行髓内钉固定。入院时，经

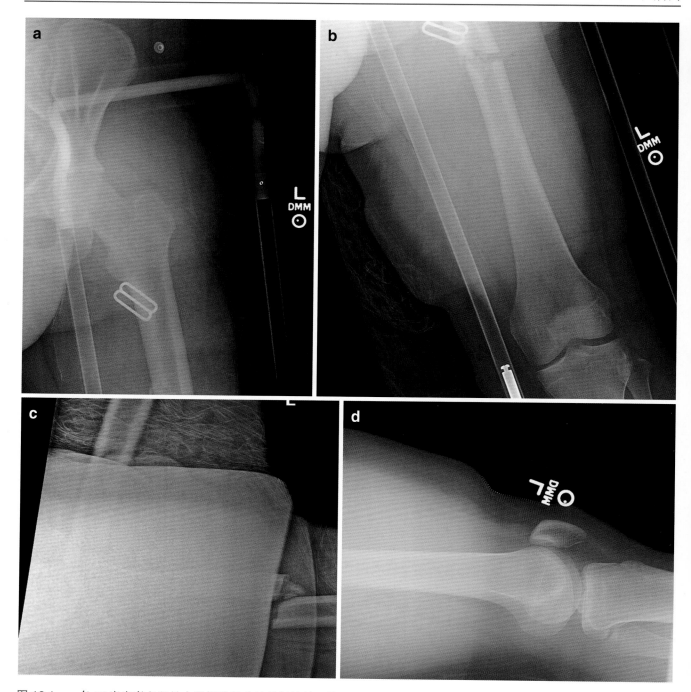

图 16.1　一名 17 岁患者左股骨中段轻微粉碎性骨折的前后位（a，b）和侧位（c，d）X 线片。行髓内钉固定后，同一患者左侧股骨术后获得前后位（e，f）和侧位（g，h）X 线片。手术修复后 6 个月获得的前后位（i）X 线片，显示骨折完全愈合

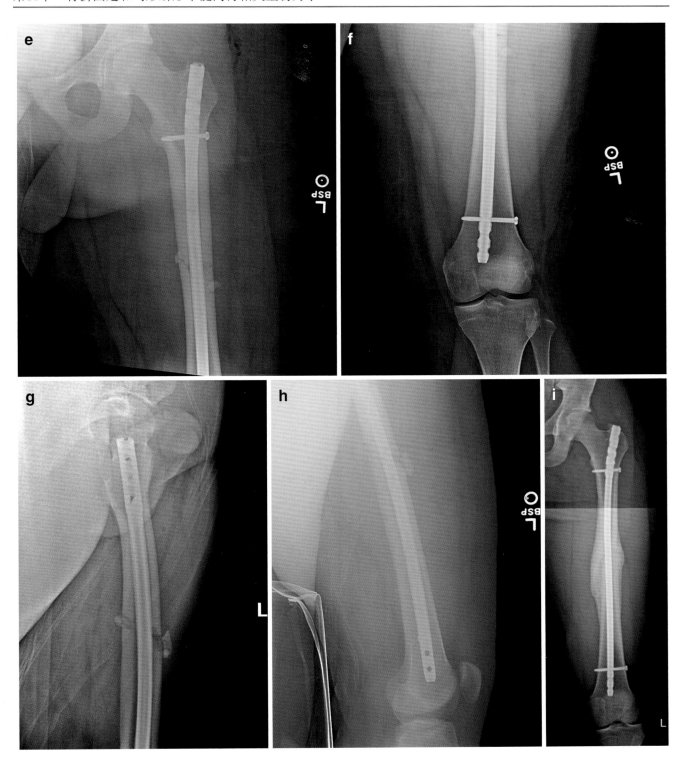

图 16.1 （续）

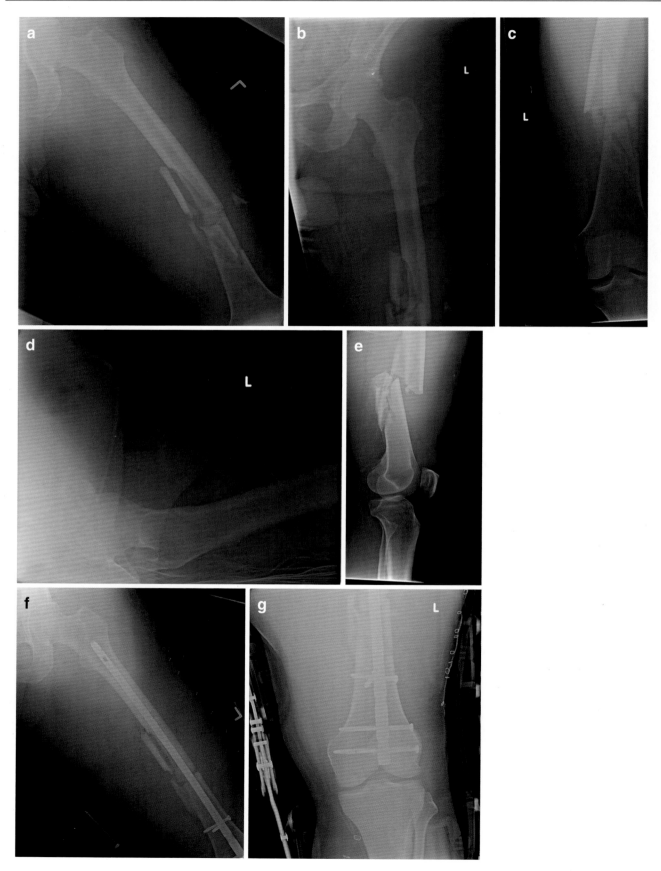

图 16.2　一名 44 岁患者的高度粉碎性开放性左股骨干远端骨折的前后位（a~c）和侧位（d，e）X 线片。使用 2 枚远端阻挡螺钉进行固定，在逆行髓内钉固定后，获得同一患者左侧股骨术后的正位（f，g）和侧位（h，i）X 线片

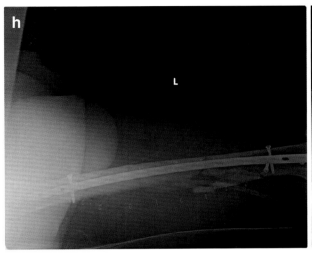
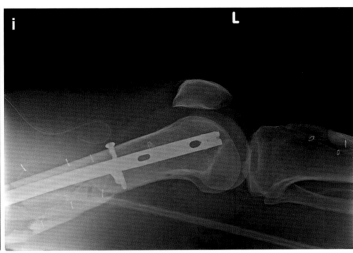

图 16.2 （续）

复苏后，进行胫骨近端牵引，转运至手术室，伤口清创，左下肢外固定架固定。36h 后返回手术室再次行伤口清创，将外固定架取出，进行左股骨骨折逆行髓内钉固定。术中，在无菌术中牵引和直接操作的辅助下，通过旋转腿部和使用球钉推进器来复位骨折，以在扩髓和髓内钉固定术的过程中保持复位。由于干骺端骨折粉碎，在远端节段放置了 2 枚阻挡螺钉，1 枚在髓内钉后方（粉碎延伸到极远端后方），1 枚在髓内钉内侧（粉碎延伸到极远端内侧）。

为何有效

由于粉碎性骨折在骨折后内侧向远端延伸，放置阻挡螺钉，有助于防止负重或肌肉牵拉导致的骨折畸形。选择逆行髓内钉进行固定，因为骨折延伸到最远端，与顺行髓内钉相比，逆行髓内钉远端节段的髓内钉"有效长度"更长（即，如果逆行插入，髓内钉将固定更远端，允许增加短节段的固定长度）。阻挡螺钉"替代"了最大粉碎部位存在的"缺失"皮质。插入 1 枚近端交锁螺钉，因为髓内钉在骨干中段（峡部）骨内膜匹配良好，并且在骨折复位过程中实现了前外侧皮质接触，允许髓内钉固定后增加轴向稳定性。

病例 3：外侧蝶形长骨折块的粉碎性股骨干骨折（图 16.3）

一名 17 岁女性发生机动车碰撞，出现闭合性右股骨干骨折。而后接受了顺行、扩髓、转子入路髓内钉治疗。在手术过程中，通过无菌骨牵引维持复位。由于外侧蝶形骨折块的尺寸较大，在插入髓内钉之前，在邻近扩髓路径的股骨远端节段放置 1 枚外侧阻挡螺钉。在长蝶形骨折块的情况下，使用了 2 枚近端和 2 枚远端静态交锁螺钉，以提供额外的冠状面骨折稳定性。

为何有效

由于患者年龄较小，选择转子入路髓内钉。能够避开股骨头血供，在最近达到骨骼成熟的患者中，梨状窝髓内钉进入部位可能存在风险。静态交锁螺钉通过提供髓内钉紧贴的"皮质"防止外翻畸形，从而维持轴向长度，并防止愈合和负重期间发生外翻畸形。实际的外侧皮质在蝶形碎片上，但蝶形碎片发生了移位。

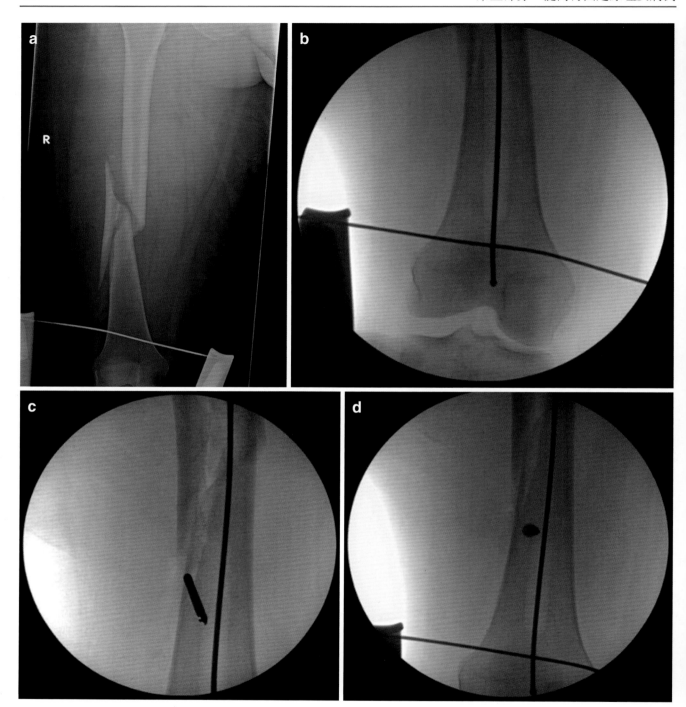

图 16.3　一名 17 岁患者右股骨干粉碎性骨折的正位 X 线片（a），显示一大块外侧蝶状碎片。术中 X 线透视（b）– 注意球头导针周围透亮带为扩髓的预计钉道，侧方定位阻滞钉位置（c），在主钉置入前放置阻滞螺钉（e），主钉交锁完成后骨折端最终图像（f）。同一患者右股骨使用髓内钉辅以单侧阻滞螺钉术后的正位 X 线片（g）。同一患者右股骨手术后 2 年的正位 X 线片（h），显示完全愈合

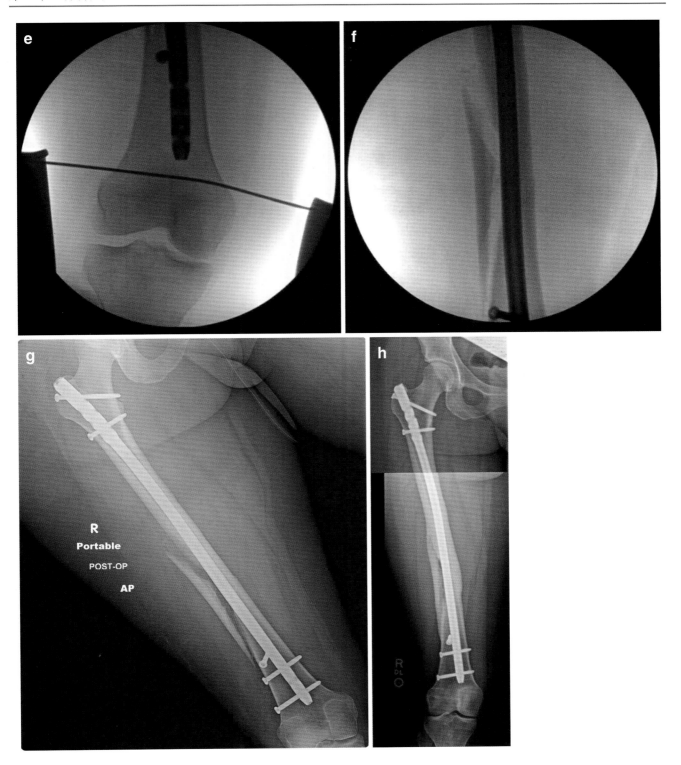

图 16.3　（续）

病例 4: 胫骨节段性骨折，包括近端干骺端骨折线（图 16.4）

　　一名 65 岁的男性在一次摩托车事故中发生了孤立的、开放性、节段性右胫骨骨折。入院后不久，他被送往手术室进行清创和右侧胫骨骨折的最终固定。开放性伤口位于胫骨远端骨折处。在近端，后内侧入路用于暴露和复位胫骨近端 1/4 骨折，这种骨

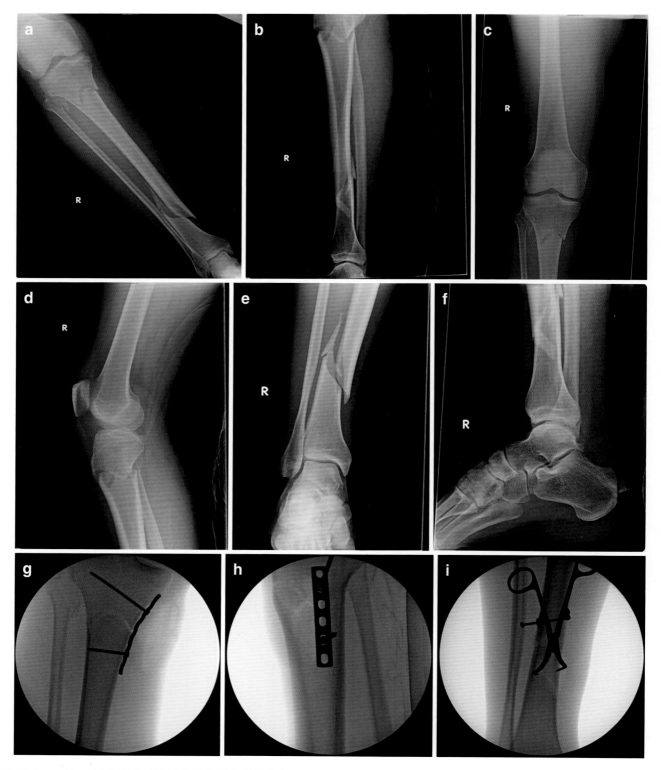

图 16.4　一名 65 岁右胫骨开放性多段骨折患者的右胫骨（a，b），右膝（c，d）和右踝的正位和侧位 X 线片。术中透视 X 线片显示胫骨近端 1/4 骨折复位（g，h）后钢板螺钉固定，胫骨远端骨折直接复位（i，j），胫骨远端骨折临时钢板固定（k），髓内钉导针进钉点定位（l），完成髓内钉并取出远端单皮质钢板后右侧胫骨最终透视片（m~t）。注意近端钢板被保留在原位。右胫骨骨折手术复位完成后同一胫骨的正位和侧位 X 线片（u，v）。同一患者右胫骨手术治疗后 1 年的正位 X 线片（w），显示完全愈合

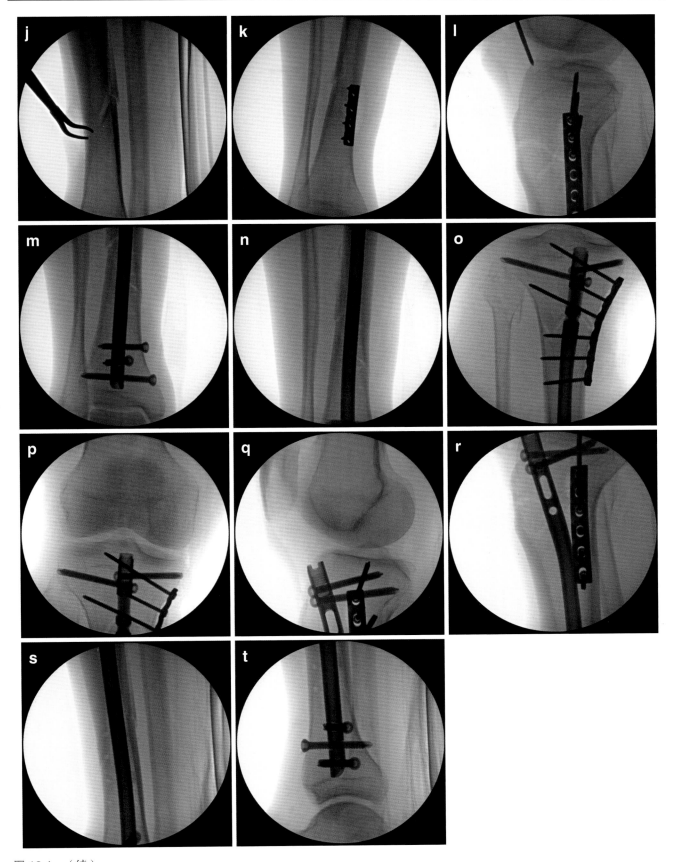

图 16.4 （续）

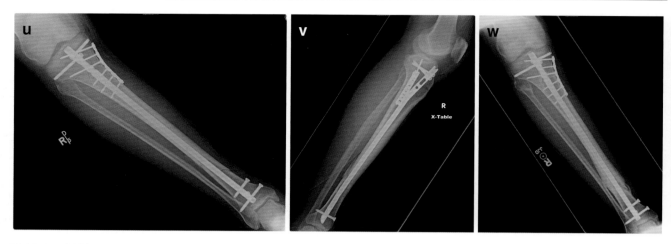

图 16.4 （续）

折很难控制，其次是近端骨段的小尺寸，再者是股四头肌穿过髌骨韧带。骨折被复位并用后内侧钢板螺钉固定。骨折髓内钉固定后，取出远端临时钢板，将近端钢板留在原位。通过髓内钉使用多个多轴近端交锁螺钉，以增加结构的稳定性。

为何有效

获得和维持胫骨近端 1/4 骨折的复位是困难的，这是由于近端碎片的小尺寸造成的，也是由于髌骨韧带的拉力造成的。这种情况需要直接复位。在一个潜在骨质量差的患者（65 岁，干骺端骨折）中，钢板螺钉结构作为补充固定被保留在原位。使用多枚交锁螺钉，沿多个方向穿过主钉，增加了结构的稳定性。远端，临时单皮质钢板用于保持复位，但在钉合和交锁后被移除。远端骨折是骨干骨折，在打钉后很容易保持在较低的位置，如果钢板放在中间位置，钢板会很突出，有刺激软组织的可能。

病例 5：髓内钉固定后肱骨骨折不愈合（图 16.5)

一名 91 岁的女性到骨科就诊，主诉左上臂疼痛，于就诊前约 11 个月左肱骨近端骨折。她接受了髓内钉固定治疗，近端放置了 1 枚锁定刀片，远端放置了 1 枚静态交锁螺钉。出现了骨折不愈合，被转诊接受评价和治疗建议。就诊时，发现她的骨折部位有微小骨痂形成。并且远端交锁螺钉出现松动，螺钉道周围有膨胀性病变，螺钉头周围有骨形成。建议进行骨不连修复，她同意进行。继发于远端交锁螺钉头上方骨生长的髓内钉取出存在轻度困难。使用拉力螺钉和肱骨近端长型锁定接骨板结构进行修复，旨在绕过取出远端交锁螺钉后留下的大空腔骨缺损。

为何可能无效

与下肢长骨不同，肱骨的轴向载荷力最小，但日常活动时可产生亚静态扭转力。肱骨髓内钉较长的力臂，降低了在骨折部位放置螺钉时观察到的扭转刚度，例如接骨板和螺钉结构。此外，在髓内钉固定时骨折复位并不理想。最后，小的（或单个）远端交锁螺钉能够抵抗施加在患者肱骨上的常规活动的扭转应力。也许，使用更多的远端交锁螺钉可以避免这种不愈合。在作者的经验中，已经注意到可膨胀的骨病变，主要是在肱骨骨折不愈合处出现（无论何种治疗方法），而不是在股骨或胫骨中，这是由于每天的活动，使得肱骨传递了极大的扭转应力导致的（不同于股骨和胫骨）。

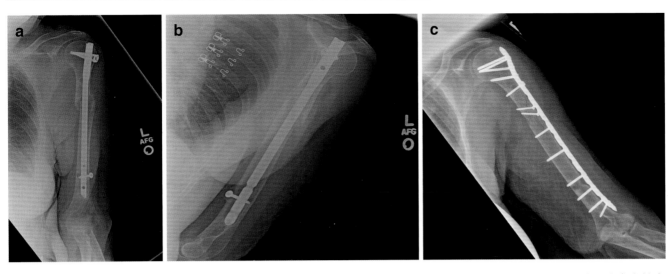

图16.5 一名91岁患者肱骨干近端骨折髓内钉内固定术后11个月的正位（a）和侧位（b）X线片显示骨不连。注意由锁定螺钉的钉头周围骨痂形成的"肥皂泡"出现在远端松动的锁钉。肱骨骨不连在使用拉力螺钉和中和钢板进行加压翻修术后几个月的正位片

参考文献

[1] Küntscher G. The intramedullary nailing of fractures. Clin Orthop Relat Res. 1968;60:5–11.

[2] University of Washington. Young's modulus. https://depts.washington.edu/matseed/mse_resources/Webpage/Biomaterials/young%27s_modulus.htm. Accessed 13 Oct 2019.

[3] AZO Materials. Stainless Steel – Grade 316L – Properties, Fabrication and Applications (UNS S31603). 18 Feb 2004. Sydney, Australia. https://www.azom.com/article.aspx?ArticleID=2382. Accessed 13 Oct 2019.

[4] Cuppone M, Seedhom BB, Berry E, Ostell AE. The longitudinal Young's modulus of cortical bone in the midshaft of human femur and its correlation with CT scanning data. Calcif Tissue Int. 2004;74(3):302–309.

[5] AZO Materials. U.S.Titanium Industry Inc. Titanium Alloys – Ti6Al4V Grade 5. 30 Jul 2002. https://www.azom.com/properties.aspx?ArticleID=1547. Accessed 13 Oct 2019.

[6] Kempf I, Grosse A, Beck G. Closed locked intramedullary nailing. Its application to comminuted fractures of the femur. J Bone Joint Surg Am. 1985;67(5):709–720.

[7] Eichinger JK, Balog TP, Grassbaugh JA. Intramedullary fixation of clavicle fractures: anatomy, indications, advantages, and disadvantages. J Am Acad Orthop Surg. 2016;24(7):455–464.

[8] Zhao L, Wang B, Bai X, Liu Z, Gao H, Li Y. Plate fixation versus intramedullary nailing for both-bone forearm fractures: a meta-analysis of randomized controlled trials and cohort studies. World J Surg. 2017;41(3):722–733.

[9] Pace JL. Pediatric and adolescent forearm fractures: current controversies and treatment recommendations. J Am Acad Orthop Surg. 2016;24(11):780–788.

[10] Bernstein M, Fragomen A, Rozbruch SR. Tibial bone transport over an intramedullary nail using cable and pulleys. JBJS Essent Surg Tech. 2018;8(1):e9.

[11] Markolf KL, Cheung E, Joshi NB, Boguszewski DV, Petrigliano FA, McAllister DR. Plate versus intramedullary nail fixation of anterior tibial stress fractures: a biomechanical study. Am J Sports Med. 2016;44(6):590–596.

[12] Märdian S, Schaser KD, Duda GN, Heyland M. Working length of locking plates determines interfragmentary movement in distal femur fractures under physiological loading. Clin Biomech (Bristol, Avon). 2015;30(4):391–396.

[13] Ma JX, Wang J, Xu WG, Yu JT, Yang Y, Ma XL. Biomechanical outcome of proximal femoral nail antirotation is superior to proximal femoral locking compression plate for reverse oblique intertrochanteric fractures: a biomechanical study of intertrochanteric fractures. Acta Orthop Traumatol Turc. 2015;49(4):426–432.

[14] Augat P, Rapp S, Claes L. A modified hip screw incorporating injected cement for the fixation of osteoporotic trochanteric fractures. J Orthop Trauma. 2002;16(5):311–316.

[15] Ito K, Hungerbühler R, Wahl D, Grass R. Improved intramedullary nail interlocking in osteoporotic bone. J Orthop Trauma. 2001;15(3):192–196.

[16] Tencer AF, Sherman MC, Johnson KD. Biomechanical factors

affecting fracture stability and femoral bursting in closed intramedullary rod fixation of femur fractures. J Biomech Eng. 1985;107(2):104–111.

[17] Egol KA, Chang EY, Cvitkovic J, Kummer FJ, Koval KJ. Mismatch of current intramedullary nails with the anterior bow of the femur. J Orthop Trauma. 2004;18(7):410–415.

[18] Bazylewicz DB, Egol KA, Koval KJ. Cortical encroachment after cephalomedullary nailing of the proximal femur: evaluation of a more anatomic radius of curvature. J Orthop Trauma. 2013;27(6):303–307.

[19] Roberts JW, Libet LA, Wolinsky PR. Who is in danger? Impingement and penetration of the anterior cortex of the distal femur during intramedullary nailing of proximal femur fractures: preoperatively measurable risk factors. J Trauma Acute Care Surg. 2012;73(1):249–254.

[20] Collinge CA, Beltran CP. Does modern nail geometry affect positioning in the distal femur of elderly patients with hip fractures? A comparison of otherwise identical intramedullary nails with a 200 versus 150 cm radius of curvature. J Orthop Trauma. 2013;27(6):299–302.

[21] Strauss E, Frank J, Lee J, Kummer FJ, Tejwani N. Helical blade versus sliding hip screw for treatment of unstable intertrochanteric hip fractures: a biomechanical evaluation. Injury. 2006;37(10):984–989.

[22] Tejwani N, Polonet D, Wolinsky PR. Controversies in the intramedullary nailing of proximal and distal tibia fractures. J Am Acad Orthop Surg. 2014;22(10):665–673.

[23] Mehling I, Hoehle P, Sternstein W, Blum J, Rommens PM. Nailing versus plating for comminuted fractures of the distal femur: a comparative biomechanical in vitro study of three implants. Eur J Trauma Emerg Surg. 2013;39(2):139–146.

[24] Freeman AL, Craig MR, Schmidt AH. Biomechanical comparison of tibial nail stability in a proximal third fracture: do screw quantity and locked, interlocking screws make a difference? J Orthop Trauma. 2011;25(6):333–339.

[25] Höntzsch D, Schaser KD, Hofmann GO, Pohlemann T, Hem ES, Rothenbach E, et al. Evaluation of the effectiveness of the angular stable locking system in patients with distal tibial fractures treated with intramedullary nailing: a multicenter randomized controlled trial. J Bone Joint Surg Am. 2014;96(22):1889–1897.

[26] Krettek C, Miclau T, Schandelmaier P, Stephan C, Möhlmann U, Tscherne H. The mechanical effect of blocking screws ("Poller screws") in stabilizing tibia fractures with short proximal or distal fragments after insertion of small-diameter intramedullary nails. J Orthop Trauma. 1999;13(8):550–553.

[27] Krettek C, Stephan C, Schandelmaier P, Richter M, Pape HC, Miclau T. The use of Poller screws as blocking screws in stabilising tibial fractures treated with small diameter intramedullary nails. J Bone Joint Surg Br. 1999;81(6):963–968.

第 17 章　骨干骨折

John D. Adams Jr., Shea B. Ray

引言

目前髓内钉（IMN）固定是治疗股骨和胫骨骨干骨折的金标准[1-4]。与切开复位钢板螺钉内固定（ORIF）相比，髓内钉固定软组织剥离较少，保留骨膜和骨折端血肿[5]。复位后髓内固定可导致骨折二期愈合[2]。虽然长骨骨干骨折的最终愈合涉及许多不可控因素（如胫骨开放性损伤的发生率高、患者并发症和营养状况、伴发损伤等），但仍有许多因素在外科医生的可控范围内，通过改变这些因素可以获得最佳的临床结果。骨折愈合依赖于其所处的生物力学环境[6]。生物环境受骨折复位质量、骨折存在的间隙和周围软组织环境的影响。手术技术和内植物是影响力学环境的两个主要因素，尤其是在骨干骨折采用髓内钉固定时，其力学受到髓内钉直径、扩髓或非扩髓技术、交锁螺钉布局和所放置螺钉类型的影响。锁定螺钉布局会影响其工作长度。髓内钉的工作长度是近端锁定螺钉和远端锁定螺钉之间的距离。这在生物力学上很重要，因为内植物的扭转刚度与工作长度成反比，弯曲刚度与工作长度的平方成反比[7]。

内植物相关的因素，如材料、髓内钉的长度和几何形状也有一定作用。外科医生有能力对这些因素进行修正，以创造一个有利于骨折愈合的良好生物力学环境。

即使所有因素都优化了，骨折不愈合和延迟愈合仍然会发生。胫骨骨折髓内钉固定有 16.7% 的不愈合和延迟愈合率[2]，而股骨骨折的不愈合率较低，通常低于 5%~10%[3]。

接下来通过回顾几个临床病例，来说明在髓内钉治疗长骨骨干骨折中的生物力学原则。

病例 1

背景

一名 19 岁的健康男性，被一辆拖车从其身上碾过后，左侧股骨受到挤压伤（图 17.1）。大腿骨筋膜室综合征使其治疗复杂化。

治疗

在筋膜切开后，放置扩髓的顺行股骨髓内钉。钉的大小为 10mm × 420mm。骨折复位，皮质接触，髓内钉和峡部匹配良好。两枚锁定螺钉分别置于近端和远端（图 17.2）。两天后，筋膜切开部位进行厚皮片移植。术后患者可以在耐受范围内负重。术后 8 周时，4 个皮质都有骨痂桥接，恢复顺利（图17.3）。

讨论

本病例是一个优化生物力学因素获得满意疗效的例子。通常髓内钉具有足够的长度和直径，可以为骨折端提供适当的稳定性和应变量，以诱导二期骨愈合。一般来说，骨折稳定性决定了骨愈合的类型，当骨折端应变 < 2% 时发生一期骨折愈合，当应变 < 10% 时发生二期骨折愈合[8]。根据定义，应变是

$$\varepsilon\,(strain) = \frac{\Delta l}{l_0}$$

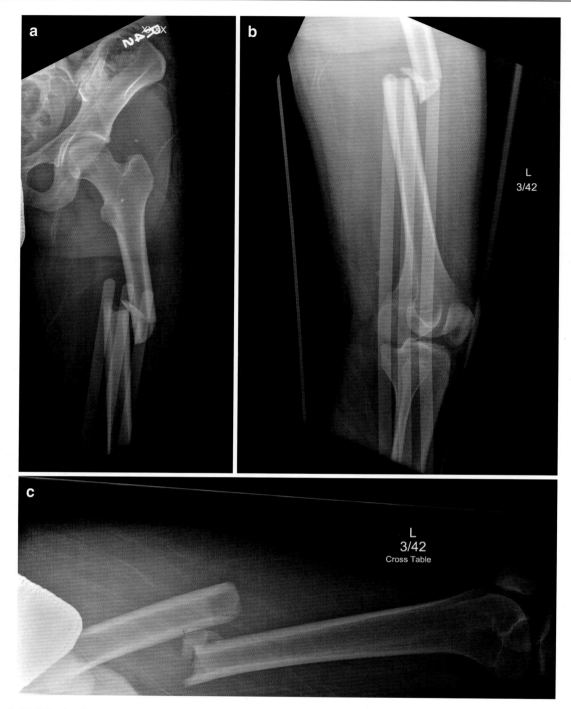

图 17.1　初始受伤时正位（a）和侧位（b，c）X 线片，显示股骨中段粉碎性、斜行骨折

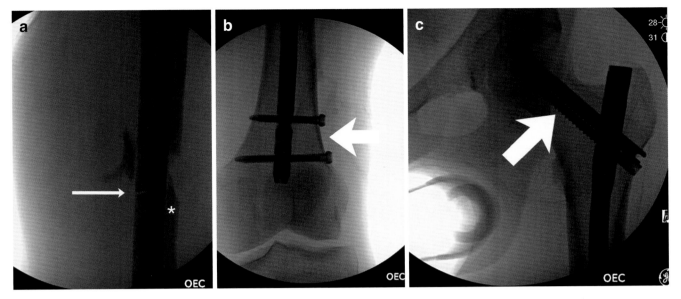

图17.2 术中透视：（a）股骨正位（AP）透视可见良好的峡部匹配（＊）和皮质接触（细箭头）。（b）透视下膝关节正位和（c）透视下髋关节正位显示远端2枚交锁螺钉，近端锁钉置于股骨头内，以抵抗骨折端髓内钉的扭力（粗箭头）

图17.3 术后2个月的X线片：（a）股骨近端正位（AP）和（b）侧位，（c）股骨远端正位和（d）侧位。所有X线片上均显示明显的骨痂桥接，二期骨折愈合良好

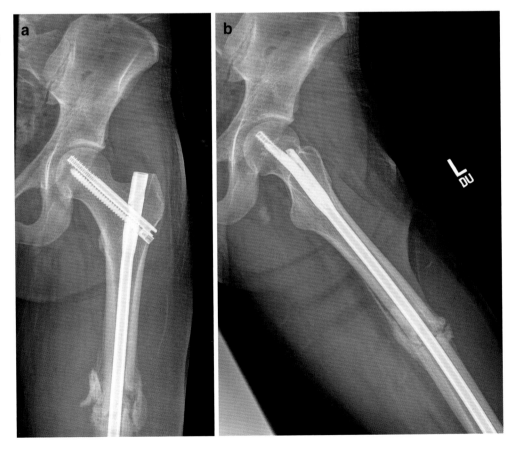

图 17.3 （续）

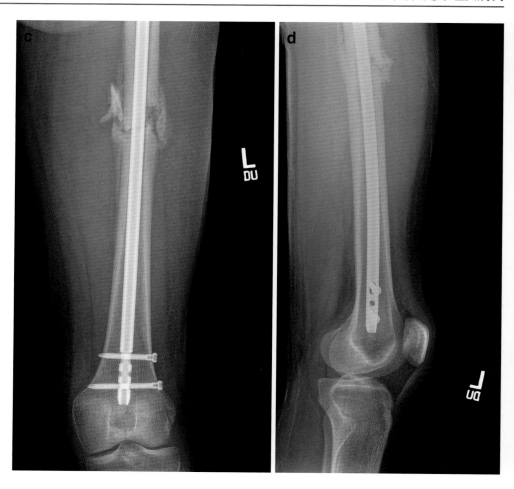

其中 l 是长度，l_0 是初始长度。当应用于内固定骨折的生物力学环境时，该值（以百分比表示）反映了结构的刚度和稳定性。因此，当应用更刚性的内植物时，允许骨折端进行大量活动，骨折端的应变将更高。如果应变超过 10%，很可能会发生骨不连。

在这个病例中，髓腔扩髓后髓内钉直径要足够大，以获得良好的峡部匹配度。股骨内最紧的部位是峡部。通过扩髓扩大峡部，髓内钉与骨内膜骨有更长的皮质接触区域，并提高了稳定性（图 17.4）。扩髓还允许置入更大的髓内钉，这也增加了结构的生物力学稳定性。在近端和远端使用两枚螺钉，进一步提高了骨折端的抗旋转和轴向稳定性。带有皮质接触的骨折复位提供了最大的结构稳定性，并降低了内植物的负荷。此外，这种构造允许通过内植物的负荷分担来早期负重。将髓内钉沿股骨的解剖轴线置入，

通过股骨承载的力矢量与通过内植物承载的力矢量相同，从而实现负荷分担。虽然重建锁定不是治疗这一特殊骨折所必需的，但它可以用来保护股骨颈。有些人担心，如果不使用重建螺钉，以后的损伤以及髓内钉顶部附近的骨质减少可能会增加未来股骨颈骨折的风险。

病例 2

背景

39 岁男性，无既往病史，是一场机动车事故中未系安全带的司机，左侧股骨颈合并股骨干骨折（闭合性）（图 17.5）。

图 17.4 扩髓对皮质接触的影响。与扩髓前峡部水平的皮质接触面积（a）相比，扩髓后置入髓内钉（b）会产生更多的皮质接触面积（c）

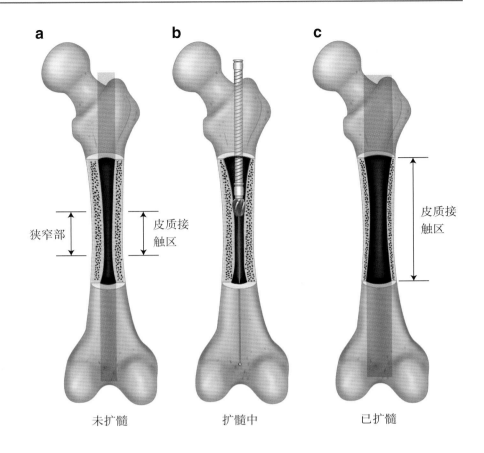

a **b** **c**

狭窄部　皮质接触区

皮质接触区

未扩髓　扩髓中　已扩髓

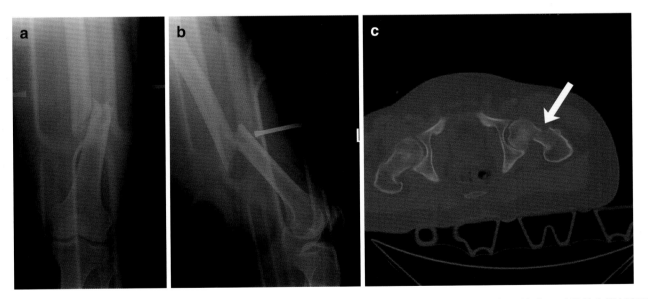

图 17.5 受伤时的 X 线片和有代表性的计算机断层扫描（CT）图像。股骨（a）正位和（b）侧位 X 线片显示股骨中段斜行骨折。（c）骨盆轴位 CT 图像显示同侧股骨颈骨折（箭头）

治疗

左侧股骨颈骨折复位后采用两孔的侧方钢板加压螺钉复位固定，然后用逆行髓内钉固定治疗股骨干骨折。髓内钉用两枚远端交锁螺钉和一枚近端交锁螺钉锁定（图17.6）。髓内钉较短，长度为280mm。影像学随访显示股骨干肥大性骨不连（图17.7和图17.8）。大约1年后，患者返院行髓内钉取

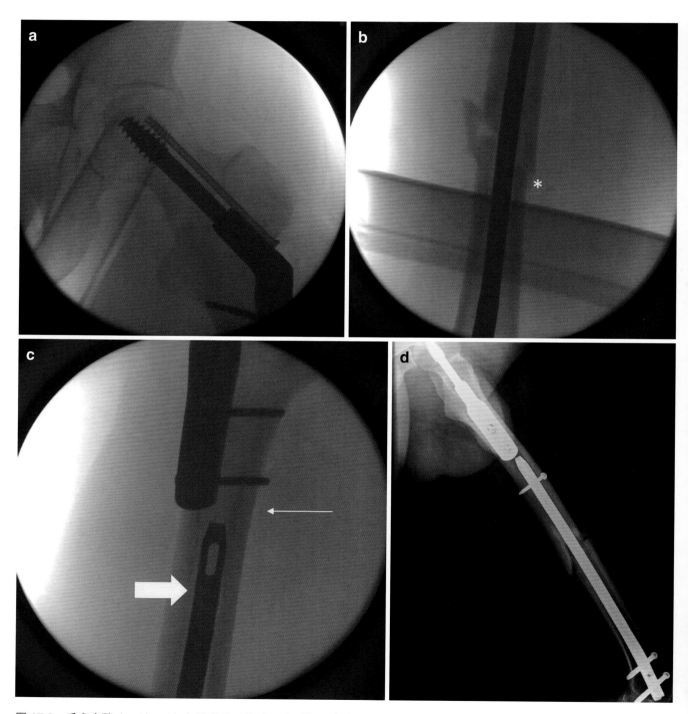

图17.6 手术步骤（a~d）：（a）髋关节正位（AP）透视。存在几个最终导致肥大性骨不连的因素。（b）（股骨正位片）髓内钉偏细，钉和皮质之间有间隙（＊）。（c）（股骨近端正位片）和（d）（股骨侧位X线片）近端短钉（细箭头），以及近端仅置入1枚交锁螺钉（粗箭头）

图 17.7 术后 12 周 X 线片显示骨痂开始形成。(a)股骨远端侧位,(b)股骨近端正位(AP),(c)股骨近端侧位,(d)股骨远端正位(AP)

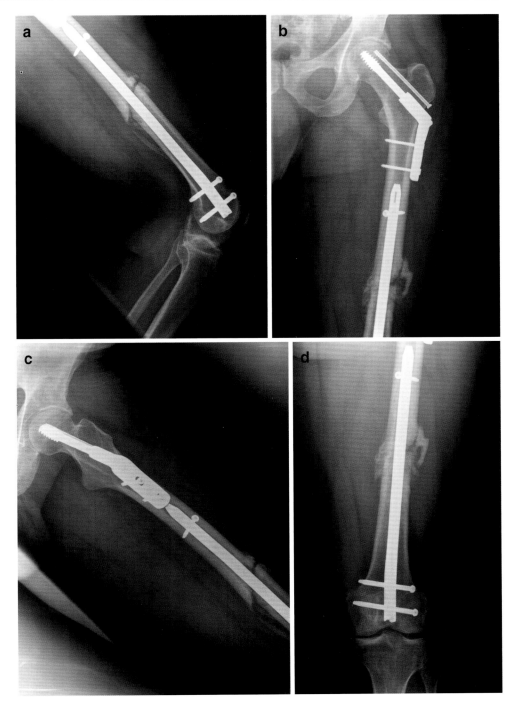

出并更换内植物。扩髓后换更大的 14mm 的髓内钉,近端仅置入一枚螺钉(在动力位置)(图 17.9)。患者骨不连持续存在(图 17.10),并且要求再次翻修,切开行加压钢板固定。由于加压钢板固定获得了绝对的稳定性,最终骨折愈合(图 17.11)。

讨论

该患者表现为股骨干骨折肥大性骨不连合并同侧股骨颈骨折。股骨颈骨折正常愈合,且患者的感染和代谢指标检查均为阴性,表明其股骨干骨折不愈合是机械因素导致。

导致肥大性骨不连的因素有很多。首先,初次

图 17.8　术后 10 个月 X 线
片显示股骨干肥大性骨不连。
（a）股骨近端正位（AP），（b）
股骨近端侧位，（c）股骨远
端侧位和，（d）股骨远端正
位（AP）——存在肥大性骨
不连（＊）

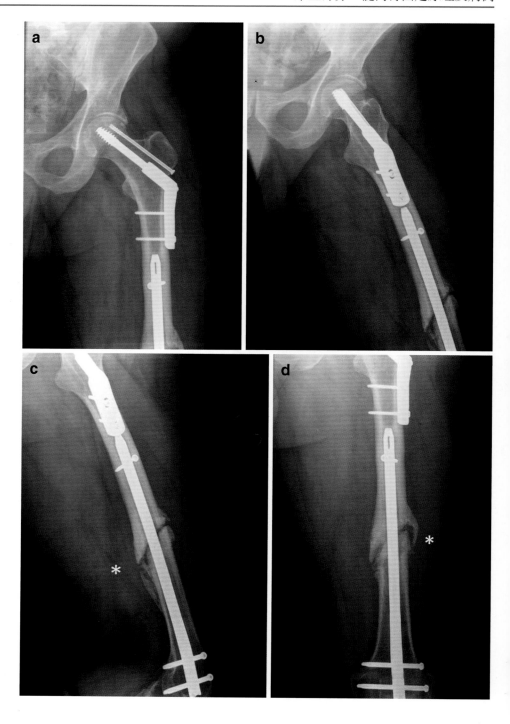

固定时髓内钉近端较短，直径较小。髓内钉近端的
长度过短，导致髓内钉和近端皮质的接触以及工作
长度均减少，致使骨折稳定性降低。虽然股骨有扩
髓，但髓内钉还是偏细。髓内钉尺寸偏细和近端
长度偏短的组合会导致稳定性下降（见病例 3，图
17.14c）。其次，近端只有一枚交锁螺钉。单一交锁
螺钉只在一个平面上提供稳定性。在这个病例中，

近端骨块可以绕着冠状面上的一枚螺钉旋转。冠状
面的活动度与髓内钉 - 皮质的匹配度直接相关。例
如，如果髓内钉两边相对于皮质各有 2mm 的间隙，
则近端骨块可以在任一方向上移动 2mm。可以通过
两种措施来消除这种冠状面的微动——缩小髓内钉
和皮质之间的距离（选择更大的髓内钉），并置入
两枚近端锁定螺钉（图 17.12）。在这个病例中，短、

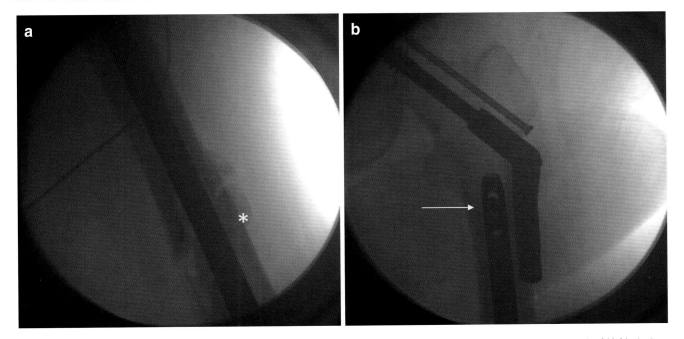

图 17.9　股骨骨折骨不连第一次手术。（a）股骨侧位透视：在这个病例中，髓内钉直径增大，允许更多的皮质接触（＊）。（b）髋关节正位（透视）：注意近端交锁螺钉（箭头）处于动力位置，允许骨折端有更多的微动，而非提供额外的稳定性

图 17.10　骨不连翻修术后 5 个月的 X 线片。股骨（a）侧位和（b）正位片显示肥大性骨不连持续存在

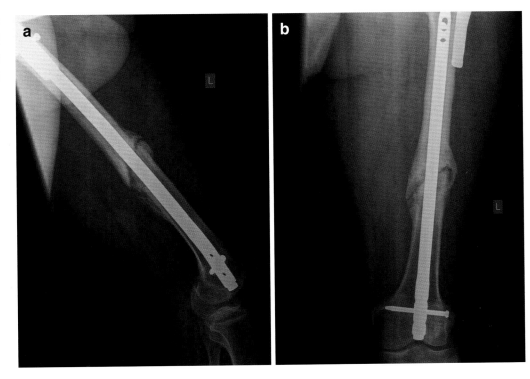

图 17.11　股骨（a）侧位和（b）正位 X 线片。第二次骨不连翻修，使用拉力螺钉加压、中和钢板固定，骨折端达到绝对稳定，骨折愈合（＊）

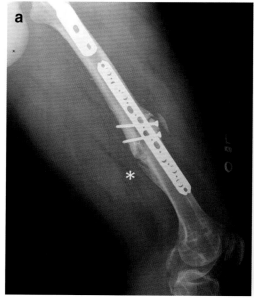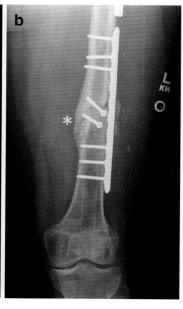

图 17.12　交锁螺钉配置和髓内钉大小对结构稳定性影响的示意图。如果髓内钉与两侧皮质之间有 2mm 的间隙，单一一枚交锁螺钉将允许垂直于螺钉方向的微动（髓内钉两侧各 2mm）（a，b）。可以通过置入更大的髓内钉来减小髓内钉和皮质之间的距离（c），或者通过置入第二枚交锁螺钉来减少骨折微动（d）

a 髓内钉直径太小且仅单枚锁定螺钉　　　　　　**b** 髓内钉晃动示意图

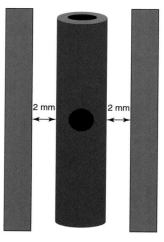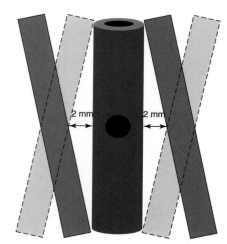

c 大小合适的髓内钉（缺少晃动的空间）　　　**d** 置入 2 枚锁定螺钉也可预防晃动

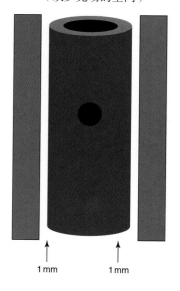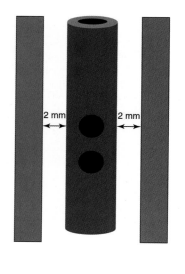

小且仅有一枚近端锁钉会使微动增加，继而发生肥大性骨不连。

　　不幸的是，翻修方案也没有好好规划。多数情况下，肥大性骨不连的治疗是加强稳定性。在这个病例中，需要加大髓内钉的长度和直径，近端用2枚静态螺钉锁定。但是，仅做到了髓内钉的直径加大，其长度没变，而且近端还是仅用一枚螺钉固定。此外，螺钉被放置在动力位置，动态锁定髓内钉的目的是允许更多的骨折微动，以诱导皮质接触和愈合。但这位患者需要的是增加稳定性，而不是动力化。最后，髓内钉翻修后骨折仍没有愈合。这并不令人意外，因为动力化创造的稳定性更少，而非更多。

　　最后，在这个病例中，另一个值得关注的生物力学问题是侧方钢板和髓内钉之间没有重叠。内植物的存在使得两个刚度上升区域之间未覆盖到的骨间隙应力集中，可能会增加内植物之间骨折的风险。理想情况下，这两种结构应该重叠，消除应力集中和随后在此部位发生骨折的（后续）风险。

病例3

背景

　　患者为24岁男性，既往健康，于机动车碰撞事故中受伤。最初在外院接受了病情评估和临时治疗。体格检查仅发现骨折，包括右侧闭合性股骨干骨折（图17.13）和右侧骶髂关节脱位。转院前已行牵引。

治疗

　　右侧股骨采用10mm×380mm的逆行髓内钉固定，置入2枚近端和1枚远端静态交锁螺钉（图17.14）。由于骨盆环损伤，患者同期行骶髂螺钉固定并且术后右下肢没有负重。术后3个月允许他右下肢负重。术后6个月，考虑他的右侧股骨骨折延迟愈合（图17.15）。在与患者术前沟通是更换髓内钉还是微创动力化时，他选择通过移除近端锁定螺钉来实现髓内钉动力化（图17.16）。尽管采取了这些干预措施，但还是发生了肥大性骨不连，并且骨折端有轻微的内翻（图17.17）。在动力化术后大约18个月后，移除内固定装置并更换髓内钉，顺行从梨状窝进钉重建钉固定（图17.18）。顺行置入一枚13mm×400mm的髓内钉，近端两枚螺钉固定，其中一枚经颈固定，远端两枚静态交锁螺钉固定，纠正其对线。

讨论

　　与前一病例类似，逆行髓内钉技术导致近端工作长度降低、骨折端微动增加。骨折一侧髓内钉较短的部分，常常要关注肥大性骨不连的发展。如果对峡部近端的骨折采用逆行髓内钉固定，为了与近端骨块有更多的皮质接触，加大髓内钉直径是极其重要的。一旦诊断为肥大性骨不连，应该避免髓内钉的动力化。因为它降低了稳定性，会导致过度微动和持续的肥大性骨不连。最终扩髓顺行髓内钉的置入解决了许多与第一次手术导致骨不连的相关生物力学问题。由于整体结构稳定性提高，患者骨不连获得愈合。这是通过加大髓内钉的工作长度、固定到近端股骨、使用更大直径髓内钉扩大皮质接触来增加对近端骨块的控制而实现的。

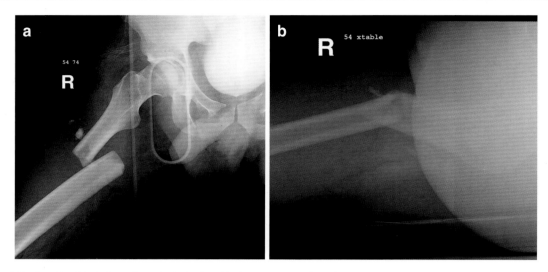

图 17.13　受伤后股骨近端（a）正位和（b）侧位 X 线片显示股骨粗隆下横行骨折

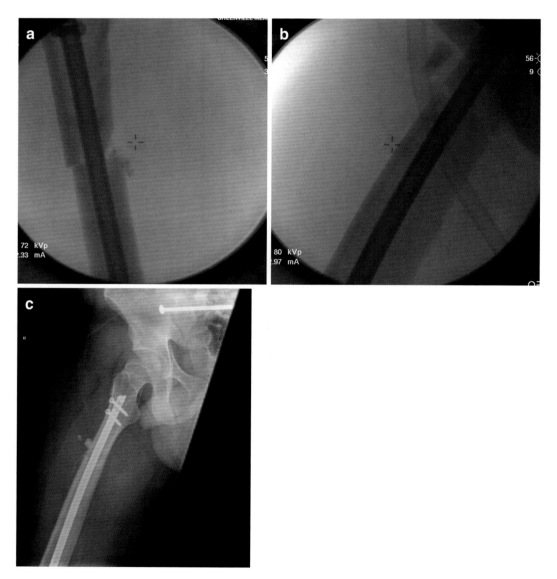

图 17.14　股骨（a）正位和（b）侧位透视：由于股骨近端髓内钉数量有限，放置了一枚较小的逆行股骨髓内钉来固定股骨粗隆下骨折，其工作长度相对较短。（c）术后股骨侧位 X 线片

图17.15 术后5个月股骨（a）正位和（b）侧位X线片显示延迟性萎缩性骨不连（*）

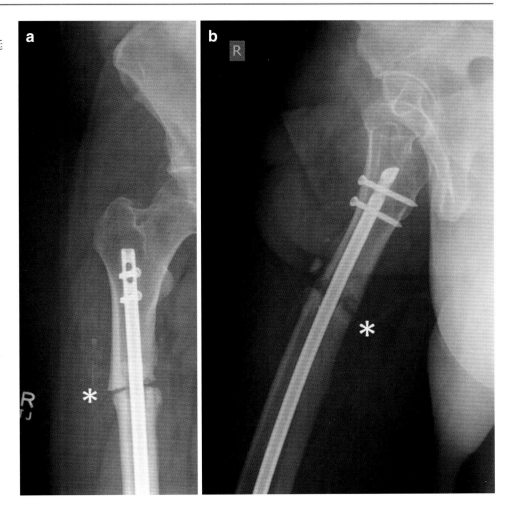

图17.16 移除近端锁定螺钉（*）实现髓内钉动力化1个月后的股骨（a）正位和（b）侧位X线片

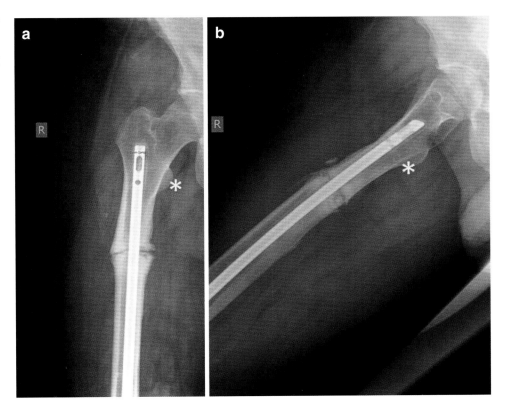

图 17.17　动力化术后数月的
股骨（a）侧位和（b）正位 X
线片显示持续性骨不连

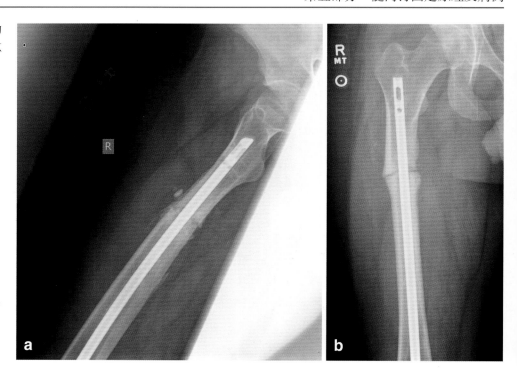

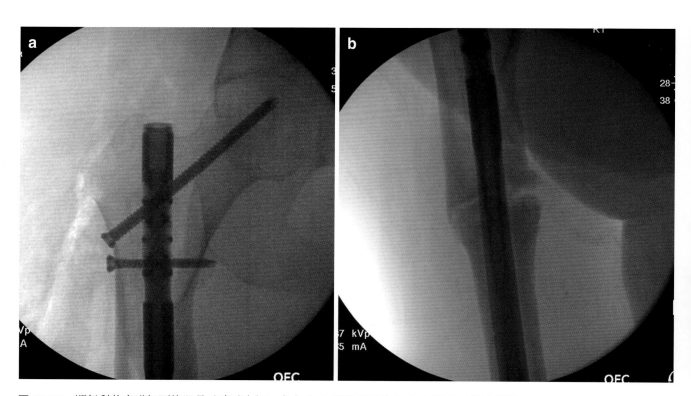

图 17.18　顺行梨状窝进钉更换股骨重建髓内钉。术中（a）髋关节正位和（b）股骨正位透视图

参考文献

[1] Samiezadeh S, Avval PT, Fawaz Z, Bougherara H. Biomechanical assessment of composite versus metallic intramedullary nailing system in femoral shaft fractures: a finite element study. Clin Biomech. 2014;29(7):803–810.

[2] Hierholzer C, Friederichs J, Glowalla C, Woltmann A, Bühren V, von Rüden C. Reamed intramedullary exchange nailing in the operative treatment of aseptic tibial shaft nonunion. Int Orthop. 2017;41(8):1647–1653.

[3] Ricci WM, Gallagher B, Haidukewych GJ. Intramedullary nailing of femoral shaft fractures: current concepts. J Am Acad Orthop Surg. 2009;17(5):296–305.

[4] Shih KS, Hsu CC, Hsu TP. A biomechanical investigation of the effects of static fixation and dynamization after interlocking femoral nailing: a finite element study. J Trauma Acute Care Surg. 2012;72(2):E46–E53.

[5] Wähnert D, Gehweiler D. Complications of intramedullary nailing—evolution of treatment. Injury. 2017;48(2017):S59–S63.

[6] Rosa N, Marta M, Vaz M, Tavares SM, Simoes R, Magalhães FD, Marques AT. Recent developments on intramedullary nailing: a biomechanical perspective. Ann N Y Acad Sci. 2017;1408(1):20–31.

[7] Kyle RF. Biomechanics of intramedullary fracture fixation. Orthopedics. 1985;8(11):1356–1359.

[8] Perren SM. Fracture healing: fracture healing understood as the result of a fascinating cascade of physical and biological interactions. Part I. an attempt to integrate observations from 30 years AO research. Acta Chir Orthop Traumatol Cechoslov. 2014;81(6):355–364.

第 18 章　关节周围和关节内骨折

Seong-Eun Byun, Michael Maher, Jihyo Hwang, Joshua A. Parry,
Cyril Mauffrey

引言

髓内（IM）固定不损伤骨膜血供[1, 2]，并且分散承担负荷有利于患者早期负重[3]，因而被广泛使用治疗长骨骨折。然而，与骨干骨折相比，在使用髓内钉（IMN）治疗关节周围和关节内骨折时关节周围解剖学特征显得特别复杂。干骺端宽大的髓腔、附着其上的软组织形成的形变力和关节周围复杂的几何形状，使得仅使用髓内钉技术时很难获得满意的复位和固定[4]。即使骨折复位成功，关节周围较薄的骨皮质以及关节骨块较小导致固定效力有限，使得单独使用髓内固定在生物力学上不占优势。

尽管髓内固定有其固有的局限性，但由于其对软组织的干扰少和植入物较强的抗疲劳的能力，随着技术的进步，髓内固定在关节周围和关节内骨折中的应用在逐渐增加。交锁螺钉的大小、数量和方向选择增加，以及固定角度的设计，为髓内构造提供了更广泛的适用性和更高强度。辅助手术技术如阻挡钉技术或骨块间螺钉和临时辅助钢板，可改善髓内固定的效果。

然而，这些改进并不能完全克服髓内技术在关节周围和关节内骨折中的局限性。仍应强调保护血供、恢复对线、防止骨折间隙过大等内固定的基本原则，以取得良好的效果。本章将通过临床病例进行讨论髓内钉在关节周围和关节内骨折中的作用机制。

髓内钉治疗关节周围和关节内骨折的关键概念

优点和缺点

髓内固定有几个优势。由于髓内固定通常不需要大面积显露骨折端[1, 2]，所以通常能保留骨膜血供。髓内钉固定靠近旋转中心并限制了轴向弯矩力臂，可以均分负载。因此，髓内固定可以均匀分配轴向应力，有利于早期负重[3]。此外，与髓外固定装置相比，较小的扭矩力臂具有更高的抗扭转能力[5]。然而，当累及关节面需要直视下进行骨折复位时，这些优势在关节周围和关节内骨折的治疗中往往不能体现，并且由于固定的选择有限，生物力学特性也会随之变化。

髓内固定在关节周围和关节内骨折治疗上也有几个缺点。在典型的短节段关节周围骨折和关节内骨折中，宽大的干骺端直径和松质骨限制了髓内钉和骨之间的机械接触。宽大的髓腔会导致对线不良，这对稳定性、骨折愈合和功能预后都很重要（图18.1和图18.2）。此外，内固定在关节周围骨块的工作长度短，而在骨干段长。两个骨块之间这种工作长度的差异会导致每个骨块的微动不一致，从而不利于愈合。在关节周围节段中，交锁螺钉对稳定性起重要的作用，但干骺端的皮质较薄，不足以提供足够的把持力（图18.3）。

此外，关节周围的形变力很强。因此，与骨干骨折相比，关节周围和关节内骨折采用闭合复位或间接复位技术复位更为困难。

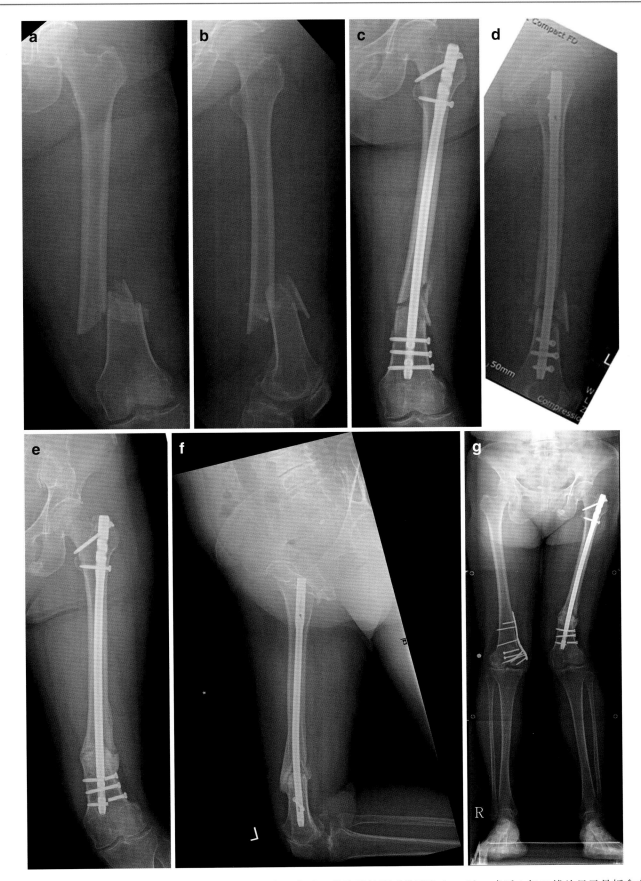

图 18.1 左股骨远端干骺端骨折的术前 X 线片（a，b）。术后 X 线片示外翻对线不良（c，d）。术后 1 年 X 线片显示骨折愈合，外翻对线不良加重，交锁螺钉断裂（e~g）

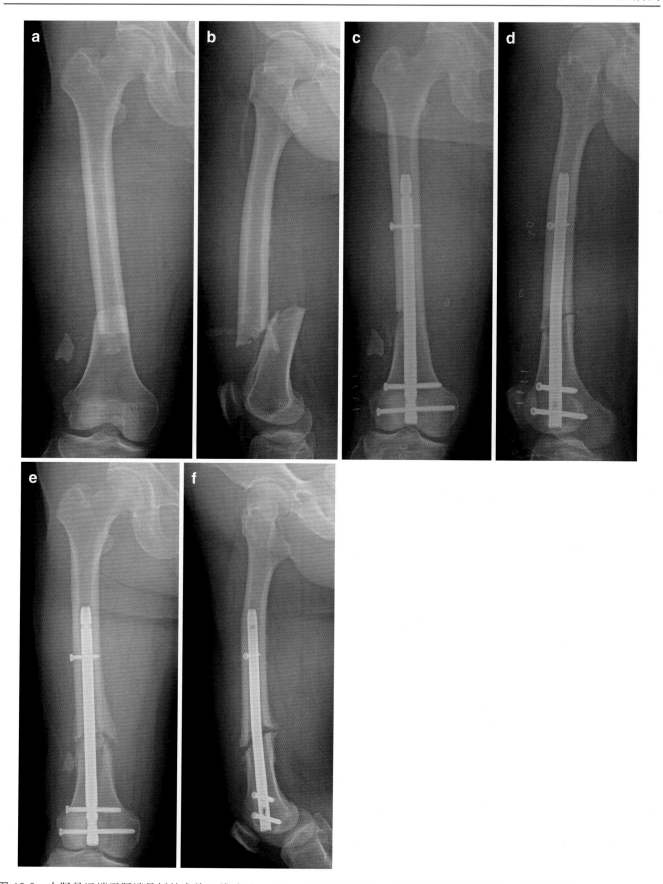

图 18.2 右胫骨远端干骺端骨折的术前 X 线片（a，b）。术后 X 线片（c，d）显示外翻对线不良，胫骨内侧有骨折间隙。术后 11 个月的 X 线片显示骨不连（e，f）

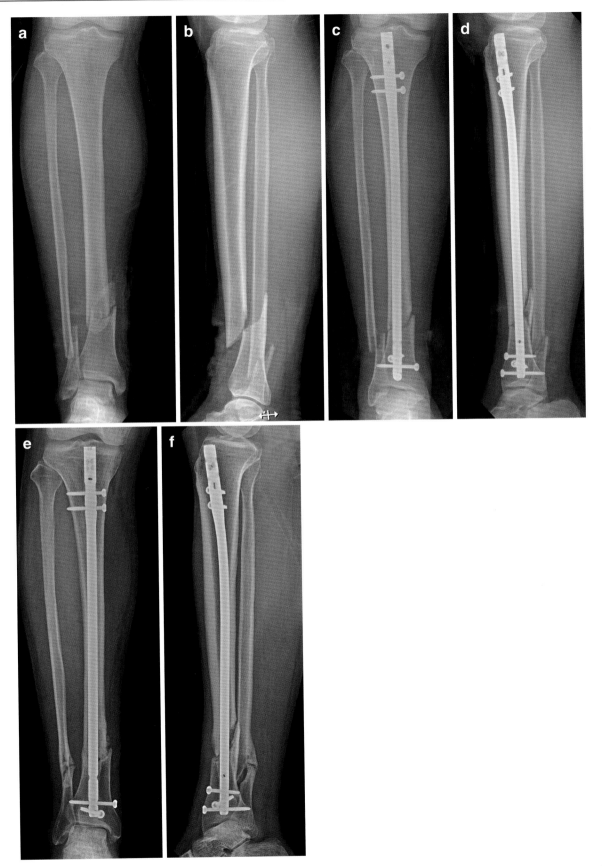

图18.3 术前X线片（a，b）显示右股骨远端骨折。术后X线片（c，d）显示对线良好。术后5个月的X线片（e，f）显示骨不连伴有植入物松动

复位

当用髓内钉治疗关节面骨折时，关节内骨折治疗的主要目标仍然是实现解剖复位和关节面的绝对稳定。关节内骨折切开复位内固定时，应注意尽量减少对干骺端骨膜血供的损害。如果损伤了干骺端血供，髓内钉固定干骺端将无法实现二期愈合。在使用髓内钉固定前，只要证实关节面是解剖复位的，即可使用微创技术螺钉固定非移位的关节骨折（图18.4）。

精确的进钉点对于关节周围和关节内骨折采用髓内钉固定获得正确对线是至关重要的[7, 8]。进钉点不当会加大骨折畸形，降低稳定性。例如，胫骨近端骨折容易出现外翻和前弓畸形，因此与治疗骨干骨折相比，进钉点应稍偏向外侧和后方。

除了进钉点，肢体的不同位置也会显著影响肌肉和肌腱的变形力。例如，胫骨髓内钉固定使用膝关节半伸展而非屈曲位时，通过中和髌腱/伸膝装置在骨折端的变形力的影响，可以较容易复位胫骨近端和远端骨折[10]。

关于复位技术，间接复位通常足以复位关节外骨折。例如，对于螺旋形干骺端骨折，可以尝试用骨折复位钳或钢丝经皮钳夹，尽量减少对软组织的破坏（图18.4）。使用间接复位技术和细致的软组织处理以保护骨膜血供，增加骨折愈合的可能性。

使用髓内钉要选择合适的骨折类型。对于关节周围骨折，当短节段骨块可以用两枚或更多枚交锁螺钉固定时，可以考虑用髓内钉。骨干或干骺端骨折伴有微小或无移位的关节内骨折也可使用髓内钉（图18.4）。无论有没有使用辅助固定，如果关节表面可以用髓内钉固定重建，那么髓内固定对于干骺端有节段性骨丢失的开放性骨折将越来越受欢迎。与钢板相比，髓内钉位于解剖轴的中心，当预期愈合时间较长时，髓内钉更不容易疲劳。

克服生物力学缺陷的方法

前面所讨论的生物力学缺陷阻碍了髓内钉治疗关节周围和关节内骨折的愈合。为了克服这些生物力学缺陷，技术和植入物策略都有所改进。

交锁螺钉的发展

交锁螺钉由 Klemm 和 Schellmann 在 1972 年发明，通过连接髓内钉和骨来抵抗旋转、轴向和弯曲力[11]。

在关节周围和关节内骨折中，由于髓内钉与髓腔直径的差异，髓内钉不能提供 3 点固定。髓内钉没有与干骺端骨皮质接触。所以相对骨干骨折，在关节周围和关节内骨折中，交锁螺钉对变形应力的抵抗要重要得多。因此，为了提高稳定性，在髓内钉的设计上增加了交锁螺钉固定的数量和方向。Kneifel 和 Buckely 报道在胫骨远端骨折治疗中，使用一枚远端交锁螺钉的失败率约为 60%，而使用两枚时的失败率仅为 5%[12]。Laflamme 等报道称，与传统的胫骨近端内外侧两枚交锁螺钉相比，增加两枚斜行螺钉可以提高髓内钉 – 骨结构的生物力学稳定性[13]。在胫骨远端，Attal 等表示使用多向交锁螺钉时可不需要使用腓骨钢板[14]。

最近的髓内钉设计还包括更靠近髓内钉末端的钉孔，以增加锁定时的选择。距离胫骨髓内钉远端 5mm 的范围内可以使用交锁螺钉，距离远端 40mm 范围内共有 4 枚交锁螺钉可供选择[15]（图 18.5）。

交锁固定技术的另一个重要进展是角稳定固定。由于交锁螺钉和髓内钉钉孔之间的紧密匹配，减少了螺钉 – 髓内钉界面的移动，从而提高了机械稳定性。为此，引入了角稳定锁定系统（ASLS，Synthes®，Solothurn，瑞士），该系统使用可吸收套筒填充螺钉 – 髓内钉界面。尾帽[15]、髓内钉中的螺纹界面和可选的几何锁定装置共同创建角稳定结构。

生物力学研究表明，与传统的胫骨远端交锁钉相比，置入角稳定的交锁螺钉具有更高的结构刚度，并且在轴向和扭转载荷下产生的骨块相对移动较小[17, 18]。然而，也有一些生物力学研究认为其并没有优势[19, 20]。与生物力学研究相似，临床研究也报道了在胫骨使用角稳定固定的矛盾结果[21, 22]。虽然研究结果没有提供明确的证据，但可以将角稳定的交锁螺钉作为克服在关节周围和关节内骨折使用髓内钉时生物力学缺陷的一种方法。

阻挡螺钉　阻挡螺钉由 Krettek 等首次描述。1999 年，在使用髓内固定治疗关节周围和关节内骨

图 18.4 术前 X 线片显示右股骨远端骨折，骨折线延伸至关节内（a，b）。关节内骨折采用空心螺钉固定，干骺端骨折采用经皮钢丝固定，然后行髓内钉固定（c，d）。术后 1 年 X 线片显示骨折愈合，对线良好（e，f）

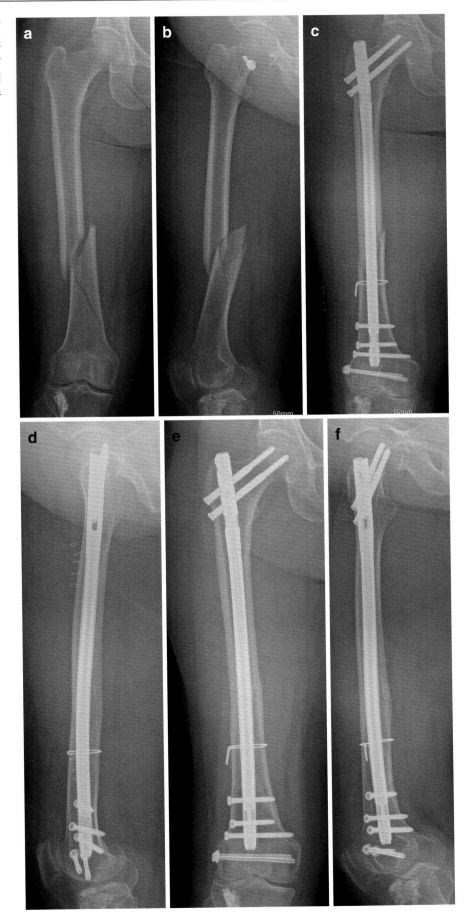

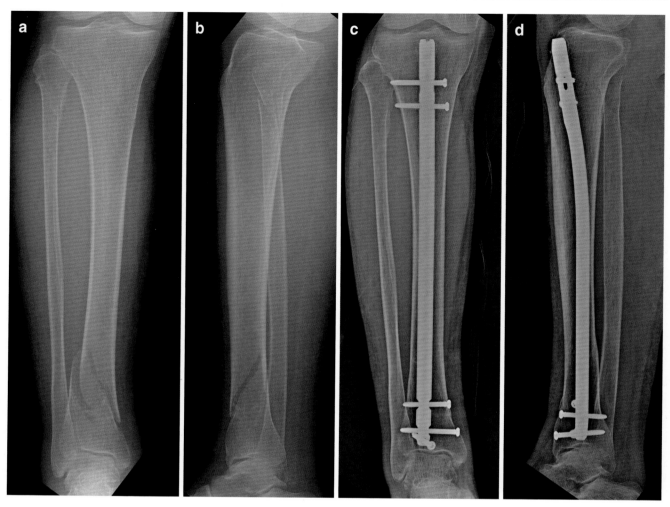

图 18.5　右胫骨远端干骺端骨折的术前 X 线片（a，b）。术后 1 年 X 线片显示骨折愈合，对线良好（c，d）

折时，阻挡钉已被用于纠正对线不良和增加骨－内植物结构的稳定性[23]。它通过创造一个"伪"皮质，使干骺端髓腔变窄，并像在骨干骨折中那样作为皮质骨为髓内钉提供机械接触。从生物力学的角度来看，在胫骨近端和远端截骨模型中置入阻挡钉分别减少了 25% 和 57% 的骨－内植物结构变形[23]。这种生物力学稳定性的提高使人们主张不将其取出或使用阻挡钻头或钢丝。

　　Kretteck 等最初提出的技术建议在近端和远端骨块移位的凹侧置入螺钉[23]。随后，其他人改进了这项技术。Stedtfeld 等建议螺钉应放置在短骨块畸形的凹侧，靠近骨折端[24]，第二枚阻挡钉放置在短骨块畸形的凸侧，靠近髓内钉尖（图 18.6），以使髓内钉在短骨块居中。最近，Hannah 等建议在斜行骨折

中，将螺钉放置在由干骺端长轴和骨折平面形成的锐角处[25]（图 18.7）。也可以在髓内钉固定过程中置入斯氏针或克氏针以利于复位，然后在固定后移除，这称为栅栏法[26]。但是，由于变形力持续存在，移除这些临时固定，将失去持续的生物力学稳定性并增加愈合过程中失败的风险。

　　钢板辅助加强　髓内钉联合单皮质钢板固定有利于获得和维持干骺端骨折的复位，并且提供额外的稳定性。在使用髓内钉治疗关节内骨折的情况下，也可以使用辅助钢板固定关节骨块。Dunbar 等最初发表了这项技术应用于开放性胫骨近端骨折的治疗，使用钢板穿过开放性骨折创面，并用单皮质螺钉固定[27]。其他学者已经发表了该技术在闭合性骨折中

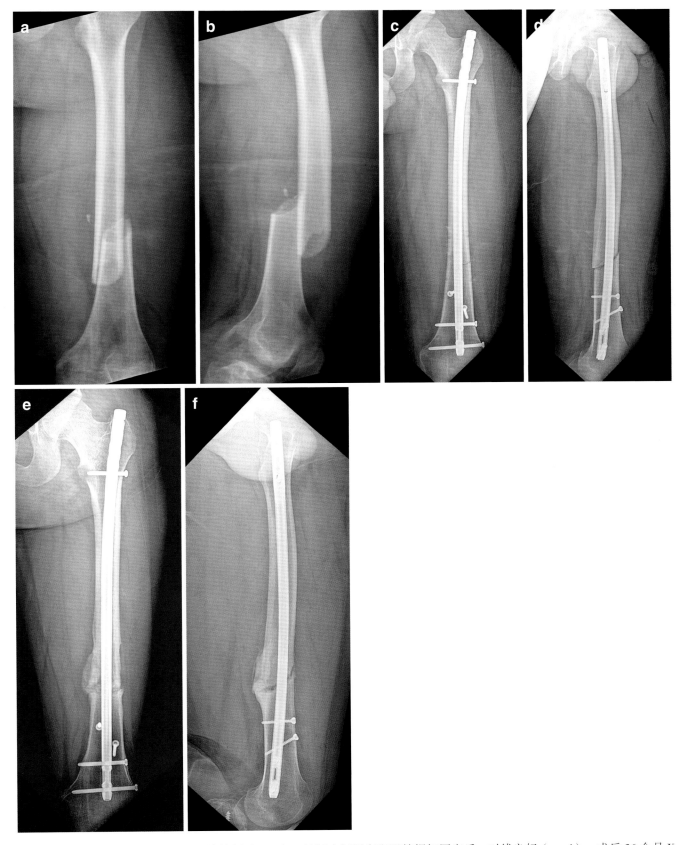

图 18.6　术前 X 线片显示左股骨远端骨折（a，b）。经髓内钉固定和阻挡螺钉固定后，对线良好（c，d）。术后 36 个月 X 线片显示骨折愈合，对线良好（e，f）

的应用，包括胫骨近端 1/3 骨折并累及胫骨平台的骨折[28]，以及远端的股骨和胫骨骨折[29]（图 18.8）。

多项研究报告了高骨折愈合率和低并发症发生率[27-30]。

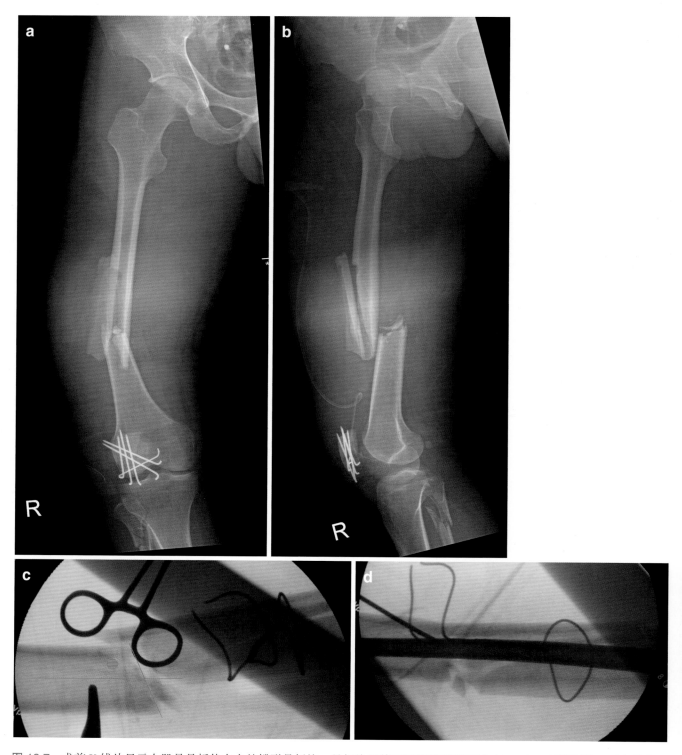

图 18.7　术前 X 线片显示右股骨骨折伴有大的蝶形骨折块，骨折线延伸至远端干骺端区域（a，b）。透视图像显示矢状位移位骨折。红点表示阻挡螺钉的置入点（短骨块的锐角侧）（c）。经 2.4mm 的斯氏针（d）临时固定后，骨折对线良好。术后 X 线片显示使用髓内钉、经皮钢丝和阻挡螺钉（红色箭头）恢复对线（e，f）。术后 4 月骨痂形成，骨折愈合良好（g，h）

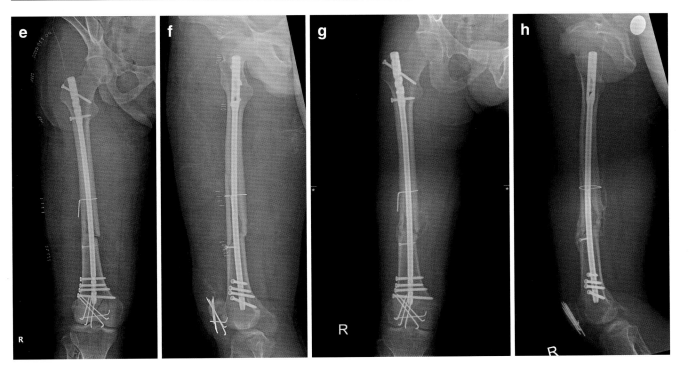

图 18.7 （续）

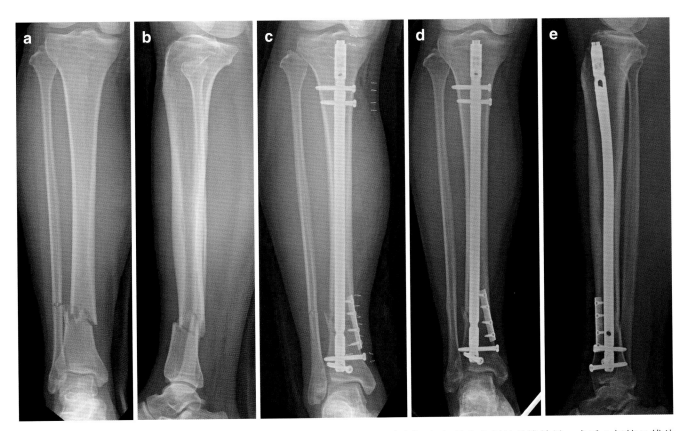

图 18.8 右胫骨远端干骺端骨折的术前 X 线片（a，b）。临时钢板和髓内钉（c）具有良好的对线效果。术后 1 年的 X 线片显示骨折愈合，对线良好（d，e）

在髓内钉手术中，辅助钢板可以防止成角和复位丢失。使用阻挡钉，并在髓内钉固定后保留钢板可将骨折愈合失败的风险最小化。用钢板进行辅助固定是防止对线不齐的一种简单的方法，但它的缺点是需要进行额外的手术剥离。利用生物学特点进行轻柔的软组织分离可以减少骨膜剥离。

病例

病例1

女性，65岁，多发伤患者，机动车事故造成左侧股骨远端骨折（图18.1a，b）。采用顺行髓内钉固定股骨骨折。术后即刻X线片可见轻度外翻（图18.1c，d）。外翻畸形加重约14°（图18.1e~g）。

为何失败

股骨远端宽大的髓腔会导致对线不良。在髓内钉与骨皮质之间缺乏接触，骨-内植物结构稳定性差。因为骨皮质较薄，远端交锁螺钉的固定有限。因此，当远端骨块的外侧皮质与髓内钉接触时，骨折固定，导致远端交锁螺钉断裂，增加了外翻对线不良的风险。阻挡螺钉可以实现更好的对线和增加稳定性。

病例2

男性，58岁，因机动车事故导致右胫骨远端开放性骨折（图18.2a，b）。交锁髓内钉固定术后X线片可见后胫骨内侧骨折块之间仍有间隙，残余胫骨外翻（图18.2c，d）。术后11个月骨折仍未愈合（图18.2e，f）。

为何失败

胫骨远端短小骨块的髓腔宽大，导致对线不良。在干骺端骨折中，交锁髓内钉可以偏心放置。尽管有锁了3枚交锁螺钉，骨折仍然不愈合。我们认为这是由于骨折粉碎导致不稳定，外翻畸形，以及开

放性骨折导致的生物学环境不良。这个病例是辅助钢板和/或腓骨切开复位内固定可以增加稳定性和控制骨折对线的一个例子。

病例3

男性，63岁，机动车事故导致右侧股骨远端骨折（图18.3a，b）。行逆行交锁髓内钉固定。术后复位（包括对线和骨折间隙）满意（图18.3c，d）。然而，术后5个月的X片显示骨不连，内植物失效（图18.3e，f）。

为何失败

由于干骺端髓腔宽大，较短的远端骨块中缺乏骨-内植物接触，无法实现3点固定。因此，此时交锁螺钉抵抗变形应力的能力比在骨干骨折中更为重要。但由于干骺端皮质较薄，很难获得足够的稳定性。仅用两枚交锁螺钉，不能充分稳定固定从而达到骨折愈合。为了获得足够的稳定性，可以使用另一种股骨远端交锁固定方法，如螺旋刀片和阻挡螺钉。同样，由于髓内钉的总长度有限，近端骨块的工作长度较短，以及仅有一枚近端交锁螺钉，这些都是导致愈合欠佳的危险因素。

病例4

女性，72岁，在平地跌倒后导致右侧股骨远端骨折并累及关节（图18.4a，b）。采用髓内钉固定，关节内骨折采用空心螺钉固定，干骺端骨折采用经皮钢丝固定（图18.4c，d）。术后1年的X线片显示骨折愈合，对线良好（图18.4e，f）。

为何成功

骨折为延伸至膝关节的长螺旋形干骺端-骨干骨折。起初，未移位的关节内骨折用螺钉固定，以防止髓内钉置入过程中关节内骨折后续移位。然后将最小移位的干骺端骨折复位，为最小化干扰软组

织，进行经皮钢丝固定以维持复位。钢丝固定后，骨折变成简单的骨干骨折，使用交锁髓内钉固定更加直截了当。值得注意的是，在远端骨块上使用了3枚交锁螺钉以增加稳定性。

病例 5

男性，53岁，在平地跌倒后导致右侧胫骨远端骨折（图18.5a，b）。行髓内钉固定，远端采用4枚交锁螺钉固定。术后1年的X线片可见骨折愈合，对线良好（图18.5c，d）。

为何成功

骨折使用小切口复位钳夹进行复位。髓内钉置入后，采用4枚多个方向的交锁螺钉以增加宽大干骺端髓腔内的固定的稳定性。

病例 6

男性，17岁，机动车事故后导致左侧股骨远端骨折（图18.6a，b）。骨折采用交锁髓内钉固定，使用了阻挡钉技术（图18.6c，d）。术后36个月的X线片可见骨折愈合，对线良好（图18.6e，f）。

为何成功

阻挡钉技术有助于骨折复位，并提供额外的稳定性。在这个病例中，将一枚螺钉放置在短骨块畸形的凹侧，靠近骨折端。另一枚螺钉放置在短骨块畸形的凸侧，更靠近髓内钉的尖端。

病例 7

男性，29岁，因机动车事故导致股骨干骨折（图18.7a，b）。在手术过程中，透视发现矢状面对线不良。因此，在短骨块（干骺端）的锐角侧（畸形的凸侧）置入一枚2.4mm的斯氏针（图18.7c），用以纠正髓内钉置入时骨折矢状面的对线（图18.7d）。髓内钉置入后，为避免术后骨折移位，将斯氏针替换为3.5mm皮质螺钉。在远端使用4枚交锁螺钉以维持骨折的稳定（图18.7e，f）。术后4个月，骨痂形成，股骨对线良好（图18.7g，h）。

为何成功

本病例中，经皮钢丝固定是为了复位大的蝶形碎片，使其变为简单骨折。将阻挡针置入短骨块的锐角（畸形的凸侧）以恢复矢状面对线，随后更换螺钉以维持稳定性。4枚远端交锁螺钉用于固定干骺端和短的关节骨块。

病例 8

男性，52岁，在跌倒后出现右胫骨远端闭合性骨折（图18.8a，b）临时钢板固定后行髓内钉固定。钢板固定是用1/3管型板和4枚单皮质螺钉（图18.8c）。术后1年的X线片显示骨折愈合，对线良好（图18.8d，e）。

为何成功

用临时钢板与单皮质螺钉复位并维持骨折。而且临时钢板可以提供额外的骨折旋转稳定性。需要一个生物学上友好的手术入路来保护骨折端周围的微血管。

髓内固定与钢板固定的生物力学比较研究进展

Heiney等报道称：在股骨远端骨折中，髓内钉固定比钢板固定在轴向刚度上有统计学意义上的显著提高，且通过轴向加压可显著降低整个骨折端的微动[30]。相反，Zlowodzki等研究结果显示，与逆行髓内钉固定相比，使用微创固定系统（LISS）（DePuy Synthes，Westchester，PA）的失效载荷更高，固定失效概率更低[6]。但在对抗扭力方面，髓内钉优于

LISS 钢板。他们的结论是，两种内植物均可充分固定近端骨块，但 LISS 能更好地固定远端骨块（表 18.1）[3, 5, 31–37]。

对于胫骨近端关节外骨折，生物力学研究得出了更一致的结论：髓内钉比钢板具有更好的生物力学特性 [3, 30]。与钢板相比，髓内钉可以承受更高的失效载荷 [3] 和更高的刚度（表 18.1）[33]。

两项研究比较了胫骨平台骨折中髓内钉固定和钢板固定 [34, 35]。Lasanianos 等比较了带加压螺钉的髓内钉固定与单侧和双侧（内侧和外侧）钢板固定的差异 [34]。在他们的研究中，与单一外侧钢板固定相比，髓内钉和双钢板在沉降和等效刚度方面没有显著差异。作者的结论是，带加压螺钉的髓内钉提供了相当于双侧钢板的固定，而生物固定的弹性特性相当于单侧钢板。Hansen 等报道指出髓内钉和双侧钢板具有相同的轴向失效载荷，且优于单侧钢板的失效载荷 [38]。

多项研究报道了胫骨远端髓内固定的生物力学优势 [19, 35, 36, 39]。Hoenig 等报道，与钢板相比，髓内钉具有更高的刚度、更大的失效载荷和更大的失效能量 [20]。Hoegel 等证明髓内钉在轴向和扭转载荷下具有优越的刚度 [36]。Nourisa 和 Rouhi 报道髓内钉在生物力学上更优越，并能耐受较早的负重。然而，他们得出结论，由于骨块间运动的差异，钢板在骨愈合方面上有优势 [39]。

然而，在肱骨近端，钢板是有优势的。Foruria 等表明，与髓内钉相比，锁定钢板具有更高的失效载荷和结构扭转刚度 [37]。

随着交锁固定的增加，髓内钉表现出比钢板更优越的生物力学性能。然而，生物力学优势并不总能有利于改善骨的愈合。微动增加和刚度降低的结构可能导致骨不连或固定失效 [40]。相反，没有微动、过于刚性的固定会抑制二期骨折愈合过程。为了达到二期愈合，需要可控的骨块间微动。因此，在依赖骨痂形成来达到骨愈合的髓内钉固定的情况下增加刚度并不总是有利于骨愈合。与钢板固定相似，髓内钉固定目的是试图平衡结构的刚度，以维持复位并促进骨愈合。

结论

尽管髓内钉治疗关节周围骨折具有一定的局限性，只要它能实现复位和稳定，无论是单独使用髓内钉还是伴有辅助固定，都能有效地使用。最新的髓内钉技术和技巧——如阻挡螺钉、临时钢板和增加交锁固定选择，已经成功地扩大髓内钉的适应证。然而，骨折的愈合必须遵循关节周围骨折内固定和骨折稳定性的基本原则。

表 18.1　比较各种关节周围和关节内骨折的髓内钉和钢板的生物力学测试

研究	载荷类型	标本类型	结果
股骨远端			
Heiney 等 [31]	轴向	人工股骨	刚度（N/mm）： IMN：1106/DCS：750/LCP：625 微动（mm）： IMN：1.96/DCS：10.55/LCP：17.74 疲劳试验（循环）： IMN：9000/DCS：未失效 /LCP：19 000 和 23 000
Zlowodzki 等 [5]	轴向 / 扭转	人体股骨（新鲜冷冻）	轴向载荷 失效载荷（N）：IMN：913/LISS：1028 失效能量（J）：IMN：1.1/LISS：6.3 刚度（N/mm）：IMN：696/LISS：111 远端固定丢失：IMN：8/8, LISS：1/16 扭转载荷 失效力矩（nm）：IMN：55/LISS：30 失效能量（J）：IMN：18.2/LISS：6.5 刚度（N/°）：IMN：1.6/LISS：1.7

表 18.1 （续）

研究	载荷类型	标本类型	结果
胫骨近端			
Lee 等 [32]	轴向	人工胫骨	失效载荷（N）； IMN：22 879.6/LP：12 249.3/DP：14 387.3 刚度（N/mm）； IMN：5517.5/LP：2308.7/DP：4128.2
Högel 等 [33]	轴向	人体胫骨（新鲜冷冻）	失效载荷（N）；IMN：1200/Plate：1350 失效周期；IMN：21 941/Plate：26 360 刚度（N/mm）；IMN：784/Plate：535
Lasanianos 等 [33]	轴向（加压）	胫骨平台骨折模型（Saw bone）	内侧平台沉降（mm）； 500 N；带加压螺钉 IMN：0.1/LP：0.7/DP：0.1 1000 N；带加压螺钉 IMN：0.2/LP：2.1/DP：0.1 1500 N；带加压螺钉 IMN：0.3/LP：2.1/DP：0.3 刚度（N/mm）； 带加压螺钉 IMN：427.5/LP：400.8/DP：1295.6
Mueller 等 [3]	轴向	人体胫骨（新鲜冷冻）	最大载荷（kN） IMN；CTN：1.4/UTN：0.96 Plate；Buttress Plate：0.54/LISS：0.57 内翻方向上的相对运动（°） IMN；CTN：0.51 Plate；Buttress Plate：4.17/LISS：4.57
胫骨远端			
Kuhn 等 [35]	轴向和扭转	人工胫骨	轴向载荷 刚度（N/mm）； 350 N；IMN：1037/Plate：465 600 N；IMN：1081/Plate：881 骨块间运动（mm）； IMN：0.10/Plate：0.70 扭转载荷刚度（nm/°）； 1.5 nm；IMN：0.38/Plate：0.30 3.0 nm；IMN：0.29/Plate：0.43 骨块间运动（mm）； IMN：0.83/Plate：0.34
Hoegel 等 [36]	轴向和扭转	人工胫骨	轴向载荷 刚度（N/mm）； IMN 扩髓：709 IMN 非扩髓：598 IMN 非扩髓 + 远端角稳定锁定：611 Plate：466 骨块间运动（mm） IMN 扩髓：0.1 IMN 非扩髓：0.18 IMN 非扩髓 + 远端角稳定锁定：0.21 Plate：1.03

表 18.1 （续）

研究	载荷类型	标本类型	结果
			扭转载荷 刚度（nm/°）： IMN 扩髓：1.04 IMN 非扩髓：0.7 IMN 非扩髓 + 远端角稳定锁定：0.73 Plate：0.59
			骨块间运动（°） IMN 扩髓：8.2 IMN 非扩髓：14.0 IMN 非扩髓 + 远端角稳定锁定：12.6 Plate：15.0
肱骨近端			
Foruria 等[37]	扭转	人体肱骨	骨块间运动（°）： IMN：3.5/LP：3.2
			失效能量（J）： IMN：1.642/LP：5.727
			刚度（N–M/°）： IMN：0.738/LP：0.645

Buttress Plate，支撑钢板；CTN，胫骨空心髓内钉；DCS，动力髁螺钉；IMN，髓内钉；LCP，锁定加压钢板；LISS，微创固定系统；LP，锁定钢板；Plate，钢板；UTN，胫骨实心髓内钉

参考文献

[1] Kessler S, Hallfeldt K, Perren S, Schweiberer L. The effects of reaming and intramedullary nailing on fracture healing. Clin Orthop Relat Res.1986;(212):18–25.

[2] Klein B, Rahn A, Frigg R, Kessler S, Perren S. Reaming versus nonreaming in intramedullary nailing:interference with cortical circulation of the caninetibia. Arch Orthop Trauma Surg. 1990;109(6):314–316.

[3] Mueller CA, Eingartner C, Schreitmueller E, Rupp S, Goldhahn J, Schuler F, et al. Primary stability of various forms of osteosynthesis in the treatment of fractures of the proximal tibia. J Bone Joint Surg Br. 2005;87(3):426–432.

[4] Lang J, Cohen B, Bosse M, Kellam J. Proximal third tibial shaft fractures. Should they be nailed? Clin Orthop Relat Res. 1995;315:64–74.

[5] Zlowodzki M, Williamson S, Cole PA, Zardiackas LD, Kregor PJ. Biomechanical evaluation of the less invasive stabilization system, angled blade plate, and retrograde intramedullary nail for the internal fixation of distal femur fractures. J Orthop Trauma. 2004;18(8):494–502.

[6] Yoon RS, Gage MJ, Donegan DJ, Liporace FA. Intramedullary nailing and adjunct permanent plate fixation in complex tibia fractures. J Orthop Trauma. 2015;29(8):277–279.

[7] Freedman E, Johnson E. Radiographic analysis of tibial fracture malalignment following intramedullary nailing. Clin Orthop Relat Res. 1995;(315):25–33.

[8] Krupp R, Malkani A, Goodin R, Voor M. Optimal entry point for retrograde femoral nailing. J Orthop Trauma. 2003;17(2):100–105.

[9] Buehler KC, Green J, Woll TS, Duwelius PJ. A Technique for intramedullary nailing of proximal third tibia fractures. J Orthop Trauma. 1997;11(3):218–223.

[10] Ryan SP, Steen B, Tornetta PI. Semi-extended nailing of metaphyseal tibia fractures: alignment and incidence of postoperative knee pain. J Orthop Trauma. 2014;28(5):263–269.

[11] Klemm K, Schellmann W. [Dynamic and static locking of the intramedullary nail]. Monatsschr Unfallheilkd Versicher Versorg Verkehrsmed. 1972;75:568–575. [Article in German].

[12] Kneifel T, Buckley R. A comparison of one versus two distal locking screws in tibial fractures treated with unreamed tibial nails: a prospective randomized clinical trial. Injury. 1996;27(4):271–273.

[13] Laflamme GY, Heimlich D, Stephen D, Kreder HJ, Whyne CM. Proximal tibial fracture stability with intramedullary nail fixation using oblique interlocking screws. J Orthop Trauma. 2003;17(7):496–502.

[14] Attal R, Maestri V, Doshi H, Onder U, Smekal V, Blauth M, et al.

The influence of distal locking on the need for fibular plating in intramedullary nailing of distal metaphyseal tibiofibular fractures. Bone Joint J. 2014;96–B:385–389.

[15]Kuhn S, Hansen M, Rommens PM. Extending the indications of intramedullary nailing with the Expert Tibial Nail®. Acta Chir Orthop Traumatol Cechoslov. 2008;75(2):77–87.

[16]Höntzsch D, Blauth M, Attal R. Angle-stable fixation of intramedullary nails using the Angular Stable Locking System® (ASLS). Oper Orthop Traumatol. 2011;23(5):387–396.

[17]J H, B L, D H, B G, K S. Angle stable interlocking screws improve construct stability of intramedullary nailing of distal tibia fractures: a biomechanical study. Injury. 2009;40(7):767–771.

[18]Wähnert D, Stolarczyk Y, Hofmann GO, Mückley T. The primary stability of angle-stable versus conventional locked intramedullary nails. Int Orthop. 2012;36(5):1059–1064.

[19]Augat P, Hoegel F, Stephan D, Hoffmann S, Buehren V. Biomechanical effects of angular stable locking in intramedullary nails for the fixation of distal tibia fractures. Proc Inst Mech Eng H. 2016;230(11):1016–1023.

[20]Hoenig M, Gao F, Kinder J, Zhang L, Collinge C, Merk BR. Extra-articular distal tibia fractures: a mechanical evaluation of 4 different treatment methods. J Orthop Trauma. 2010;24(1):30–35.

[21]Höntzsch D, Schaser KD, Hofmann GO, Pohlemann T, Einar S, Rothenbach E, et al. Evaluation of the effectiveness of the angular stable locking system in patients with distal tibial fractures treated with intramedullary nailing: a multicenter randomized controlled trial. J Bone Joint Surg Am. 2014;96(22):1889–1897.

[22]Li Y, Liu L, Tang X, Pei F, Wang G, Fang Y, et al. Comparison of low, multidirectional locked nailing and plating in the treatment of distal tibial metadiaphyseal fractures. Int Orthop. 2012;36(7):1457–1462.

[23]Krettek C, Miclau T, Schandelmaier P, Stephan C, Mohlmann U, Tscherne H. The mechanical effect of blocking screws ('Poller screws') in stabilizing tibia fractures with short proximal or distal fragments after insertion of small-diameter intramedullary nails. J Orthop Trauma. 1999;13(8):550–553.

[24]Stedtfeld HW, Mittlmeier T, Landgraf P, Ewert A. The logic and clinical applications of blocking screws. J Bone Joint Surg Am. 2004;86(suppl-2):17–25.

[25]Hannah A, Aboelmagd T, Yip G, Hull P. A novel technique for accurate Poller (blocking) screw placement. Injury. 2014;45(6):1011–1014.

[26]Biewener A, Grass R, Holch M, Zwipp H. Intramedullary nail placement with percutaneous Kirschner wires. Illustration of method and clinical examples. Unfallchirurg. 2002;105(1):65–70.

[27]Dunbar R, Nork S, Barei D, Mills W. Provisional plating of type III open tibia fractures prior to intramedullary nailing. J Orthop Trauma. 2005;19(6):412–414.

[28]Kubiak E, Camuso M, Barei D, Nork S. Operative treatment of ipsilateral noncontiguous unicondylar tibial plateau and shaft fractures:

combining plates and nails. J Orthop Trauma. 2008;22(8):560–565.

[29]Yoon RS, Liporace FA. Intramedullary nail and plate combination fixation for complex distal tibia fractures: when and how? J Orthop Trauma. 2016;30(Suppl 4):S17–S21.

[30]Yoon RS, Bible J, Marcus MS, Donegan DJ, Bergmann KA, Siebler JC, et al. Outcomes following combined intramedullary nail and plate fixation for complex tibia fractures: a multi-centre study. Injury. 2015;46(6):1097–1101.

[31]Heiney JP, Battula S, Connor JAO, Ebraheim N, Schoenfeld AJ, Vrabec G. Clinical biomechanics distal femoral fixation : a biomechanical comparison of retrograde nail, retrograde intramedullary nail, and prototype locking retrograde nail. Clin Biomech (Bristol, Avon). 2012;27(7):692–696.

[32]Lee SM, Oh CW, Oh JK, Kim JW, Lee HJ, Chon CS, et al. Biomechanical analysis of operative methods in the treatment of extra-articular fracture of the proximal tibia. Clin Orthop Surg. 2014;6(3):312–317.

[33]Högel F, Hoffmann S, Panzer S, Wimber J, Buhren V, Augat P. Biomechanical comparison of intramedullar versus extramedullar stabilization of intra-articular tibial plateau fractures. Arch Orthop Trauma Surg. 2012;133(1):59–64.

[34]Lasanianos NG, Garnavos C, Magnisalis E, Kourkoulis S, Babis GC. A comparative biomechanical study for complex tibial plateau fractures: nailing and compression bolts versus modern and traditional plating. Injury. 2013;44(10):1333–1339.

[35]Kuhn S, Greenfield J, Arand C, Jarmolaew A, Appelmann P, Mehler D, et al. Treatment of distal intraarticular tibial fractures: a biomechanical evaluation of intramedullary nailing vs. angle-stable plate osteosynthesis. Injury. 2015;46:S99–S103.

[36]Hoegel FW, Hoffmann S, Weninger P, Bu V, Augat P. Biomechanical comparison of locked plate osteosynthesis, reamed and unreamed nailing in conventional interlocking technique, and unreamed angle stable nailing in distal tibia fractures. J Trauma Acute Care Surg. 2012;73(4):933–938.

[37]Foruria AM, Teresa M, Revilla C, Munuera L, Sanchez-Sotelo J. Clinical Biomechanics Proximal humerus fracture rotational stability after fixation using a locking plate or a fixed-angle locked nail: The role of implant stiffness. Clin Biomech (Briston, Avon). 2010;25(4):307–311.

[38]Hansen M, Mehler D, Hessmann M, Blum J, Rommens P. Intramedullary stabilization of extraarticular proximal tibial fractures: a biomechanical comparison of intramedullary and extramedullary implants including a new proximal tibia nail (PTN). J Orthop Trauma. 2007;21(10):701–709.

[39]Nourisa J, Rouhi G. Biomechanical evaluation of intramedullary nail and bone plate for the fixation of distal metaphyseal fractures. J Mech Behav Biomed Mater. 2016;56:34–44.

[40]Kenwright J, Goodship A. Controlled mechanical stimulation in the treatment of tibial fractures. Clin Orthop Relat Res. 1989;(241):36–47.

第 19 章　畸形愈合和骨不连中的使用

Mark A. Lee

引言

畸形愈合和骨不连是两个不同的概念，手术目的也不相同。畸形愈合手术的目标是将轴线恢复到功能位或发病前的位置。骨不连包括许多不同的特定病因，但其手术的共同目标是骨折愈合。不同的骨不连手术方法取决于明确的失败原因和个性化的方案。许多学者习惯上将骨不连的主要原因分为生物学或力学缺陷[1, 2]，但不可置否，共同的途径是为骨折愈合提供一个稳定的力学环境。

髓内钉最常用于下肢畸形愈合和骨不连修复，尤其是应用于骨干。新一代的髓内钉设计[3, 4]使其扩大了在干骺端骨折中的应用。这些新一代的髓内钉设计已经扩大了在上肢的应用，包括肱骨近端。髓内钉用于治疗骨不连和畸形愈合有以下几个适应证。首先，在骨质疏松症的应用中，髓内钉的疗效优于钢板，而且临床上相当数量的修复发生在骨质受损的情况下。其次，髓内钉是可分散负荷的内植物，因此，大多数此类手术都能允许术后立即负重。最后，内植物的中心固定创造了一种独特的稳定性，将刚度和允许的微动完美地结合在一起，这对骨愈合是最佳的。

畸形愈合与骨不连髓内修复的关键概念

邻近关节的活动性管理

最关键且经常被忽视的一个因素是通过一个僵硬关节置入髓内钉技术的可行性。对于许多关节周围骨不连，由于长期疼痛和制动，邻近关节会出现明显的僵硬。在这种情况下，短节段的活动性对于确立一个完美的进钉点和角度至关重要，而这些对于恢复对线和优化交锁螺钉的固定路径是必不可少的。如果术前检查显示活动受限，无法进行必要的关节活动，那么髓内钉可能不是一种可行的固定选择。或者，仍可用髓内钉固定，但需要初步的关节探查、粘连松解和松动术。这和大多数固定结构一样，会大大增加手术的并发症，但是这对于内固定和减少短节段固定的应力都是至关重要的。

确定病因

分析不愈合或畸形愈合的原因是制定解决方案的关键。对于畸形愈合，常见的原因有很多种，但其中最重要的问题是最初对内植物选择或位置的错误认识，以及仅仅是执行或选择的手术计划不当。通常需要另一种技术来进行纠正。对于骨不连，失败分析甚至更为关键，可以是明显的，也可以是完全微妙的，甚至是不确定的。通常，过于激进的手术策略会破坏局部的生物学，而所提出的解决方案必须将进一步的生物学损害降至最低。机械稳定性经常会对正常的生理修复过程产生负面影响。固定结构可能过于僵硬[5-7]或缺乏足够的稳定性；然而，解决方案很少推翻最初的问题。初始愈合反应可以提供局部生物学愈合潜力的量度，并且可以提供有关愈合潜力和生物学增强需求的信息。在大多数情况下，无论初始稳定性缺陷如何，稳定性都是最佳的，因为大多数修复都涉及初级骨愈合途径。

识别畸形，恢复轴线

畸形愈合修复的关键是对畸形进行充分的评估。对于关节周围畸形，需要对解剖轴和机械轴的偏差进行详细分析。现代的计算机或基于网络的系统有助于精确地确定畸形的程度，也允许试验性复位，以帮助选择最佳的矫正和植入位置。对于骨不连，必须识别出细微的畸形，并在可行的情况下将其作为骨不连修复的一部分加以矫正。

恢复力线经常可以优化骨不连 / 畸形愈合修复部位的负荷，并且是成功治疗骨不连的关键步骤，但常常被忽视。通常情况下，仅靠矫正对线就能显著改变局部的力学环境，以至于不需要生物学强化就能实现愈合，尤其是当对线不良非常严重时。

保护局部的生物学环境

在必要的情况下，大多数用于矫正畸形愈合的截骨术在生物学上代价很大，因为它们需要进行广泛显露，然后再行截骨。安全的技术要求在截骨和相应地将软组织从骨面抬高的过程中对周围邻近的软组织 / 神经血管结构进行保护。毫无疑问，这种损伤会导致愈合缓慢，所以应该尽一切努力精细地处理软组织和切开技术。在暴露骨不连部位和相关固定器械这种典型的挑战性工作中，对骨不连的处理和局部血供的保护常常被忽视。如果可能的话，考虑使用一种保护骨不连部位血供的技术，例如骨皮质剥离术 [8]，而不是使用高速磨钻。

最大限度地提高短节段的稳定性

由于要保持骨骺节段稳定性具有一定的挑战性，因此以往很少用髓内钉治疗干骺端骨不连和畸形愈合。新的方法和技术推动了髓内钉的使用。现代的交锁螺钉提供了一定的角稳定性，并且在载荷条件下不易晃动 [9]，这使得髓内钉可用于许多传统的中和钢板解决方案中。虽然许多髓内钉都具备一定程度的骨折加压的能力，但是具体的加压程度在文献中没有很好的描述，而且这种加压是通过干骺端螺钉固定发生的（骨质比骨干差），因此可以有把握地假定，这不等同于用钢板固定骨干骨折所能达到的加压。

此外，现代使用的钢板 – 髓内钉结构允许在非常短的节段内进行关节周围截骨或骨不连修复，即使在骨质量较差的情况下也是如此 [10]。因为螺钉可以很容易地定位在髓内植入物周围，且该钢板增加了多个固定点，因此显著提高了骨不连或截骨部位上方和下方的旋转稳定性。

病例 1：更换胫骨髓内钉

患者 28 岁，被时速为 40 英里（1 英里 ≈ 1.61km）的汽车撞倒，发生高度开放性粉碎性胫骨干骨折（图19.1a，b）。行胫骨髓内钉手术，后侧用 1 枚阻挡螺钉来维持矢状面复位。术后 X 线片显示对线尚可（图 19.1c，d）。术后 5 个月，该患者自诉在负重情况下胫骨近端有进行性疼痛，此时 X 线片显示骨折线有吸收，几乎没有骨折愈合的证据（图 19.1e，f）。患者接受了更换髓内钉的手术，换成更大直径的、扩髓的髓内钉，并由同侧股骨取骨行髓内植骨，内侧增加一块加压钢板（图 19.1g）。术后 X 线片显示骨折端有良好的加压，伴有轻微的内翻畸形（图19.1h，i）。8 个月后，骨折愈合（图 19.1j，k）。

为何成功

最初这种髓内钉结构固定失败的原因是多方面的。骨折端既有不稳定，又有细微的牵张或吸收。更换髓内钉通过增加弯曲刚度（半径 3）和扭转刚度（半径 4）来改善力学环境。然而，骨不连时提供加压的能力在任何超过最小间隙的情况下都是不可靠的。此外，单纯动力化可能会导致部分骨块间的压缩，代价是骨折端更多的旋转不稳定性。骨折端力学上的主要变化更多地见于更换髓内钉治疗骨干骨不连，而在骨不连部位位于胫骨近端的情况下，较大的髓内钉效果并不会那么显著。髓内钉周围钢板固定已经较好地应用于股骨骨不连的治疗 [11]。在这种情况下，它对骨不连部位提供了最佳的加压，改

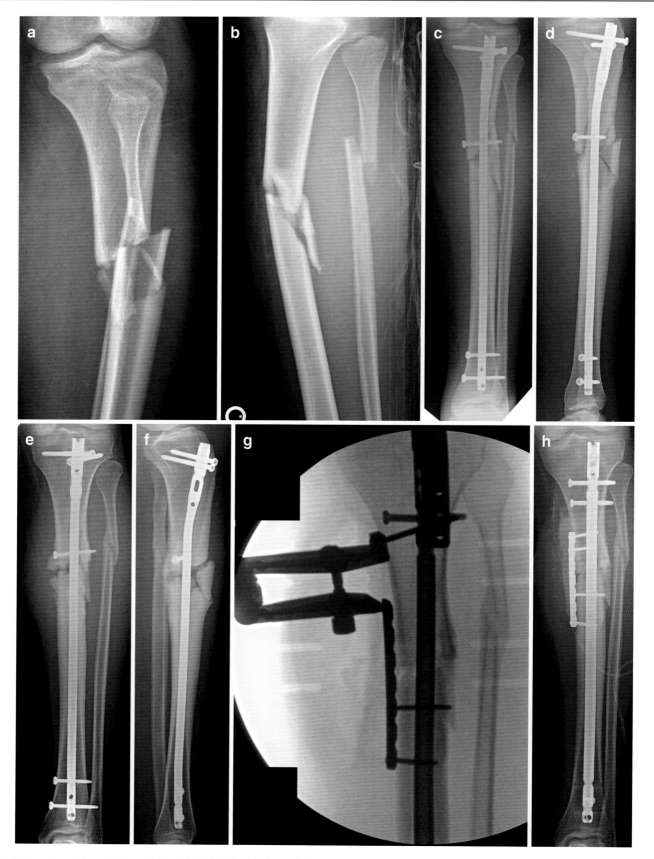

图 19.1 （a，b）正侧位 X 线片可见胫骨粉碎性骨折伴移位。（c，d）术后正侧位 X 线片可见对线良好。（e，f）初次术后 5 个月，患者诉疼痛加剧，X 线片显示一期骨折线无明显愈合，部分吸收。（g）术中 X 线片显示内侧使用铰接式张力装置来优化加压。（h，i）造成轻微的内翻畸形。8 个月后，患者顺利愈合，恢复正常功能（j，k）

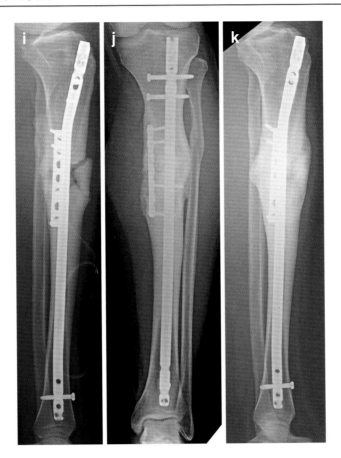

图 19.1　（续）

善了不愈合部位的旋转稳定性，创造了一个良好的骨折愈合环境。

19.2h~j）。

病例 2：闭合性股骨短缩

男性，45 岁，青少年时右股骨骨折行保守治疗。骨折愈合但出现股骨短缩，出现大约 1.5cm 的肢体不等长。其诉对侧髋部疼痛、外侧足部疼痛以及左右下肢肢体长度不一致等问题不断恶化。症状进行性加重，并开始影响工作。站立位全长 X 线片显示股骨长度不对称和骨盆倾斜（图 19.2a）。于小转子下方行闭合性股骨短缩手术，使用较大的顺行扩髓髓内钉固定，并积极回敲以使接触最大化（图 19.2b~g）。随访站立位 X 线片显示，长度不对称和骨盆倾斜得到很好的矫正，骨折愈合良好（图

为何成功

在骨干处局部切开手术、锯骨和 / 或钻孔截骨，都可能使其愈合缓慢。使用髓内锯可以保持截骨骨段的软组织附着。从纯粹的力学角度来看，截骨后的环向骨干接触能够更好地提供轴向稳定性，特别是在回敲髓内钉或加压后。截骨术中的任何不对称都会产生点载荷并限制接触。髓内锯可实现完美的环向接触。文献中并没有对髓内截骨的理想水平给出明确的定义，但通常选择近端骨干并简化使用刚性直锯。使用大口径、髓腔匹配的髓内钉能够提供更好的稳定性，实现快速愈合。

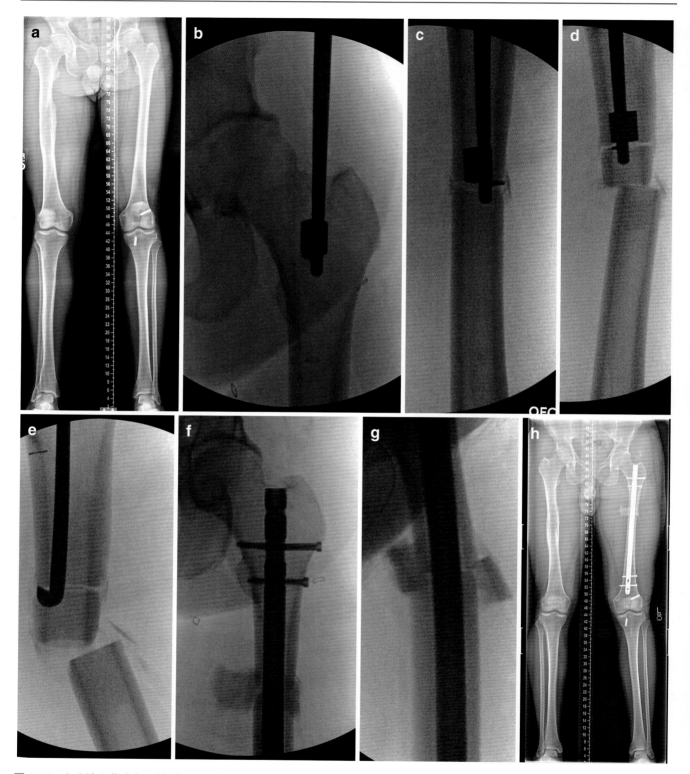

图 19.2 （a）站立位全长 X 线片测量肢体长度和对线，可见双侧肢体不等长伴有明显的骨盆倾斜。（b）通过梨状窝插入髓内锯。（c）完成远端截骨。（d）完成近端截骨和肢体旋转，以确保截骨节段的活动度。（e）髓内环状切割器，用于分割中间短缩的骨块。（f，g）大直径交锁髓内钉置入后的正侧位 X 线片。为增加接触面而进行回敲。（h）术后的站立位 X 线片可见骨盆倾斜得到极好的矫正。（i，j）垂直视图可见截骨处愈合良好，皮质节段早期吸收和部分整合

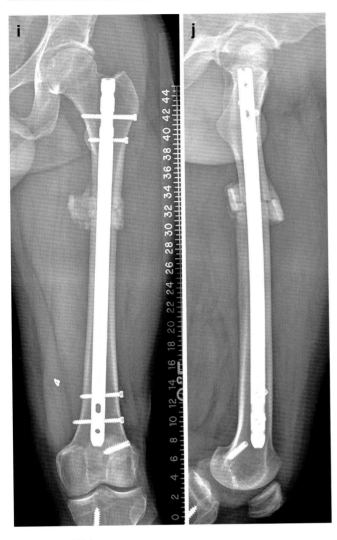

图 19.2　（续）

上 [14]。对线几乎完全恢复（图 19.3i~k）。患者虽然愈合缓慢，但在随后的 3 个月中恢复了自由行走（图 19.3l，m）。

为何成功

由于髓内植入物附加的稳定性和新的交锁技术限制了螺钉在生理载荷状态下的晃动和松动，因此这项技术在高度受损的骨骼中取得了成功。髓内钉设计提供了多平面交锁，以提高短节段的稳定性和额状面。使用髓内钉固定代替钢板固定，使内植物沿解剖轴放置，最大限度减少负重时的弯曲载荷。即使在髓腔与内植物不匹配的情况下，使用阻挡螺钉引导髓内钉前置并增加骨内接触，仍可维持远端固定。这种截骨技术的愈合时间很长，特别是患者情况较差时，所以特定的交锁装置对于维持愈合期间的稳定性也是至关重要的。

病例 3：胫骨骨干、干骺端 Clamshell 截骨术

女性，75 岁，左侧胫骨畸形愈合。跌倒导致胫骨骨折后用石膏和支具长期治疗，随后再次发生骨折。当地的外科医生没有给她做手术，随后骨折逐渐愈合。她以前是一名社区救护人员，由于接受治疗后左下肢不稳定和脚踝疼痛无法继续工作。她的胫骨 X 线片显示全膝关节置换假体固定良好，胫骨畸形愈合伴有 35° 外翻畸形，腓骨畸形愈合（图19.3a，b）。行 Clamshell 截骨术 [12，13] 后，采用标准顺行髓内钉固定（图 19.3c~h）。为了增加稳定性，使用阻挡螺钉将髓内钉定位在远端骨块的前侧皮质

病例 4：顽固性股骨远端骨不连钢板更换为髓内钉治疗

女性，64 岁，吸烟者，在全膝关节置换术后发生股骨远端骨折（图 19.4a，b）。最初用标准的外侧锁定钢板固定（图 19.4c，d），但 6 个月后出现症状性萎缩性骨不连（图 19.4e，f）。翻修手术采用开放入路、内侧同种异体腓骨移植、更换外侧钢板，并使用骨形态发生蛋白 2（BMP-2）和冻干皮质 - 松质骨薄片（图 19.4g，h）。翻修术后 6 个月，疼痛加剧，并有内植物不稳定的迹象（图 19.4i，j）。取出内植物，并通过全膝置换假体置入逆行扩髓髓内钉，没有附加钢板或植骨（图 19.4k，l）。4 个月后，患者顺利愈合（图 19.4m，n）。

为何成功

股骨远端关节周围骨折的理想刚度仍然难以确定 [15-17]。股骨远端固定结构通常使用长钢板和分布均匀的螺钉来稳定骨折，因此人们一直担心它刚度

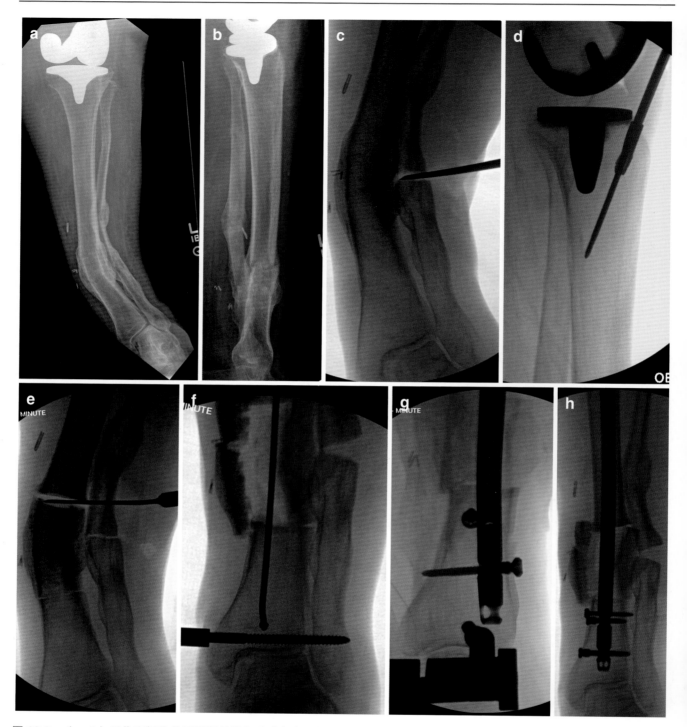

图 19.3 （a，b）正位和侧位片可见胫骨外翻畸形愈合，全膝关节置换假体固定良好。（c）术中透视下，外侧入路小切口行腓骨截骨。（d）全膝关节置换胫骨托前侧的标准顺行进钉点。（e）使用骨刀行近端截骨术。在中间骨块可以看到翻盖式钻孔。（f）使用股骨内侧牵张器来微调复位并协助使导丝居中。（g）增加后侧阻挡螺钉，以增加小的远端骨块的稳定性。（h）髓内钉居中并深达远端骨块。（i~k）术后 X 线片可见对线矫正良好。（l，m）X 线片可见后期骨折愈合，有成熟的骨痂形成

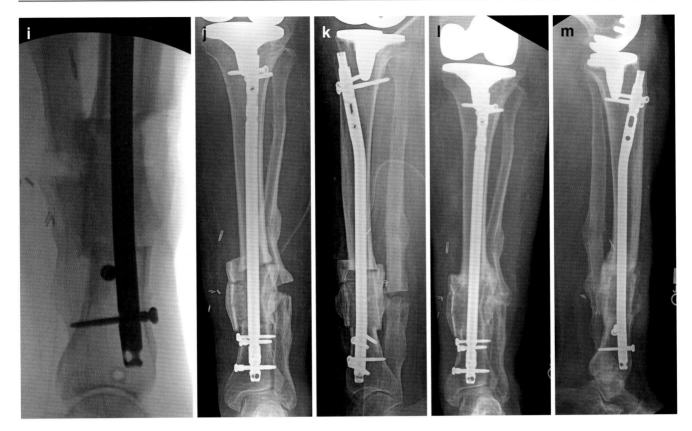

图 19.3　（续）

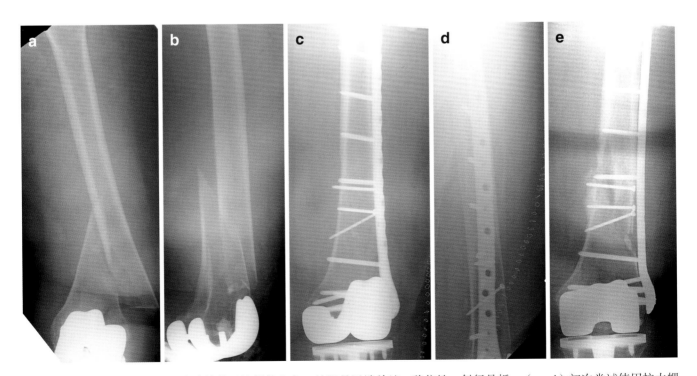

图 19.4　（a，b）X 线片可见全膝关节置换假体上方一处股骨远端单纯、移位性、斜行骨折。（c，d）初次尝试使用拉力螺钉和中和钢板进行固定后的 X 线片。（e，f）无内固定物问题，出现症状性萎缩性骨不连。（g，h）骨不连翻修，内侧应用结构性同种异体腓骨、同种异体皮质 - 松质骨和 BMP-2 填充骨折端。（i，j）发展为顽固性骨不连，伴有骨折线吸收和剧烈疼痛。（k，l）骨不连再次治疗，行内固定物移除，置入逆行扩髓髓内钉，不植骨。（m，n）愈合牢固，数月后恢复全部功能

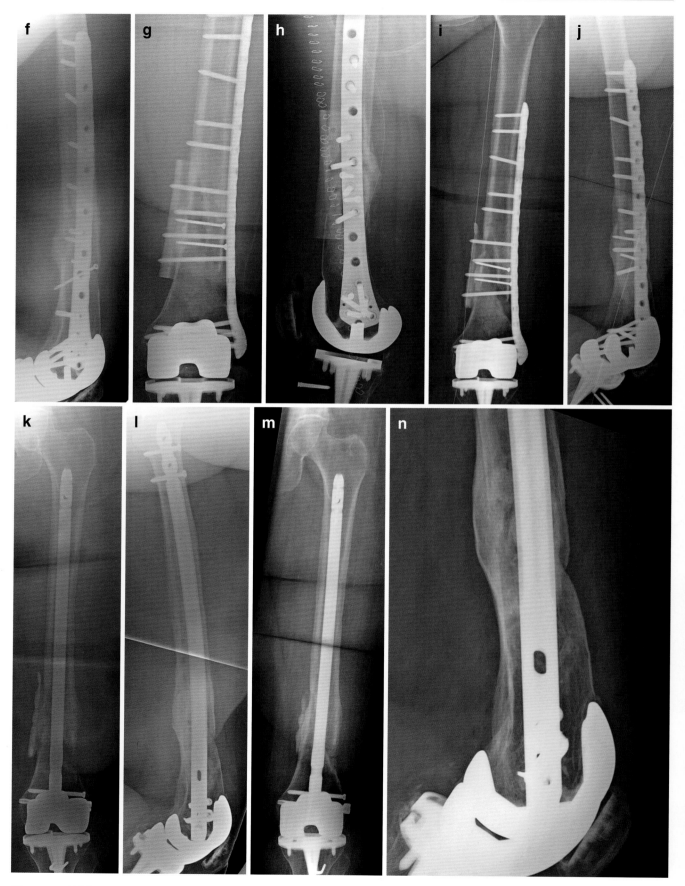

图 19.4　（续）

过大。当愈合失败时，传统的治疗方法通常包括将内植物更换为更加稳定的固定结构，以及局部植骨。翻修失败很少见，但经常研究其生物学和力学病因。本病例中，尽管患者有吸烟史，但生物学环境似乎仍然良好，由于之前使用了强有力的生物学内植物，所以似乎更有可能是力学稳定性的问题。髓内植入物获得的稳定性有别于钢板固定，其较少地依赖于骨的质量，而更多地依赖于髓腔匹配性和交锁稳定性。髓内固定能获得一种独特的稳定性，但目前没有明确的定义。然而，已知的是，髓内钉工作长度不像钢板结构那样容易调整。对于二期愈合，即使是在像骨不连这种亚急性愈合的情况下，髓内钉仍是一种看似理想的组合，提供了持久的固定和灵活的弹性。我们置入了尽可能大的逆行髓内钉，并进行静态锁定，以优化轴向和弯曲刚度。通过使用固定于髓内钉上的刀片装置来增加远端固定，以提高干骺端的稳定性。并且我们可以让患者即时负重，以允许有利于愈合的生理构造塑形。

结论

　　髓内钉固定是一种可以用于复杂截骨和骨不连治疗的较新且较好的技术。髓内钉固定提供了一种较好的手术入路，这种方法有利于保护骨块周围附着的软组织，利于骨块愈合，还可以允许在愈合期间负重。截骨术和骨不连的治疗和处理原则不会因为使用髓内钉而有明显改变。术前轴线测量和矫形计划仍然至关重要。然而，用单一内植物实现稳定加压的能力并不等同于用钢板能实现的稳定性。另一方面，许多骨不连和畸形愈合通常存在骨质量受损的情况，使用交锁髓内植入物增加的稳定性更优。既往髓内钉用于治疗许多骨干以外的骨不连和截骨术的局限性已经通过新的交锁技术得到了解决，这种技术可以实现螺钉的长期稳定性，并允许附加钢板与髓内钉组合使用。然而，这些新方法的远期疗效需要进一步的研究。尽管如此，目前许多复杂的骨不连和畸形愈合可行选择使用最新的髓内钉固定植入技术。

参考文献

[1] McKibbin B. The biology of fracture healing in long bones. J Bone Joint Surg Br. 1978;60-B(2):150–162.

[2] Sen MK, Miclau T. Autologous iliac crest bone graft: should it still be the gold standard for treating nonunions? Injury. 2007;38(Suppl 1):S75–S80.

[3] Pape HC, Archdeacon MT. Introduction: biology and new technical trends in intramedullary nailing of the femur. J Orthop Trauma. 2009;2(5 Suppl):S1.

[4] Kaspar K, Schell H, Seebeck P, Thompson MS, Schütz M, Haas NP, Duda GN. Angle stable locking reduces interfragmentary movements and promotes healing after unreamed nailing. Study of a displaced osteotomy model in sheep tibiae. J Bone Joint Surg Am. 2005;87(9):2028–2037.

[5] Henderson CE, Lujan TJ, Kuhl LL, Bottlang M, Fitzpatrick DC, Marsh JL. 2010 mid-America Orthopaedic Association Physician in Training Award: healing complications are common after locked plating for distal femur fractures. Clin Orthop Relat Res. 2011;469(6):1757–1765.

[6] Parks C, McAndrew CM, Spraggs-Hughes A, Ricci WM, Silva MJ, Gardner MJ. In-vivo stiffness assessment of distal femur fracture locked plating constructs. Clin Biomech (Bristol, Avon). 2018;56:46–51.

[7] Alexander J, Morris RP, Kaimrajh D, Milne E, Latta L, Flink A, Lindsey RW. Biomechanical evaluation of periprosthetic refractures following distal femur locking plate fixation. Injury. 2015;46(12):2368–2373.

[8] Ramoutar DN, Rodrigues J, Quah C, Boulton C, Moran CG. Judet decortication and compression plate fixation of long bone non-union: is bone graft necessary? Injury. 2011;42(12):1430–1434.

[9] Wähnert D, Stolarczyk Y, Hoffmeier KL, Raschke MJ, Hofmann GO, Mückley T. Long-term stability of angle-stable versus conventional locked intramedullary nails in distal tibia fractures. BMC Musculoskel Disord. 2013;14:66. https://doi. org/10.1186/1471-2474-14-66.

[10] Liporace FA, Yoon RS. Nail plate combination technique for native and periprosthetic distal femur fractures. J Orthop Trauma. 2019;33(2):e64–e68.

[11] Hakeos WM, Richards JE, Obremskey WT. Plate fixation of femoral nonunions over an intramedullary nail with autogenous bone grafting. J Orthop Trauma. 2011;25(2):84–89.

[12] Russell GV, Graves ML, Archdeacon MT, Barei DP, Brien GA Jr, Porter SE. The clamshell osteotomy: a new technique to correct complex diaphyseal malunions. J Bone Joint Surg Am. 2009;91(2):314–324.

[13] Russell GV, Graves ML, Archdeacon MT, Barei DP, Brien GA Jr, Porter SE. The clamshell osteotomy: a new technique to correct complex diaphyseal malunion: surgical technique. J Bone Joint Surg Am. 2019;92(Suppl 1 Pt 2):158–175.

[14] Krettek C, Miclau T, Schandelmaier P, Stephan C, Möhlmann U,

Tscherne H. The mechanical effect of blocking screws（"Poller screws"）in stabilizing tibia fractures with short proximal or distal fragments after insertion of small-diameter intramedullary nails. J Orthop Trauma. 1999;13(8):550–553.

[15] Henderson CE, Kuhl LL, Fitzpatrick DC, Marsh JL. Locking plates for distal femur fractures: is there a problem with fracture healing? J Orthop Trauma. 2011;25(Suppl 1):S8–S14.

[16] Hora N, Markel DC, Haynes A, Grimm MJ. Biomechanical analysis of supracondylar femoral fractures fixed with modern retrograde intramedullary nails. J Orthop Trauma. 1999;13(8):539–544.

[17] Kwon GJ, Jo ML, Oh JK, Lee SJ. Effects of screw configuration on biomechanical stability during extra-articular complex fracture fixation of the distal femur treated with locking compression plate. J Biomed Eng Res. 2010;31(3):199–209.

第 20 章　关节融合术中的使用

Kyle M. Schweser, Brett D. Crist

引言

对既往有损伤和 / 或接受过手术的患者而言，关节融合术通常是一种补救措施。关节融合术后可能因以下因素而导致融合失败：骨坏死［如距骨体缺血性坏死（AVN）］、既往感染、软组织不佳、血供差。融合的成功取决于最大化融合所必需的生物力学特性，同时限制潜在的并发症。髓外关节融合术（钢板、环形外固定架）和髓内关节融合术［髓内钉（IMN）］均可选择。然而，髓外融合（尤其是膝关节和踝关节周围的钢板固定）存在软组织覆盖不足或缺损的问题。踝关节周围的内固定装置可能会凸起，一旦伤口裂开，则钢板外露，导致固定受损、感染、需行软组织覆盖手术甚至截肢的可能。利用髓内钉行髓内关节融合术，可以通过有限切开、减少髓外固定装置的使用避免此类问题。既往对髓内关节融合的关注点包括控制旋转、实现并维持加压。与钢板固定相比，利用髓内钉成功复位关节所需的技术技巧要求更高。本章将重点讨论关节融合术的生物力学以及 IMN 的工作原理。

髓内关节融合术通常用于膝关节和后足，这与解剖结构的适应性以及在股骨和胫骨中使用髓内植入物的熟悉程度有关。我们将介绍的文献和病例表明，大多数髓内关节融合术应用于后足。髓内膝关节融合术最常见的适应证是全膝关节置换术后失败或感染，其他适应证通常集中在无法接受全膝置换术（如感染风险增加、关节纤维化和软组织覆盖不良）。后足融合的适应证包括两关节关节炎 / 病理改变、严重后足创伤、距骨骨坏死、后足严重错位畸形和 Charcot 关节炎[1]。

髓内关节融合术的核心内容

1. 关节的准备

实现关节融合的关键步骤是关节的准备，以创建一个可加压愈合的表面。关节的准备不能局限于只剥除软骨，必须剥离到软骨下表面，以增加关节融合表面的血供；必须对软骨下骨板进行钻孔、切除软骨或打磨[2]，但要避免完全切除软骨下骨板，因为它会降低失效应力[3]。最终目标是创造一个类似于简单骨折的可加压愈合环境，以促进一期骨折愈合。切除软骨下骨，将暴露出无法承受压力的松质骨和软骨下骨。

2. 最大化融合的表面积

关节融合表面的接触面积越大，融合表面骨的应力分散就越大，髓内钉锁定机制的疲劳失效风险就越低。当有骨接触时，髓内钉是一个应力分散装置，而不是一个应力承载装置，关节融合部位上任何稳定性的增加都将直接转化为植入物上应力的降低。螺钉 – 骨界面处的应力降低对于维持加压至关重要（将在后面讨论），因为应力增加会导致螺钉松动或断裂。接触面的均匀分布也很重要。任何不对称的关节融合表面都将导致抬高的表面在加压过程中承受最大的力，并可能导致骨吸收或成角移位[2, 4]。尽可能保持关节的自然形状也被证实比完全平坦的表面具有更大的生物力学稳定性[2]。

3. 加压 – 获得并维持

使用钢板进行关节融合术的好处是能够使用多种技术对融合处进行加压，可以通过增加更多的螺钉来提高稳定性。如上所述，您正在创造一个类似于简单骨折的环境，以期实现一期骨折愈合，这是融合的最佳选择。对于骨折固定而言，通常认为髓内钉提供相对稳定性，导致二期骨折愈合，其产生加压的能力仅限于皮质接触、可用的锁定机制和植入物，当工作距离较长（膝关节融合）或骨接触受限（后足和膝关节融合）时则显得尤为困难。结构的整体刚度和抗疲劳性通常不是问题，并且与钢板和外固定装置相当[5, 6]。

另外，加压可能很困难，通常采用螺钉进行内部加压或通过外部方式（回敲、应用外部加压装置等）获得。膝关节和后足关节融合术中，11%~40% 骨不连发生率是实现加压的能力造成的[5, 7-9]。髓内钉中角度螺钉固定的出现改善了其获得并维持加压的能力[10, 11]。融合部位的加压有利于初始生物力学稳定性以及最终的关节融合[11, 12]。在整个愈合过程中维持加压对于稳定性和愈合都至关重要。与其他固定结构相比，尽管人们对某些后足髓内钉维持加压的能力表示担忧[7, 13]，但最终融合率还是可以接受的[14]。术后实现更多加压的方法是髓内钉动力化，可以选择在远离关节融合表面的长骨骨干的椭圆形锁定孔中使用单个锁定螺钉，或者在骨干中不使用任何锁定螺钉。当患者负重时，骨在髓内钉周围移动并加压关节融合表面。然而，这降低了整体结构的扭转刚度和轴向稳定性，特别是在骨干中不使用锁定螺钉的情况下，这可能导致早期结构松动和骨不连。

4. 尽可能保持机械对线

恢复问题关节的机械对线，允许正常机械力作用于融合部位，从而限制植入物上的应力。如果使用髓内钉动力化，保持机械对线也能增加融合部位的有效性。当骨接触存在时，髓内钉充当沿旋转轴的应力分散装置，力可以通过融合部位传递并与髓内钉共享，从而均匀分布在整个骨接触区域。这与应力承载装置（如钢板）相反，其应力不对称分布，融合部位将承受更多应力，尤其是在愈合的骨吸收阶段。

5. 促进一期骨折愈合

关节融合的目标是牢固的融合，即一期骨折愈合。一个促成因素是使用刚性结构，允许足够的微动以保持应力应变低于 2%[15]。在初始结构稳定性方面，后足髓内钉优于交叉螺钉，与其他固定方法相当[6, 16-18]。在膝关节中，外固定和髓内钉比钢板更常见，尤其是在感染的情况下更倾向于作为首选方

法。在生物力学上，关节融合术髓内钉与其他结构的对比数据是有限的[19]。然而，髓内钉通常可促进二期愈合，并促进其他区域的融合质量增加[20]。稳定性丢失和加压失效的最大风险发生在骨折愈合的吸收阶段。虽然髓内钉在该阶段维持加压的能力较差，但它们能够很好地适应并承受该阶段的应力，这与较少的整体应力遮挡有关[7, 11]。

6. 相关的骨量丢失和二期愈合

在某些情况下，如果没有植骨或短缩肢体，将无法获得关节融合表面的直接骨对合。虽然某些肢体短缩是可以接受的，而且可能在行走时也需要离开地面，但肢体显著短缩是不可接受的。因此，应尽可能将肢体长度维持在健侧长度 1cm 以内。如果有骨量丢失，可考虑植骨。并非所有需要植骨的病例都适合大块同种异体移植物或金属填充物，尤其是在感染的情况下。此时，虽然髓内钉融合不是最佳选择，但它能通过骨痂形成实现二期骨折融合，仍然可以获得成功。通过增加髓内钉长度来增加髓内钉的工作距离（例如，必要时从髋部跨越到踝部以实现膝关节融合），以促进二期愈合，同时保持稳定性。髓内钉可以桥接关节融合间隙并促进骨痂形成，同时抵抗施加在肢端的有害应力[21, 22]。在此类情况下，应做好关节面的准备以促进骨愈合环境——清创至活骨/骨面出血，带或不带金属填充物的植骨，同时保持融合部位的应力应变在 2%~10% 之间[15]。

骨间隙模型已经证实在融合部位实现（尤其是维持）加压是困难的[11]。间隙愈合与一期骨折愈合的不同之处在于愈合和哈弗氏重塑不会同时发生[15]。通常，间隙必须小于 1mm，并且可以解释当存在固定间隙时，由于应力应变增加导致骨愈合延迟的原因。如果间隙不固定，但表面受到应力作用，仍有可能愈合。当间隙较大且具有弹性时，将发生二期骨折愈合，因此融合部位可以维持适当的应力应变。如果太早出现融合部位的加压失效，则可能需要二期愈合才能成功。

当使用自体或同种异体移植物处理无法二期愈合的大间隙时，金属填充物或网状脊柱笼可作为髓内钉周围的有用辅助工具。填充物的中空部分允许髓内钉从中心穿过。存在几种增强物，包括网状脊柱笼和用于全膝关节置换手术翻修的多孔金属填充

物。网状脊柱笼可以填充骨诱导或骨传导材料，其网状设计利于宿主营养流入。当与骨皮质接触时，因为它们的应力分散特性和在远近端之间传递应力的能力，它们还可以与髓内钉协同工作[23, 24]。用于全膝关节置换手术翻修的多孔金属填充物具有类似于骨骼的生物力学性能。这意味着它们足够坚固，可以承受加压应力并促进骨骼向内生长，同时限制了应力遮挡和应力集中的数量[25]。它们也可以组合起来以填充更大的缺损[29]。骨小梁金属还具有比同种异体移植物或自体移植物更高的摩擦系数，当存在骨接触时，这会为初始结构赋予额外的稳定性[26]。它可与自体移植物等骨诱导材料结合，促进骨愈合。除了使用植骨或肢体短缩的方法，还可以使用肢体延长髓内钉来维持肢体长度并实现关节融合。详细内容参见"延长和加压髓内钉"一章。

病例 1

女性，50 岁，数年前卷入了一场高速机动车碰撞事故中，出现足下垂，非手术治疗失败。她做过几次肌腱转位手术，但是术后很快又复发，因此使用了踝足矫形器（AFO）。她遵守家庭锻炼计划，脚踝保持活动状态（图 20.1a，b）。在与其讨论了外科手术方案之后，她选择进行后足融合术，以便能够在不使用 AFO 的情况下行走（图 20.1c，d）。

为何有效

数次肌腱转位术后顽固性足下垂是多因素导致的，且反复肌腱转位很可能不会成功。她可以选择继续使用 AFO 和其他支具进行非手术治疗，或进行手术干预。本病例中患者选择后足融合以提供稳定的行走平台。该患者没有任何明显的关节炎，因此软骨下骨硬化有限。切除患者的软骨并对其打磨，以增加愈合表面积和抵抗压应力。解剖对线和正常的骨骼解剖结构可以提供较大的愈合表面，以增加融合部位获得加压和稳定性的能力，从而成功实现一期骨折愈合。将腓骨用作骨板（用两枚螺钉固定）可增加稳定性并抵抗后足向外侧移位。该手术减少

了植入物所承受的应力，并增加了维持加压的可能性。

病例 2

男性，24 岁，开放性距骨颈骨折脱位，经历多次手术，包括切开复位内固定（ORIF）和软组织覆盖。在接下来的一年中，他因疼痛而难以负重行走。保守治疗包括药物和支具固定都不能充分缓解疼痛，无法开展日常活动。影像学检查显示距骨缺血性坏死伴有塌陷和骨折（图 20.2a，b）。患者最终行胫距跟融合术，使用后足融合髓内钉、全距骨切除、同种异体股骨头移植、自体骨髓浓缩物（BMAC）和自体腓骨移植。最终获得融合，并通过改型鞋款实现了无痛行走（图 20.2c，d）。

为何有效

在年轻患者中，距骨缺血性坏死是一个毁灭性的问题。一些患者可以接受保守治疗（硬性 AFO、抗生素等）；但是，保守治疗失败后的治疗几乎仅限于关节融合术。胫距关节和距下关节均受到影响，因此后足融合髓内钉是绝佳的选择。在这种特殊情况下，患者还会受到较大的软组织损伤，从而影响到踝关节的前侧、内侧和后侧，因此限制这些区域的解剖对成功至关重要。创造一个稳定支撑结构对于融合而言也很关键。

该患者的距骨不能提供适宜的融合环境，由于缺血性坏死，其结构已经发生显著的变化，死骨形成。必须切除整个距骨，并用结构性同种异体骨或自体骨移植以增加结构的稳定性。缺损如此之大，难以获得足够的结构性自体骨。一个很好的选择是使用同种异体股骨头移植。股骨头足够坚固，可以支撑加压，保持肢体长度，体积够大足以容纳髓内植入物，并且在准备和植入过程中不会发生骨折[27]。它通常需要钻孔几次，以补充有活力的成骨细胞和信号［如自体骨髓浓缩物（BMAC）］来刺激骨骼向内生长并支持骨的愈合。这种特殊方法的挑战之一是如何获得肢体的正确对线。后足的正常机械对线对于

图 20.1　踝关节术前 X 线片可见正常骨性解剖和对位对线（a，b）。后足融合术后的短期随访，可见胫距关节和距下关节融合的早期征象（c，d）

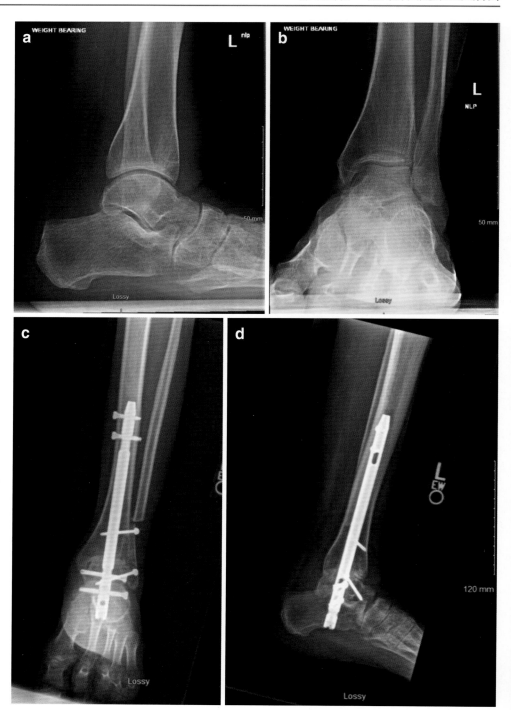

图 20.2　患者开放性距骨颈骨折脱位 ORIF 术后一年的 X 线片显示距骨体硬化伴软骨下塌陷（a，b）。全距骨切除和大块同种异体骨移植术后一年随访，X 线片显示后足融合成功（c，d）

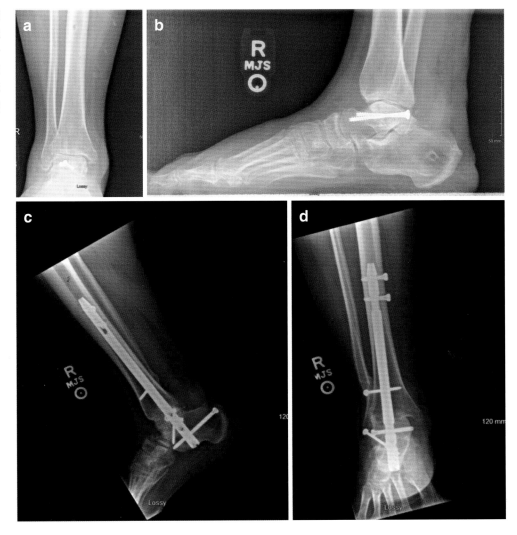

受累关节适当的负重至关重要，不仅可以改善功能，而且可以通过限制髓内钉的负荷来增加成功融合的概率。

病例 3

　　女性，58 岁，多发伤，包括右侧开放性 Pilon 骨折、腓骨骨折并伴有明显的中央穹窿部骨量丢失，对侧 Pilon 骨折、跟骨骨折以及骨盆环损伤（图 20.3a，b）。腓骨侧存在明显的缺损，可能需要皮瓣覆盖。在与患者就中央骨量丢失和严重的软组织创伤进行广泛讨论之后，拟行一期后足融合术。经腓骨截骨入路处理胫距关节。这样做是为了将腓骨用于胫距关节植骨，提供外侧支撑，并减轻外踝的压力，从而实现一期伤口闭合。使用血管化的腓骨外置移植物，腓骨的内侧部分用于中央缺损的植骨（图 20.3c，d）。她继续治愈了外侧伤口，成功融合了胫距关节，并出现了无症状性距下关节不愈合（图 20.3e，f）。

为何有效

　　急性融合治疗粉碎性 Pilon 骨折已被证明是一种有效的治疗方法[28]。本病例中值得思考的点包括胫骨中央骨量丢失和关节面加压受限。为了取得成功的结果，必须严格遵守其他生物力学原则。为了克服缺乏加压的情况，将自体骨移植到关节的中央部分，但是加压仍然有限，并且由于开放性损伤和感染风险，不适合行大量同种异体骨移植。关节经过精心准备，确保尽可能多地保留正常的软骨下骨。对软骨下骨进行打磨和钻孔，以增加表面积并促进生长因子的刺激。从术后图像中可以看到（图

20.3e，f），加压导致距骨向近端少许迁移，距下关节加压最少。对于胫距关节，保留了骨骼的正常结构，并且将距骨置于骨折部位，可以增加用于融合的表面积。维持下肢的力线以限制植入物上的应力，并允许解剖机械力作用于融合部位。腓骨移植物用于增加融合表面并增加受损胫距关节的稳定性。

图 20.3　受伤时的 X 线片和 CT 显示初始的损伤，明显的前外侧和中央穹隆部骨量丢失（a，b）。术中透视显示距骨复位入中央缺损处，距骨和穹隆部达到最佳匹配（c，d）。长期随访 X 线片显示胫距关节完全融合，无症状性距下关节不愈合（e，f）

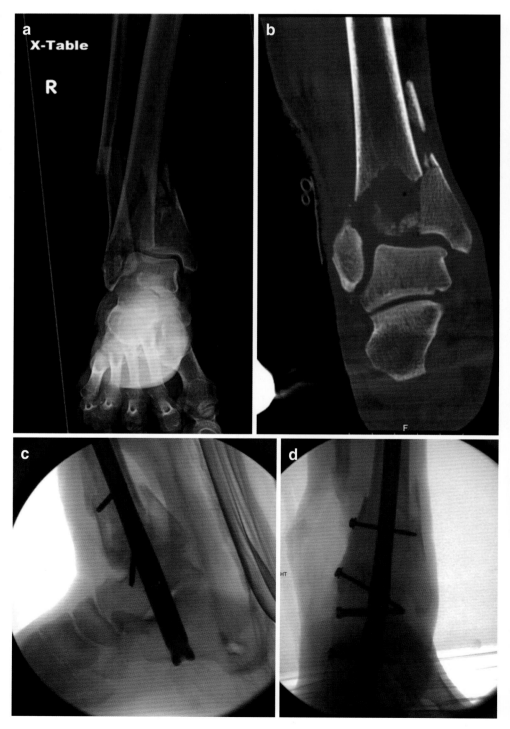

图 20.3　（续）

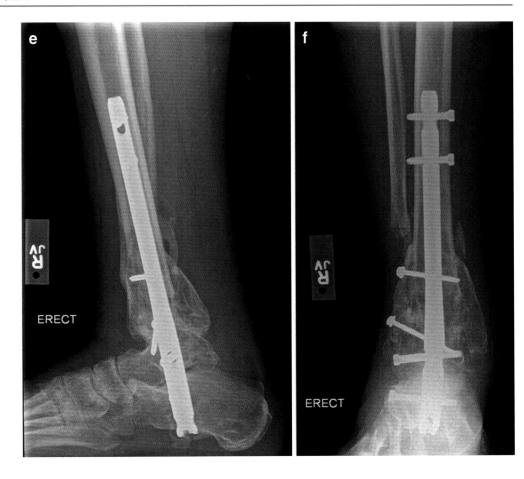

病例 4

女性，66 岁，因踝关节疼痛、肿胀和不稳定就诊。几年前因 ORIF 失败后曾接受过全踝关节置换术。影像学检查显示全踝关节失效、下沉，胫腓骨远端骨性连接（图 20.4a，b）。在感染检查阴性后，利用同种异体股骨头移植进行后足融合以治疗骨缺损（图 20.4c，d）。随后，她成功实现融合，无痛行走（图 20.4e，f）。

为何有效

全踝关节置换术失效可能是一个难以解决的问题，在进行任何干预之前应首先排除感染。最大的问题之一是胫距关节骨储量的大量损失。当发生这种情况时，可以牺牲肢体的长度，并尝试将跟骨融合到剩余的胫骨上，或者可以植入大量同种异体骨或金属填充物。这两种选择都试图通过增加表面积并提供一定的抗压强度以实现融合。在本病例中，由于远端胫腓骨关节的骨性连接，短缩的肢体可能会导致撞击的问题，因此植入大量同种异体骨以维持肢体的长度。类似于之前的同种异体骨移植病例，股骨头必须像关节面一样准备，并注意保留下方的骨性结构以实现加压。这包括在表面钻孔或打磨、填充生长因子和自体骨移植等，以促进骨向内生长。应该尝试使其尽可能贴合，以增加稳定性。在本病例中，使用髋臼扩髓器创造一个表面，该表面可以容纳同种异体股骨头移植物，在剩余的骨头和同种异体移植物之间形成对合位置，从而进一步提高稳定性并降低植入物上的应力应变。

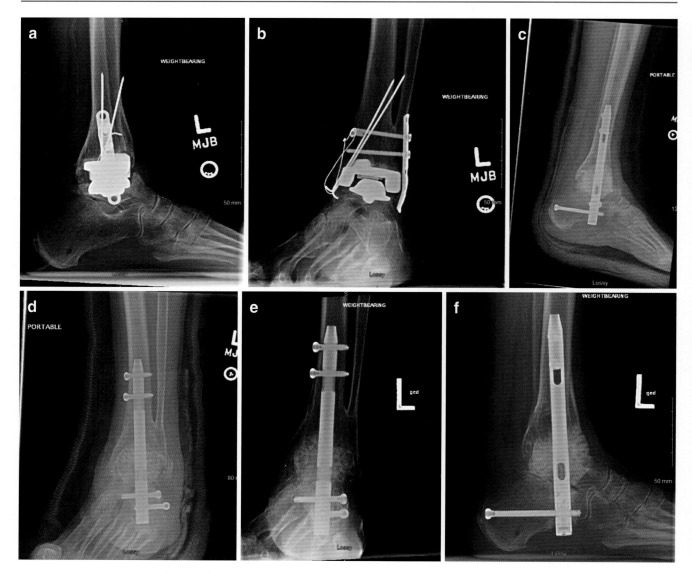

图 20.4　全踝关节置换术失效翻修的术前 X 线片（a，b）。使用大量同种异体骨移植 + 后足髓内钉融合术后即刻 X 线片（c，d）。长期随访显示，大量同种异体移植物掺入并完全融合（e，f）

病例 5

患者男性，56 岁，全膝关节置换术后顽固性感染，在置入抗生素间隔器后即转诊我院（图 20.5a，b）。与患者讨论后，他选择进行膝关节融合术而不是再植入术。他的骨量丢失极少，但由于先前的全膝关节组件，若不短缩肢体则无法实现一期骨对合。由于顽固性感染的病史，应避免较大的同种异体移植物或金属填充物。考虑到这些因素，他接受了使用长款髓内钉和自体移植物补充的关节融合术（图 20.5c~e）。对患者的短期随访显示移植物掺入和骨痂形成（图 20.5f）。

为何有效

在这个特殊病例中，由于多种原因无法实现骨接触。因此，必须遵循其他生物力学原则。骨接触不是必需的，因为需要桥接的间隙相对较小，容易

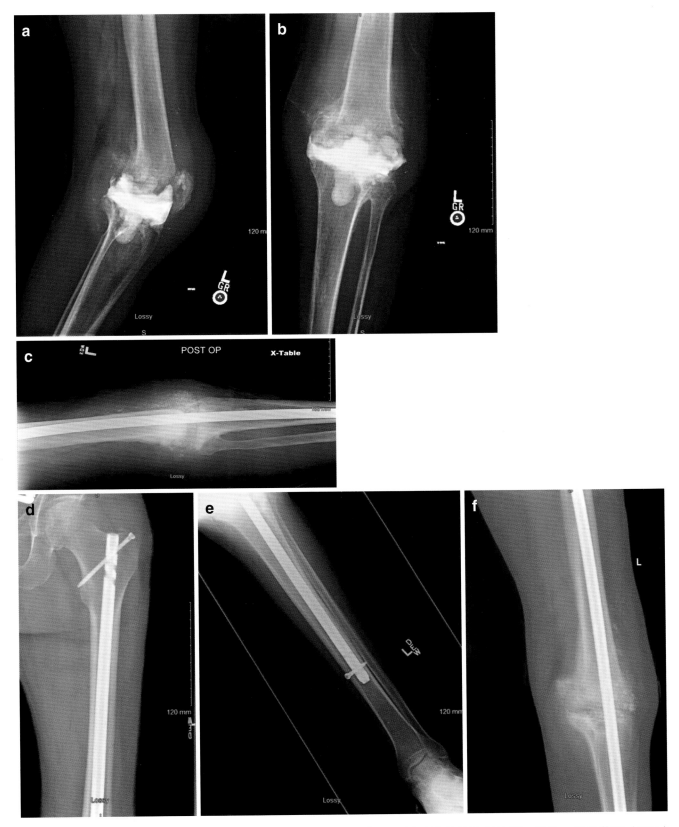

图 20.5　术前膝关节 X 线片显示植入抗生素间隔器（a，b）。术后即刻 X 线片显示用扩髓 - 灌洗 - 抽吸装置（RTA）（DePuySynthes，West Chester，PA）获取自体骨移植，长款髓内钉融合（c~e）。短期随访 X 线片显示早期移植物掺入和融合（f）

通过骨痂形成来实现，并且可以有效地运用长骨髓内钉的原则。通过关节的准备，以及从扩髓 - 灌洗 - 抽吸装置（RIA）（DePuy Synthes，West Chester，PA）获取的自体移植骨的掺入，营造骨的愈合环境。由于缺乏骨接触，该手术的目标是通过骨痂形成获得二期骨折愈合，这意味着绝对刚性的结构将是不利的。将工作距离最大化，并保持对线，从而促进骨痂形成以及融合部位的合理应力应变。通过增加工作距离，同时仍提供稳定的结构，能适当降低融合部位的应力应变，同时最小化植入物上的应力。机械对线对于将均匀载荷转移到髓内钉上以及植入物应力的平均分散都非常重要。

病例 6

男性，21 岁，高速机动车碰撞事故，导致开放性股骨远端关节内骨折、髌骨骨折，外侧股骨髁阙如。在创伤复苏单元行初始损伤 X 线检查（图 20.6a）。最初患者行跨膝关节外固定架固定、髌骨切除和抗生素间隔器置入。图 20.6b，c 显示的是冲洗、清创、外固定以及将抗生素间隔器置入外侧缺损后的术后 X 线片。经过多次手术清创和抗生素间隔器更换后，与患者进行讨论，他选择行膝关节融合术。患者外侧骨量明显丢失，但内侧骨量良好。修复内侧股骨髁，使用 RIA 系统获取髓内自体骨移植，置入髓内钉融合，并使用一些骨形态发生蛋白 2（BMP-2）浸湿的海绵（Infuse，Medtronic，Minneapplis，MN）填充外侧骨缺损。图 20.6d~f 显示的是内侧髁固定、外侧缺损植骨以及置入髓内钉融合术后的 X 线片。患者最终成功融合，并重新返回工作岗位。图 20.6g，h 显示的是长期随访融合成功。

为何有效

关节融合通常是一种补救手术，每个病例都是独一无二的，必须尽可能利用所提供的东西来最大限度地实现融合。对于这个特殊的病例，患者在严重的开放性损伤后有明显的外侧股骨髁骨缺损。但是他的内侧股骨髁是完整的，如果保持稳定，可以

帮助维持肢体长度，并充当可加压的表面。本病例应用几种原则以独特的方式实现融合。首先，保持剩余关节表面的稳定（内侧股骨髁 ORIF），然后切除软骨并穿透软骨下骨板进行准备。这提供了骨接触和可加压的表面以赋予融合部位的稳定性，从而争取实现一期骨融合的目的。然而，外侧骨丢失处予以受影响的骨移植物和 BMP-2 海绵填充，限制了可加压程度。对于这个特殊的病例，由于应力应变不匹配，在内侧为一期骨融合提供足够刚性的结构将不利于外侧所需的二期骨折融合。为了实现融合，整个融合部位将不得不经历二期骨折愈合。这是通过在保持稳定性的同时最大化髓内钉的工作距离来实现的。保留的内侧髁赋予融合部位稳定性，并减轻髓内钉 / 融合界面处的应力应变，从而增加了用于融合的骨表面积，并为受影响的骨移植物提供了支撑。通过软骨下渗透、BMP-2 和髓内骨移植物（RIA 获取），在营造骨折环境方面对融合部位进行了优化。

病例 7

女性，65 岁，跌倒后急诊就诊，开放性远端 1/3 胫骨骨折，CT 扫描未发现关节内受累。她接受了常规髓内钉治疗。在进行为期 6 周的随访时，发现植入物周围骨折，髓内钉穿入胫距关节（图 20.7a，b）。随后行胫骨干骨折 ORIF 翻修术以及新发 Pilon 骨折的 ORIF 手术（图 20.7c）。之后，她因伤口裂开和肌腱暴露而感染，需要移除内植物和放置抗生素间隔器（图 20.7d，e）。最终，她接受了分期后足融合术，使用了骨小梁金属填充物以处理骨缺损（图 20.7f，g）。

为何有效

踝关节周围感染治疗困难，经常会导致骨量丢失。如上所述，可以通过大块同种异体骨移植来治疗骨量丢失，而另一种方法是利用金属填充物。在本病例中，通过遵循一期骨性愈合的几项原则可以实现融合。骨小梁金属填充物可以使得未对合的骨

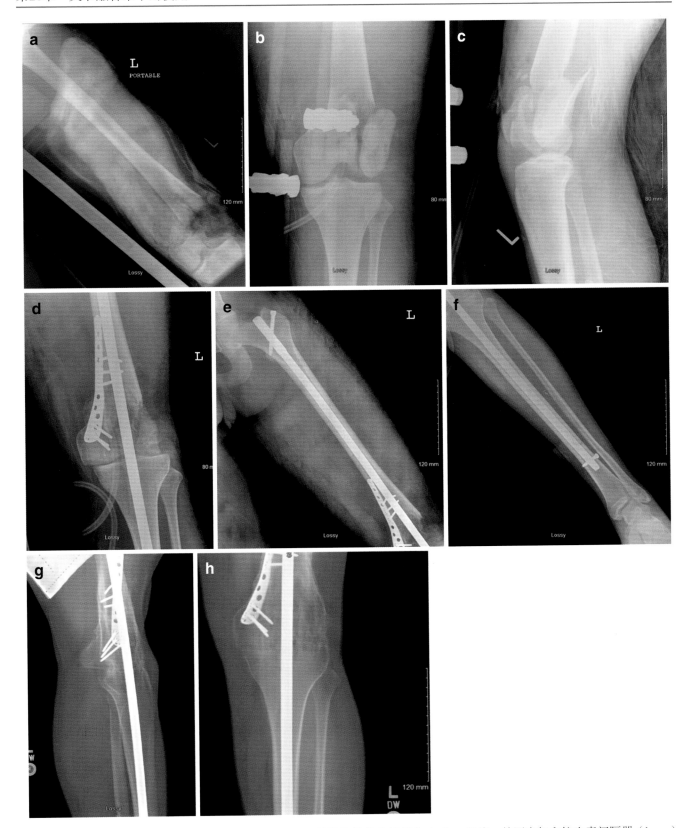

图 20.6　最初的创伤复苏单元 X 线片显示开放性股骨远端损伤并伴有骨丢失（a）。最终，外固定架和抗生素间隔器（b，c）转换为切开复位内固定，置入髓内钉融合并植骨（d~f）。后续随访 X 线片显示融合成功（g，h）

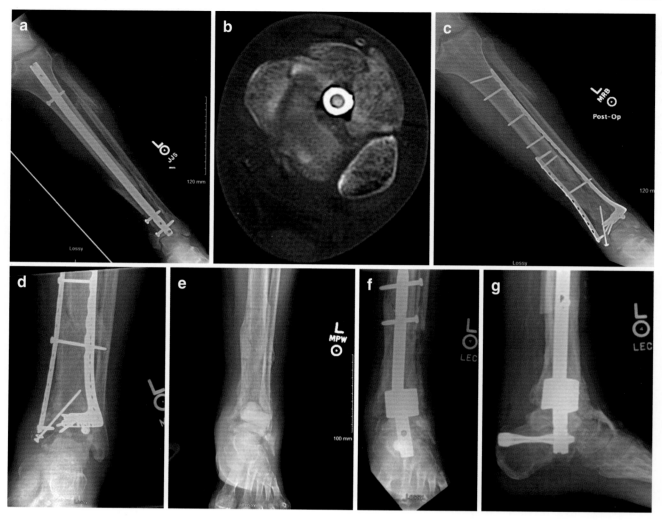

图 20.7　显示髓内钉失效的胫骨正位片（a）和关节的轴位 CT 图像（b）。患者经历了 ORIF 翻修（c），随后感染（d）和放置间隔器（e）。最终，行后足融合，并以金属填充物治疗骨缺损（f，g）

边缘直接加压，同时还可以保持正常的解剖长度和对线。中空设计使得可以容纳髓内钉。这种结构非常坚固，得益于骨小梁金属设计增加了摩擦力。通常，过于刚性的结构会导致应力遮挡和潜在的延迟愈合。然而，在本病例中，金属填充物具有类似于骨骼的弹性模量。由于这种相似性，融合区域能以与带骨接合的标准髓内钉相同的方式响应。如上所述，融合部位的准备是通过补充自体移植物（如 RIA 或 BMAC）完成的。金属填充物还能使融合部位的应力分散，以及单个点上的应力集中最小化，从而限制了在植入物和骨/填充物界面上的应力值。

结论

当遵循一定的原则时，髓内钉是一种实现关节融合术的可行和有效的选择。髓内钉的目的是保留软组织，同时为骨折愈合提供稳定的环境。当用于融合时同样如此。髓内钉可实现一期和二期骨融合，应根据所需的骨愈合类型遵循某些特定的生物力学原则。当以一期骨折愈合为目标时，应构建一个具有骨接触和加压力的稳定且坚固的结构。加压对于实现一期融合至关重要，可以通过内部或外部方式获得。不管对于任何结构，骨接触和接合都将是实现其稳定性以减少植入物应力的主要方法。保持机械轴并通过相对正常的解剖对线实现加压，这也将减轻植入物上的有害作用力，从而限制了内固定失效和融合部位异常应力应变的发生。如果无法获得或保持良好的接合和充分的骨接触，则应以二期骨折愈合为目标。对于二期骨折愈合而言，髓内钉比钢板更具优势，因为髓内装置沿着长骨内的旋转轴放置，减小了力臂，从而减小了轴向应力时出现的弯曲力。这使得抗疲劳性得以改善，并且可以抵挡骨折间隙的应力，同时仍保持适当的应力应变环境以促进骨愈合。通过增加髓内钉的工作距离并最大化局部融合环境辅助手段是实现融合的重要原则。

参考文献

[1] Thomas RL, Sathe V, Habib SI. The use of intramedullary nails in tibiotalocalcaneal arthrodesis. J Am Acad Orthop Surg. 2012;20(1):1–7.

[2] Parker L, Singh D. (i) The principles of foot and ankle arthrodesis (Mini-symposium foot and ankle). Orthop Trauma. 2009;23(6):385–394.

[3] Ray RG, Ching RP, Christensen JC, Hansen ST Jr. Biomechanical analysis of the first metatarsocuneiform arthrodesis. J Foot Ankle Surg. 1998;37(5):376–385.

[4] Kowalski RJ, Ferrara LA, Benzel EC. Biomechanics of bone fusion. Neurosurg Focus. 2001;10(4):E2.

[5] Miller SD. Compression forces of internal and external ankle fixation devices with simulated bone resorption. Foot Ankle Int. 2010;31(5):469–70; author reply 70–71.

[6] Fragomen AT, Meyers KN, Davis N, Shu H, Wright T, Rozbruch SR. A biomechanical comparison of micromotion after ankle fusion using 2 fixation techniques: intramedullary arthrodesis nail or Ilizarov external fixator. Foot Ankle Int. 2008;29(3):334–341.

[7] McCormick JJ, Li X, Weiss DR, Billiar KL, Wixted JJ. Biomechanical investigation of a novel ratcheting arthrodesis nail. J Orthop Surg Res. 2010;5:74.

[8] Berson L, McGarvey WC, Clanton TO. Evaluation of compression in intramedullary hindfoot arthrodesis. Foot Ankle Int. 2002;23(11):992–995.

[9] Mückley T, Hoffmeier K, Klos K, Petrovitch A, von Oldenburg G, Hofmann GO. Angle-stable and compressed angle-stable locking for tibiotalocalcaneal arthrodesis with retrograde intramedullary nails. Biomechanical evaluation. J Bone Joint Surg Am. 2008;90(3):620–627.

[10] Kaspar K, Schell H, Seebeck P, Thompson MS, Schutz M, Haas NP, et al. Angle stable locking reduces interfragmentary movements and promotes healing after unreamed nailing. Study of a displaced osteotomy model in sheep tibiae. J Bone Joint Surg Am. 2005;87(9):2028–2037.

[11] Woods JB, Burns PR. Advances in intramedullary nail fixation in foot and ankle surgery. Clin Podiatr Med Surg. 2011;28(4):633–648.

[12] Mückley T, Eichorn S, Hoffmeier K, von Oldenburg G, Speitling A, Hoffmann GO, Bühren V. Biomechanical evaluation of primary stiffness of tibiotalocalcaneal fusion with intramedullary nails. Foot Ankle Int. 2007;28(2):224–231.

[13] Yakacki CM, Khalil HF, Dixon SA, Gall K, Pacaccio DJ. Compression forces of internal and external ankle fixation devices with simulated bone resorption. Foot Ankle Int. 2010;31(1):76–85.

[14] Griffin MJ, Coughlin MJ. Evaluation of midterm results of the Panta nail: an active compression tibiotalocalcaneal arthrodesis device. J Footo Ankle Surg. 2018;57(1):74–80.

[15] Marsell R, Einhorn TA. The biology of fracture healing. Injury. 2011;42(6):551–555.

[16] Berend ME, Glisson RR, Nunley JA. A biomechanical comparison of intramedullary nail and crossed lag screw fixation for tibiotalocalcaneal arthrodesis. Foot Ankle Int. 1997;18(10):639–643.

[17] Alfahd U, Roth SE, Stephen D, Whyne CM. Biomechanical comparison of intramedullary nail and blade plate fixation for tibiotalocalcaneal arthrodesis. J Orthop Trauma. 2005;19(10):703–708.

[18] Froelich J, Idusuyi OB, Clark D, Kogler GF, Paliwal M, Dyrstad B, et al. Torsional stiffness of an intramedullary nail versus blade plate fixation for tibiotalocalcaneal arthrodesis: a biomechanical study. J Surg Orthop Adv. 2010;19(2):109–113.

[19] Kim K, Snir N, Schwarzkopf R. Modern techniques in knee arthrodesis. Int J Orthop. 2016;3(1):487–496.

[20] Peterson JM, Chlebek C, Clough AM, Wells AK, Batzinger KE, Houston JM, et al. Stiffness matters: Part II – The effects of plate stiffness on load-sharing and the progression of fusion following ACDF in vivo. Spine (Phila Pa 1976). 2018;43(18):E1069–E1076. https://doi.org/10.1097/BRS.0000000000002644.

[21] Bong MR, Kummer FJ, Koval KJ, Egol KA. Intramedullary nailing of the lower extremity: biomechanics and biology. J Am Acad Orthop Surg. 2007;15(2):97–106.

[22] Schneider E, Michel MC, Genge M, Zuber K, Ganz R, Perren SM. Loads acting in an intramedullary nail during fracture healing in the human femur. J Biomech. 2001;34(7):849–857.

[23] Lindsey RW, Gugala Z, Milne E, Sun M, Gannon FH, Latta LL. The efficacy of cylindrical titanium mesh cage for the reconstruction of a critical-size canine segmental femoral diaphyseal defect. J Orthop Res. 2006;24(7):1438–1453.

[24] Lindsey RW, Gugala Z. Cylindrical titanium mesh cage for the reconstruction of long bone defects. Osteo Trauma Care. 2004;12(3):108–115.

[25] Frigg A, Dougall H, Boyd S, Nigg B. Can porous tantalum be used to achieve ankle and subtalar arthrodesis? A pilot study. Clin Orthop Relat Res. 2010;468(1):209–216.

[26] Henricson A, Rydholm U. Use of a trabecular metal implant in ankle arthrodesis after failed total ankle replacement: a short-term follow-up

of 13 patients. Acta Orthop. 2010;81(6):745–747.

[27] Bussewitz B, DeVries JG, Dujela M, McAlister JE, Hyer CF, Berlet GC. Retrograde intramedullary nail with femoral head allograft for large deficit tibiotalocalcaneal arthrodesis. Foot Ankle Int. 2014;35(7):706–711.

[28] Mauffrey C, Zagrocki L, Jordan RW, Seligson D. Retrograde tibiotalocalcaneal nails: an option for complex open pilon fractures. Current Orthop Pract. 2012;23(5):507–511.

[29] Blake Peterson, Sonny Bal, Ajay Aggarwal, Brett Crist, (2016) Novel Technique: Knee Arthrodesis Using Trabecular Metal Cones with Intramedullary Nailing and Intramedullary Autograft. The Journal of Knee Surgery. 29(06):510–515.

第 21 章 髓内延长加压钉

Austin T. Fragomen, Mitchell Bernstein, S. Robert Rozbruch

引言

通过牵张成骨术进行肢体延长的方法是建立在生物学优化的截骨技术和机械性能良好的环形外固定系统之间的紧密结合之上的，该系统通过精细的张力钢丝固定到骨骼上[1]。虽然这项技术令人振奋，解决了无数骨科难题，但接受治疗的患者经历了疼痛、钉道感染和戴着笨重的外固定架生活的尴尬。外科医生对内部延长髓内钉的未来充满期待，但其早期的设计需要更多的信心而非技术[2]，并且相比之下效果还不如外固定架辅助的方式[3]。FITBONE®（Wittenstein，Igersheim，Germany）髓内延长钉的出现从根本上改变了肢体延长手术，可以保证总速率的控制，但这种技术仅在个别医疗单位开展。PRECICE® 磁力驱动髓内延长钉（NuVasive，San Diego，CA，USA）很快就问世了。由于其易于植入，并能双向移动，因此 PRECICE® 植入物一经问世就在国际肢体延长界广受欢迎。研究表明，FITBONE® 和 PRECICE® 植入物都能促进快速愈合并具有优越的延长控制性能，但它们都有类似的并发症[4]。这一章将专门关注 PRECICE® 植入物，作者可以从中吸取经验。

P1（第一代）PRECICE® 原型是一个模块化系统，外部是钛，内部组件是不锈钢，磁体使用稀土金属。这种设计虽然在世界范围内取得了优异的成果，但仍遇到了机械方面的限制，包括推进杆（髓内钉中心的螺纹杆）断裂和髓内钉焊缝处的损坏（表21.1）[5-18]。工程师们迅速做出应对，推出了 P2（第二代）型号，采用了更粗的推进杆，并且从两部分组合式变为一体套叠式。在 P2 设计中取消了焊缝，髓内钉弯曲强度增强四倍，轴向载荷增强 3 倍[19]。

髓内钉断裂的问题已基本解决，但是又出现了在外套筒和髓内钉望远镜式伸缩部分的连接处的防旋帽断裂的问题[8, 20]。P2.1 版本强化了防旋帽，通过改善旋转控制，防止该接合处的内翻畸形[19]，来减少防旋帽的失效。磁力延长髓内钉不断发展，近期发布的 Stryde 髓内钉（NuVasive，San Diego，CA，USA）由不锈钢合金制成，具有更强的磁体和防旋帽。Stryde 能够承受更多的负重载荷。例如，10.7mm 的 PRECICE® 植入物可承受 50lb（1lb ≈ 0.45kg）的负重，而 10mm 的 Stryde 植入物可承受 150lb（1lb ≈ 0.45kg）的负重。

PRECICE® 植入物显著改善了患者对肢体延长术的体验[21]。我们观察到，与外固定相比，在延长术中使用该装置，麻醉药物用量减少了，抗生素的使用率从 70% 下降到 0。在使用 PRECICE® 植入物行肢体延长治疗后，在不同时间接受内、外固定治疗的患者均表现出疼痛减轻，理疗疗程缩短，更加美观以及总体满意度提高[21]。骨愈合指数（BHI）定义了延长骨完全愈合的速率。通常记为"月 /cm"或"天 /cm"。使用 PRECICE® 行股骨延长术的 BHI 是很快的，平均 34 天 /cm（见表 21.1）。然而，使用髓内植入物行肢体延长术有一些局限：干骺端截骨术难以控制，最好分两次单独截骨[22]（一次在干骺端用于畸形矫正，另一次在骨干用于延长），畸形矫正是急性的，且没有术后可调性[6]，需要以高精度置入阻挡螺钉[23]。

术前评估

即使您的患者只是寻求治疗看似简单的肢体不

表 21.1 PRECICE® 的临床表现

作者	髓内钉型号	骨	初次手术达成目标？	BHI（天/cm）	髓内钉机械故障、并发症（例数）
Fragomen[5]	P1&P2	F-40	35/40（88%）	30.5	PMC（2）；内翻复发&P2 防旋帽失效（1）；内翻再生（1）；P1 髓内钉 Fx（1）；通过加压纠正 OL（1）
Iobst[6]	P1&P2	F-27	93% LL、81% MA	42	PMC（1），远端股骨屈曲畸形＞10°（1）；使用 6mm 的针和＞2 枚阻挡螺钉实现更好的对线
Hammouda[7]	P2	H-6	6/6（100%）	36	无
Furmetz[8]	P2	H-1	0/1（0）	-	P2 髓内钉防旋帽失效（1）
Hammouda[9]	P1 & P2	F-17	16/17（94%）LL	32	PMC（2）
Hammouda[10]	P1	F-13	10/13（77%）	-	延长后期 FTD（1），PMC（1）
Wagner[11]	P1	F-24、T-8	92%	36	无
Weibking[12]	P1	F-5、T-4	8/9（89%）	33	P1 髓内钉回缩（1），P1 髓内钉回缩&断裂（1）
Karakoyun[13]	P1&P2	F-21、T-6	26/27（96%）	34	髓内钉 Fx（1），通过加压纠正 OL（7）
Tiefenboeck[14]	-	F-5、T-5	6/10（60%）	43	P2 髓内钉防旋帽失效&回缩（1），P2 髓内钉防旋帽失效&回缩&Fx（1）
Laubscher[15]	-	F-20	20/20（100%）	31	锁定钉退钉（2）
Fragomen[16]	P2	F-9、T-5	13/14（93%）	-	无
Schiedel[17]	P1	F-20、T-6	22/26（85%）	-	FTD（2），PMC（1），P1 髓内钉 Fx（2），长度短于预期=低精度（10）
Kirane[18]	P1&P2	F-17、T-8	86%	-	FTD（1），PMC（1）

P，PRECICE®；F，股骨；T，胫骨；H，肱骨；BHI，骨愈合指数；PMC，骨骼提前矿化；Fx，断裂；OL，过度延长；LL，肢体长度；MA，机械轴；FTD，牵张失效

等长（LLD），也必须确定肢体所存在的所有畸形，包括冠状面、矢状面和轴向对线。此外，应进行活动范围和稳定性测试，并与对侧进行比较。这将有助于确定外科手术中是否有必要行软组织松解术（图 21.1）。

X 线片应包括畸形骨的带有刻度尺的正位全长片。此外，还应包括站立位髋 - 踝 X 线片（图 21.2）。外科医生需要了解骨骼解剖轴和机械轴常见的畸形术语和正常值（图 21.3）。

一旦形成一个完整的问题列表，外科医生必须有一个全面的手术策略来应对。基于以下因素进行考虑，每个因素都将在病例演示中详细讨论：

1. 准备延长的骨骼（股骨或胫骨）
2. 顺行或逆行：畸形部位和大腿周径
3. 起点和轨迹
4. 植入物的大小（注意目前 PRECICE® 股骨髓内钉的可用直径为 8.5mm、10.7mm 和 12.5mm）

5. 髓内钉长度
6. 需要同时进行旋转、矢状面或冠状面畸形矫正：
   （1）阻挡钉放置
   （2）术中外固定器辅助髓内钉
7. 辅助手术
   （1）髂胫束松解
   （2）腓肠肌松解
   （3）腓总神经或其他神经松解

术中操作

Iobst 等[6] 研究表明，使用半针配合术中固定器辅助髓内钉提高了髓内钉置入和畸形矫正的准确性[6]。同样，使用两枚或多枚阻挡螺钉也可以提高准确性。胫骨可以采用髌下或髌上入路进针[6]。半伸直位可以提高髓内钉置入的准确性。扩髓可以是硬扩，也

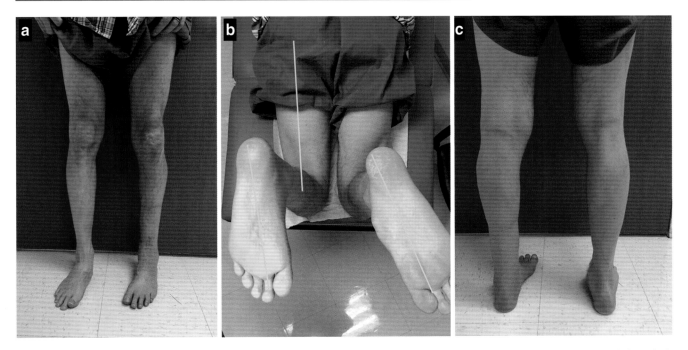

图21.1 （a）这是一位因远端损伤而出现创伤后肢体不等长（LLD）的患者。股骨和胫骨骨折均采用髓内棒治疗。在临床检查中，除LLD以外，还发现股骨外旋畸形和胫骨内旋畸形。患者穿短裤站立以便检查整个肢体。患者行走时，左侧的髌骨轻度外旋。注意足的位置（内旋）（b）。大腿–足轴测量显示胫骨内旋。（c）从背后检查患者时，左侧后足内翻明显

表21.2　PRECICE® 的负重建议

髓内钉直径（mm）	牵张过程最大负重（lb）	加压过程最大负重
8.5	30	–
10.7	50	WBAT[a]
12.5	70	WBAT[a]

a：NuVasive 不提倡可耐受负重的步行（WBAT），但在我们的实践中是安全的

可以是软扩。在多个病例中获得成功的截骨技术是采用经皮、多处钻孔、截骨的方式。钻孔先于扩髓，扩髓髓内物会沉积在这些孔洞中，从而产生极好的愈合率[4]。

术后方案

延长前的静止期和延长率在不同的外科医生和被治疗的特定长骨之间有所不同。一般来说，股骨延长手术的延长前的静止期比胫骨延长手术的短。骨骼牵张速率为1mm/天，根据术后X线片进行调整。NuVasive公司严格限定不同髓内钉的负重（表21.2）。骨尚未矿化的再生部位过度负重会导致手术的失败。对于较长的股骨延长术而言，随着骨骼的牵张，髓内钉中磁体的位置将相对于上覆皮肤移动。这意味着随着延长术的进行，在髓内钉置入时的皮肤标记将不再准确定位，需要进行调整。

病例1

男性，47岁，卷入一起机动车交通事故。右侧闭合性股骨骨折，进行牵引治疗。临床表现为膝关

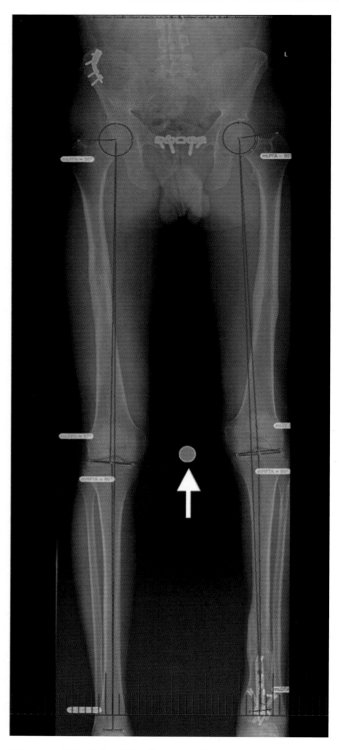

节疼痛。影像学表现为内翻对线、膝关节内侧关节炎、肢体短缩和股骨畸形愈合。治疗策略包括使用梨状肌窝进钉置入内部肢体延长髓内钉矫正股骨内翻、前弓和短缩畸形。随后进行分期胫骨近端截骨术，以纠正剩余的胫骨内翻畸形。之所以选择梨状肌窝进钉，原因是它可以在股骨中进行直观的解剖轴规划（图 21.4~ 图 21.10）[24]。

为何有效

　　由于同时进行肢体重新对线和肢体延长，因而收效甚好。本例使用梨状肌窝进钉可以将髓内钉沿股骨解剖轴置入。解剖轴的重新对线可以将肢体的机械轴线移动到一个正常的位置。

图 21.2　站立位髋 – 踝 X 线片显示的是一名创伤后患者在股骨和胫骨出现 33mm 的肢体不等长。注意校准标志（白色箭头）用于确保测量的准确。这在将图像导入计算机辅助设计（CAD）程序以生成分段长度和关节走行方向角时也很有用

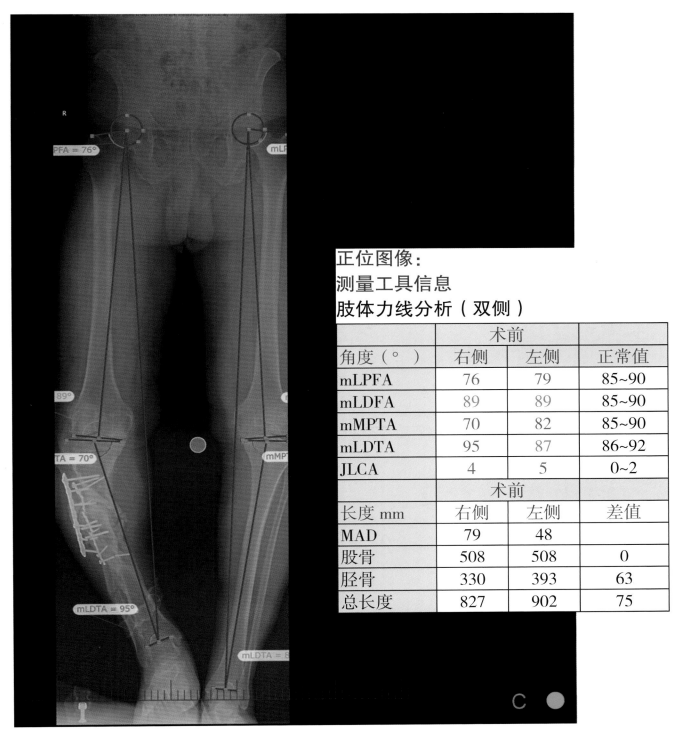

正位图像：
测量工具信息
肢体力线分析（双侧）

角度（°）	术前		正常值
	右侧	左侧	
mLPFA	76	79	85~90
mLDFA	89	89	85~90
mMPTA	70	82	85~90
mLDTA	95	87	86~92
JLCA	4	5	0~2

长度 mm	术前		差值
	右侧	左侧	
MAD	79	48	
股骨	508	508	0
胫骨	330	393	63
总长度	827	902	75

图21.3 站立位髋–踝X线片显示的是一名在12年前因开放性胫骨骨折经过多次手术最后骨折愈合的患者。关节走行方向角和肢体分段长度的计算作为术前评估的一部分

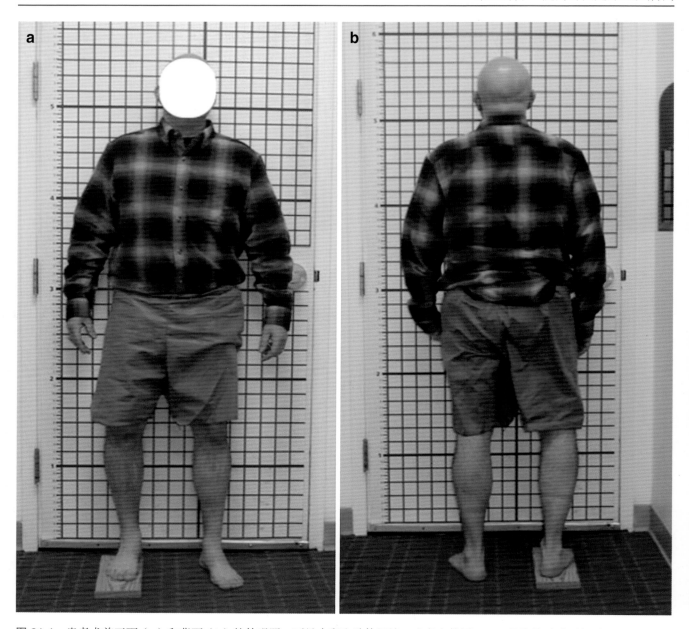

图 21.4　患者术前正面（a）和背面（b）的外观照。可见内翻和肢体短缩。患者在使用 25mm 的垫块时感到舒适

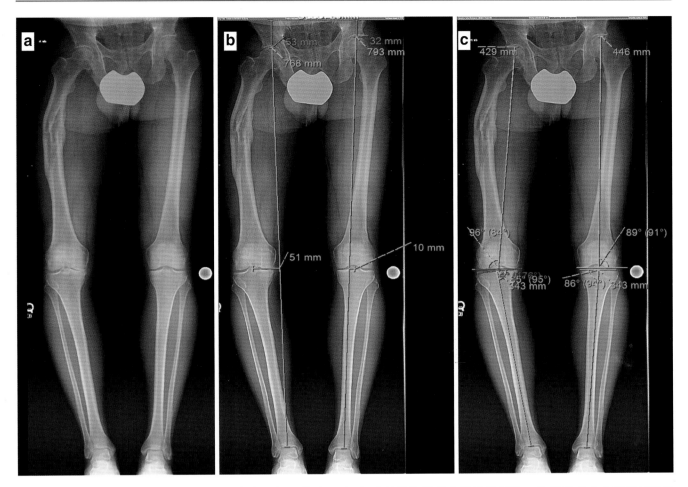

图 21.5　（a）术前带有校准标记的站立位髋 – 踝 X 线片。（b）进行肢体长度和机械轴评估。从膝关节中心到机械轴线的距离（机械轴偏向，MAD）量化了冠状面对线不良的程度。（c）测量关节走行方向角[24]以确定内翻对线不良的来源。本例的 mLDFA（股骨远端机械轴外侧角）和 MPTA（胫骨近端内侧角）均异常，测量值分别为 96° 和 85°

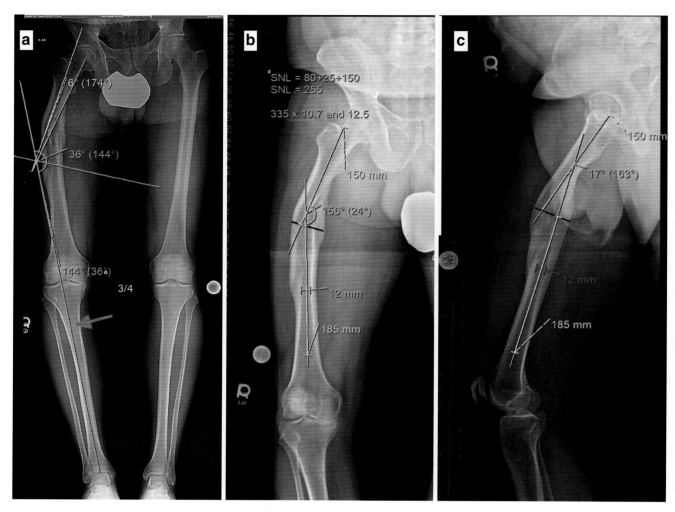

图 21.6　术前计划。（a）机械轴规划。红色箭头表示所需的最终机械轴。由于先前存在膝关节内侧关节炎，因此外科医生选择通过外侧胫骨棘的机械轴。使用 6° 的解剖轴 – 机械轴角（AMA）生成近端机械轴。这将确定畸形的顶点，且大小为 36°。（b）正位 X 线片绘制近端和远端节段的解剖轴线，突出畸形顶点和大小（24°）。截骨处距离大转子顶点 150mm，然后将其应用于侧位 X 线片。（c）计算 SNL（最短髓内钉长度），用于确定在延长结束时能够稳定股骨的最短髓内钉。随着髓内钉的延长，其顶端直径较小的部分（凸出 30mm）会延伸。这一段不能提供髓腔的稳定性。我们建议将髓内钉较粗的部分（50mm）保持跨越牵张区域。因此，按延长 25mm 计算，本例的 SNL=25+150+30+50=255mm。外科医生根据 NuVasive 的型号和患者股骨的解剖结构选择了 335mm 的髓内钉

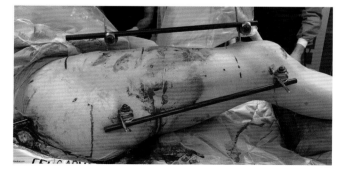

图 21.7　患者行截骨术的术中外观照。在髓腔准备过程中使用双平面外固定架保持对线，以确保无偏心扩髓。这一点很重要，因为髓内棒是直的，近端和远端解剖轴的重新对线决定了准确的冠状面和矢状面畸形矫正

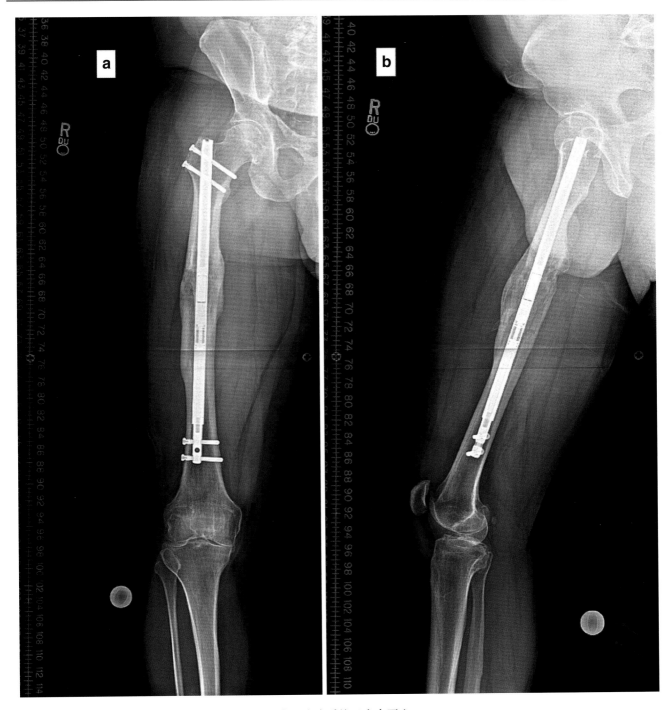

图21.8 （a）术后正位和（b）侧位 X 线片显示所有 4 个皮质均已愈合再生

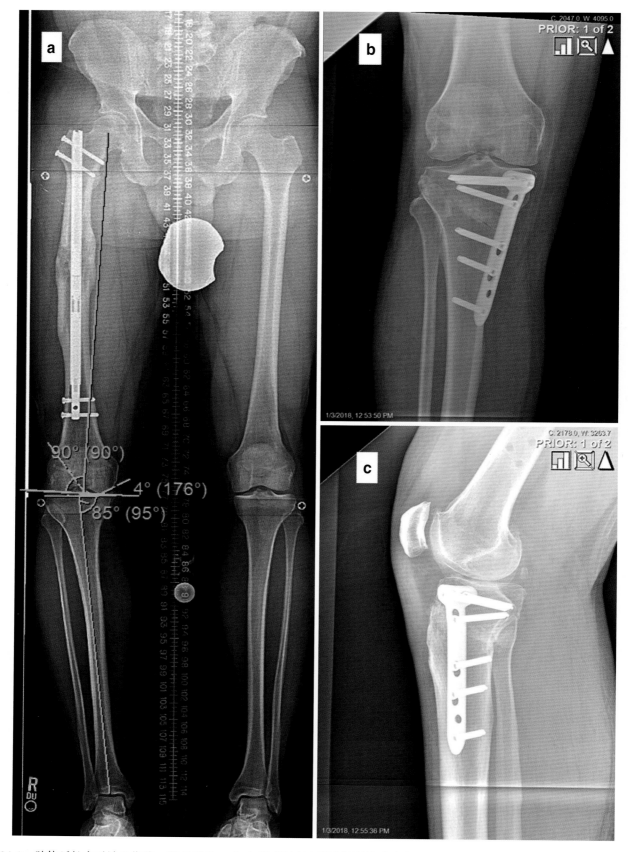

图 21.9   肢体延长术后站立位髋 – 踝 X 线片，（a）患者仍存在源自胫骨的残余内翻畸形，这是已知的，因为股骨畸形愈合矫正术预计仅能矫正整个冠状面肢体畸形的一部分。（b，c）为使肢体对线通过外侧胫骨棘而行胫骨近端开放楔形截骨术后的正位和侧位 X 线片

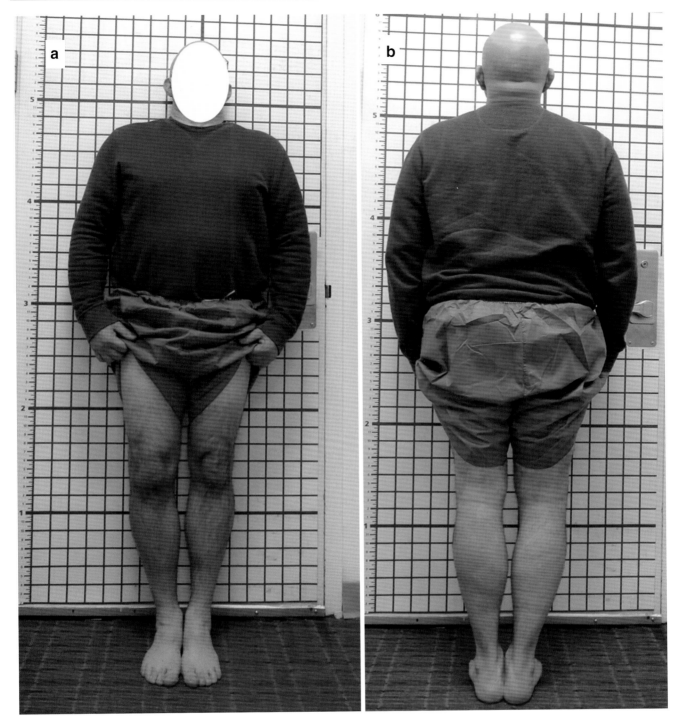

图 21.10 患者站立位正面（a）和背面的最后外观照。（b）患者肢体平衡，机械轴得到矫正

使用阻挡螺钉。

病例 2

　　女性，42 岁，因既往生长停滞而出现左下肢外翻畸形并短缩（图 21.11~ 图 21.16）。畸形分析显示，mLDFA = 82°，肢体外翻源于股骨。因此，计划同时进行肢体延长和冠状面重新对线。股骨远端截骨术的规划表明，应当纠正股骨远端关节走行方向来重新获得正确的对线。由于截骨处位于干骺端（非峡部位置），因此截骨远端和近端的畸形凹侧需要

为何有效

　　了解是哪块骨骼导致了冠状面畸形，这是非常重要的。因为它位于股骨，并且计划使用内延长髓内钉（用于肢体平衡），外科医生使用"解剖轴规划"和阻挡螺钉来确保股骨远端的正确进钉点和轨迹。

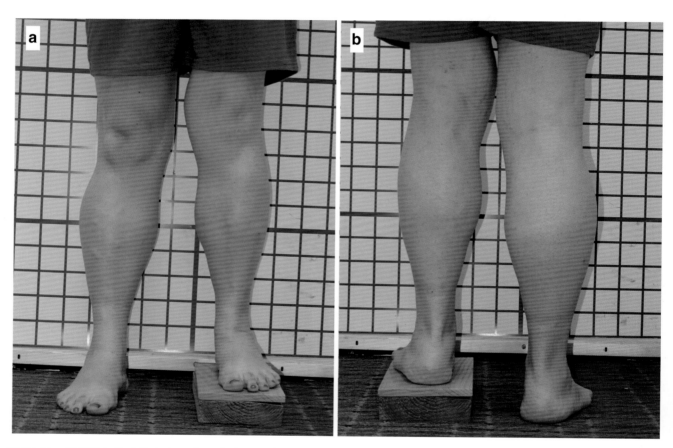

图 21.11　患者站立位正面（a）、背面（b）的临床术前评估。应使用不同高度的垫块对患者进行评估，以平衡骨盆。左足下垫 3mm 的垫块时，患者感到最舒适

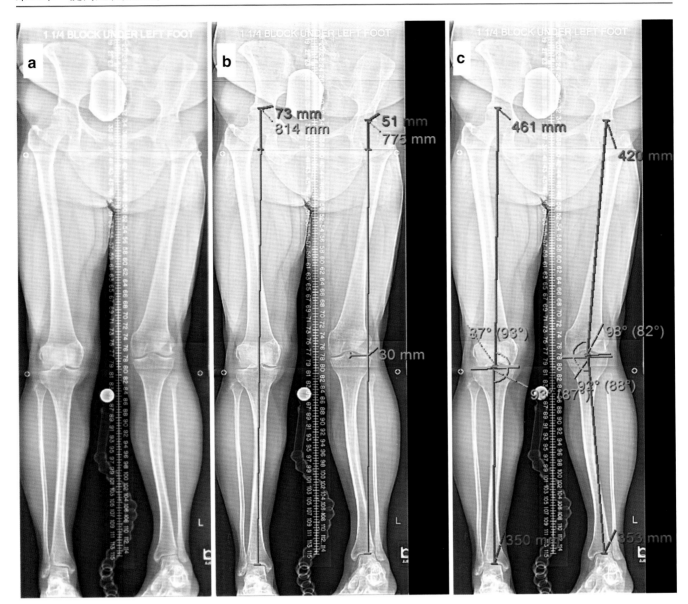

图21.12 （a）站立位髋–踝X线片，左足下垫相同的30mm垫块，以使骨盆水平。（b）计算肢体长度，并评估机械轴偏向。注意到患者左侧短缩39mm（814–775），外翻对线（MAD，距离膝关节中心外侧30mm）。（c）计算关节走行方向角（JOA）以确定外翻的来源。本例的股骨远端处于外翻状态，股骨远端机械轴外侧角（mLDFA）为82°。此外，测量股骨和胫骨肢体节段以确定LLD来自何处。本例的股骨短缩41mm（461–420）

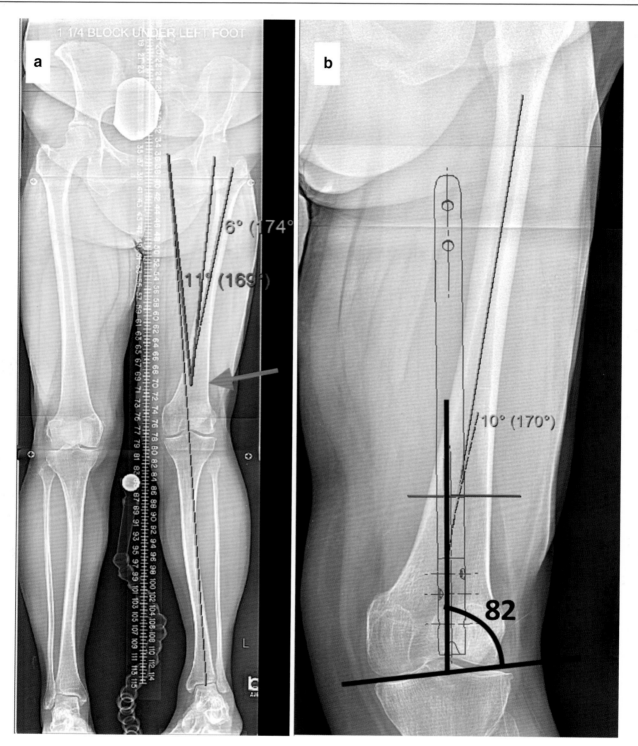

图 21.13　（a）机械轴规划确定畸形的大小为 11°。红色箭头表示截骨水平，使用的解剖轴－机械轴角（AMA）为 6°。（b）术前解剖轴线规划，进行 10° 冠状面成角矫正。红线表示截骨水平。由于截骨处位于股骨的干骺端，因此必须用阻挡钉来获得对线并维持。黑线（关节走行方向线和解剖轴线）的交点表示股骨远端节段所需的进钉点和轨迹，以便在髓内钉置入股骨干时产生 10° 的矫正。本例所需的股骨远端解剖轴外侧角（aLDFA）为 82°

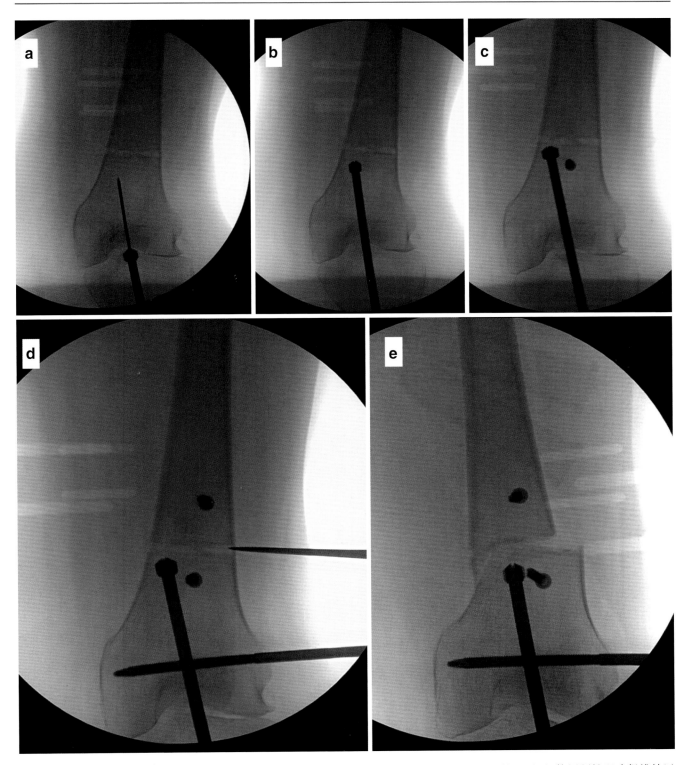

图 21.14　图示为术前计划的术中执行情况。（a）以与术前计划相同的进钉点和轨迹插入导针。（b）使用硬扩以确保维持远端节段的路径。可以对轨迹进行微调。在扩髓器就位的情况下，在近端（c）和远端（d）节段的畸形凹侧都置入阻挡螺钉。截骨完成，并在近端节段（e）进行扩髓

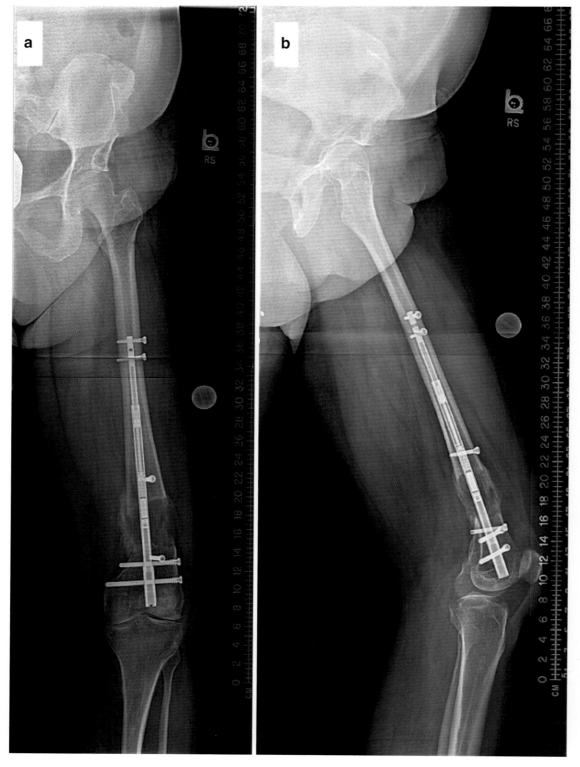

图 21.15　延长术后（a）正位和（b）侧位 X 线片。注意，在延长过程中，阻挡螺钉增加了结构的稳定性，并保持冠状面对线

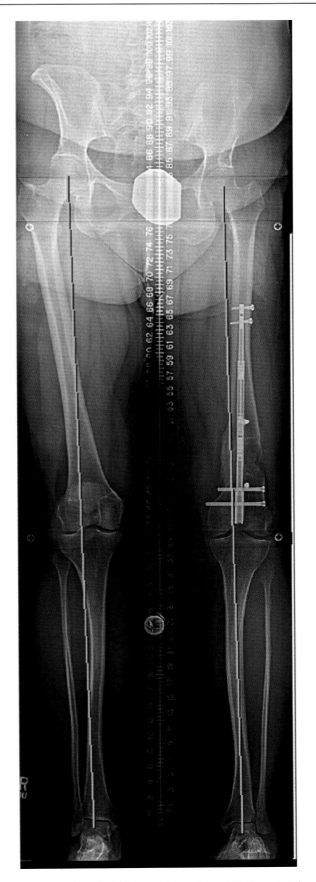

图 21.16 患者最终的站立位双下肢全长 X 线片。请注意，机械轴和肢体长度已得到矫正

病例 3

男性，22 岁，因机动车事故造成右侧开放性胫骨骨折（Gustilo–Anderson 分型 IIIB 型）。既往骨搬运术后骨接触端愈合。残留肢体长度差异 30mm，外翻对线不良。矫正其肢体对线不良的策略是置入一根 PRECICE® 髓内钉，利用外侧放置的阻挡螺钉获得相等的肢体长度和矫正冠状面成角畸形（图21.17~ 图 21.22）。

为何有效

因为冠状面的畸形位于胫骨骨干，所以这种方法很有效。因此，解剖轴的重新对线（使用髓内钉）随后将重新调整肢体。由于还要追求肢体平衡，内延长髓内钉联合畸形凹侧阻挡螺钉的使用将实现肢体平衡和冠状面重新对线。

并发症

牵张失败

尽管每个 PRECICE® 内植物在出厂前都进行了测试，但仍有记录表明，新植入的髓内钉无法牵张[17, 18]，可以通过在手术结束时测试牵张机制来防止这种情况的发生。体外遥控器（ERC）包裹在无菌袋中，置于肢体上方，可以使髓内钉牵张0.5~1.0mm。在荧光屏上可以看到牵张的空间。根据外科医生的判断，可以反向牵张（加压）回到中性长度。我们能立即发现无效的髓内钉，并在同一台手术中更换它。最近已经有一种可以连接到钻头的磁铁，术中可以在患者体外进行牵张或加压，以确保髓内钉正常工作和 / 或调整到适于加压或牵张所需的长度。

防旋帽失效

P2 的设计是通过提高髓内钉防旋帽中可伸缩部

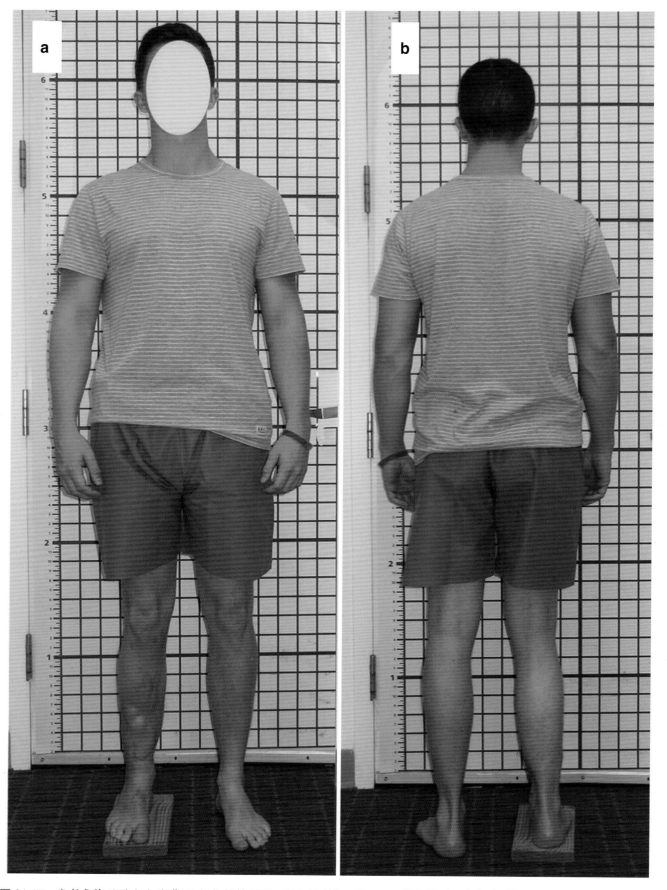

图 21.17　患者术前正面（a）和背面（b）的外观照。当右足下垫一块 30mm 的垫块时，患者感到舒适

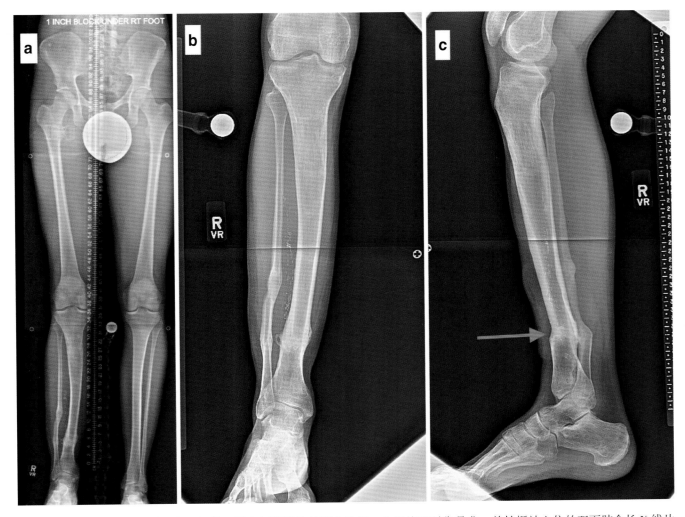

图 21.18　作为术前 X 线检查的一部分，需在短缩肢体的下方放置一个垫块以平衡骨盆，并拍摄站立位的双下肢全长 X 线片（a）。受累骨骼需拍摄专用的 X 线片（b，c）。指导放射照相技术人员在一个暗盒上获取整个骨骼的图像是至关重要的。这有助于鉴别畸形，本例为外翻畸形。此外，骨接触端已经愈合（红色箭头）。因此，拟用的髓内钉需要止于此远端节段附近

分的抗扭转能力来解决髓内钉旋转稳定性的问题。尽管如此，防旋帽失效还是会发生[8, 20]，并导致旋转不稳定。患者会立即意识到这个问题。他们可能会说在做旋转动作时听到"砰"的一声，然后感觉膝盖位置失去控制。在 P2 和 P2.1 模型以及所有直径（8.5mm、10.7mm 和 12.5mm）中都可以观察到这一现象。它几乎只发生于双侧股骨延长的病例，并被认为与过度负重有关（图 21.23）。即使防旋帽失效，髓内钉仍可牵张，或回缩（缩短）[14]。

过早矿化

虽然过早矿化通常不是机械性问题，但这种并

发症的某些病因是机械性的。在大多数 PRECICE® 延长术的回顾性系列研究中，并未包括这种并发症的原因。如果 ERC 没有与髓内钉的磁铁通信连接，牵张将减慢或停止，并导致过早矿化。这可能是由于大腿太粗，磁体之间组织过多。当髓内钉的磁铁相对于最初的皮肤标记移动时，这种情况也可能发生在较长的延长过程中。在拍 X 线片时，可以通过在皮肤上放置金属 BB 来追踪磁铁的这种"迁移"。然后，可以在每次检查时调整皮肤标记，以确保它位于内部磁铁的上方（图 21.24）。失效的髓内钉（不能牵张）可能是过早矿化的原因，需要在手术室行翻修截骨过程中使用新的髓内钉。

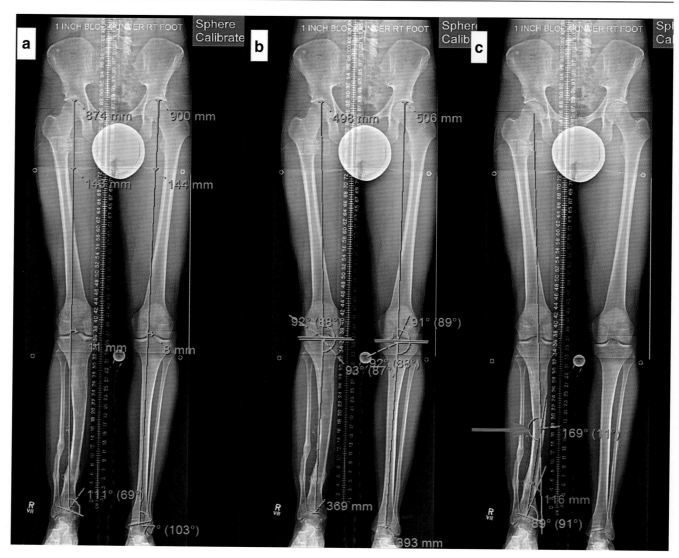

图 21.19　在站立位双下肢全长 X 线片上进行的冠状面术前规划。（a）评估肢体长度和机械轴偏向。右侧肢体外翻畸形（外侧 MAD 11mm），短缩 26mm（900-874）。（b）测量关节走行方向角和肢体节段长度，可见右侧胫骨短缩、外翻。（c）机械轴规划旨在最终的 MAD 经过膝关节中心。注意畸形的顶点（红色箭头）和大小（11°）

再生不足

再生骨的不足是一种生物学失效，可导致内植物的机械故障。P1 髓内钉的焊缝特别薄弱 [12-14, 20, 27]。虽然重新设计的 P2 代似乎已经解决了彻底断裂的问题，但防旋帽失效仍然是一个问题。需要解决延迟愈合的问题，以避免机械故障的可能性。通常情况下，采用植骨并保留髓内钉，或更换髓内钉（扩髓后置入更大直径的创伤髓内钉）（图 21.25）。

MRI 不相容

PRECICE® 髓内钉的制造商 NuVasive Specialized Orthopedics™ 建议在接受 MRI 检查之前移除内植物。有关 MRI 扫描可能导致的潜在疾病的理论包括髓内钉和肢体发热，以及不受控制的牵张或加压。Gomez 等 [25] 研究了 3T MRI 对 PRECICE® 髓内钉的影响，发现没有不受控制的牵张，植入物的最低温度从 3.3℃ 提高到 3.6℃。然而，这对髓内钉产生牵引力的能力造成了深远的影响。3T 扫描破坏了髓内钉的内

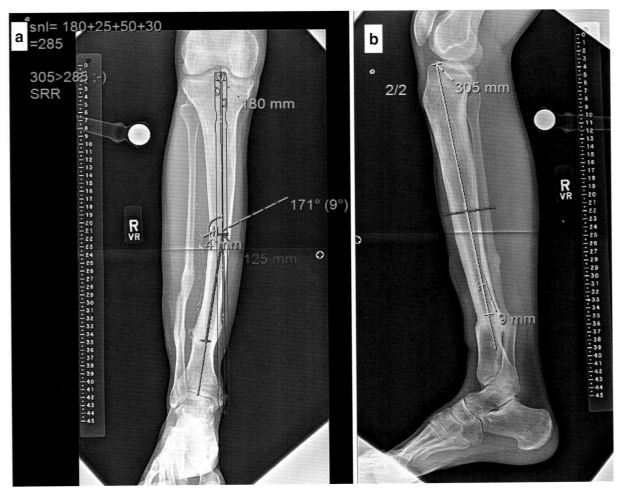

图 21.20　（a）胫骨正位全长片用于术前规划。请注意校准球，以便进行精确测量。近、远端节段的解剖轴规划，矫正度数为9°。按延长 25mm 计算最短髓内钉长度（SNL）。截骨部位位于距关节线 180mm 处。参考 NuVasive 库存选取最短的胫骨髓内钉，估计为 305mm。然后参照侧位 X 线片（b），以确保髓内钉刚好止于骨接触端畸形愈合部位附近

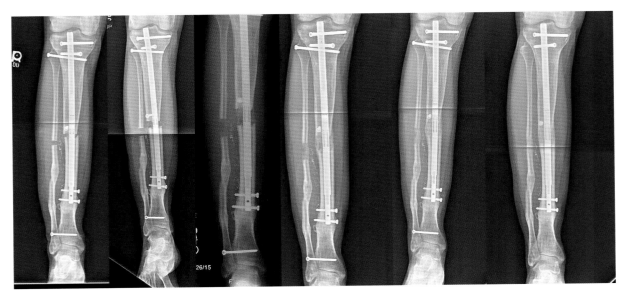

图 21.21　右侧胫骨髓内钉置入术后的序贯正位 X 线片。请注意，胫骨骨干外侧的阻挡钉将初始的外翻向内翻矫正，并在牵张和矿化阶段维持该矫正

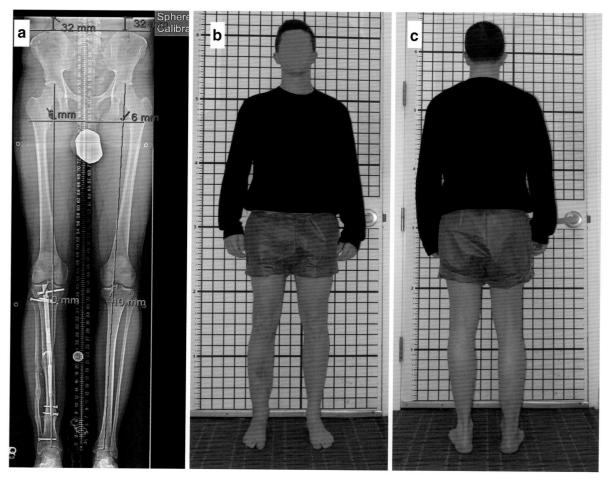

图 21.22　（a）最终的站立位双下肢全长 X 线片。肢体长度和 MAD 已与对侧肢体平衡且相匹配。（b，c）患者最终的站立位外观照

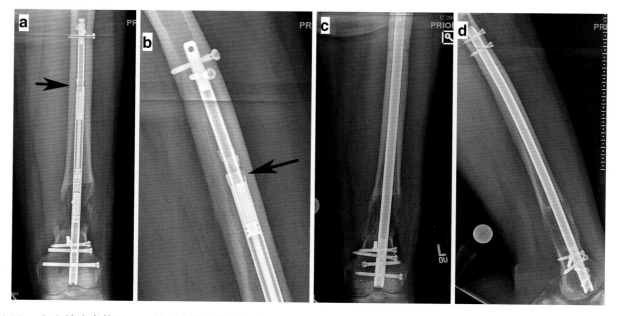

图 21.23　（a）该患者使用 P2.1 矫正左侧股骨内翻畸形，并延长 6cm。当他盘腿时，髓内钉的防旋帽断裂，并伴随着旋转不稳定的感觉。正位 X 线片可见防旋帽（黑色箭头）的防旋机制断裂。（b）侧位片同样如此。该髓内钉无法再延长，于是更换成一根没有长度丢失的创伤髓内钉。（c，d）如正位和侧位 X 线片所示，随后迅速愈合

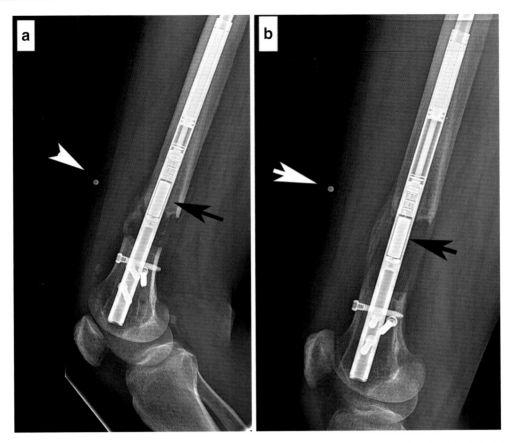

图 21.24　（a）在牵张过程中，体外遥控器（ERC）需要放置在内部磁铁上方；但是，手术期间简单地在皮肤上标记内部磁铁的位置并不能保证延长开始后的正确位置。对于这张 X 线片，患者在使用 ERC 的区域放置了一个金属 BB。BB（白色箭头）位于内部磁铁（黑色箭头）正上方。（b）延长 6cm 后，BB（白色箭头）位于同一位置，但现在它不再与内部磁铁（黑色箭头）对齐，这可能会降低 ERC 的有效性

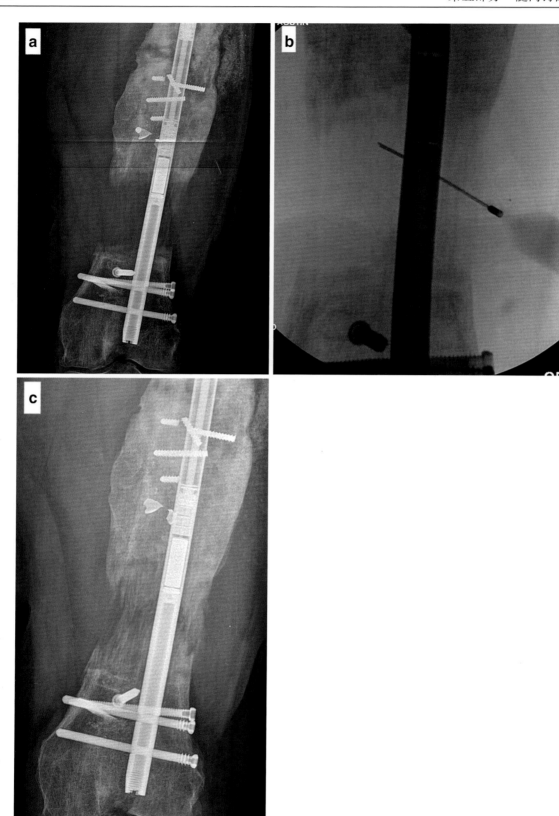

图 21.25   （a）尽管在延长过程中牵张速率非常慢并且经常停顿，但该患者仍然不能产生健壮的再生骨。用克氏针钻孔并注射从髂嵴获得的自体骨髓浓缩物（BMAC）以刺激患者的骨再生。（b）可见注射 BMAC 的针头。（c）这一较小的外科手术干预使患者在几个月内获得了活跃的再生骨

部机制，使股骨髓内钉的牵张力降低了62%，胫骨髓内钉的牵引力降低了90%[26]。总而言之，MRI将"杀死"髓内钉，但不会伤害患者。

腐蚀和后期失效

PRECICE®髓内钉通常在矿化完成时取出，因此，大多数外科医生没有考虑这种内植物的长期影响。依赖于类似设计的MAGEC髓内钉（NuVasive）可以在体内保留数年，这对我们有很多启发。相关报告显示，由于钛磨损颗粒和生物材料进入先前密封齿轮箱的裂纹中，导致内部机制受到腐蚀，全身的血清钛和钒含量明显升高[26]。在许多MAGEC髓内钉中，钛和不锈钢分子的混合导致了制动器的腐蚀和失效[27]。既往使用过的P2髓内钉的切片未见腐蚀迹象，但确实可见有生物碎片进入密封区域，随着时间的推移造成了腐蚀的环境，这为继续早期取出髓内钉的做法提供了论据[28]。Foong等通过分析从患者身上取回的11枚髓内钉，进一步研究了PRECICE®髓内钉的材料磨损情况[29]。研究人员发现，由于改进了内部的防旋机制，P2.1模型的磨损比以前的模型显著减少。髓内钉直径和延长量与磨损的严重程度无关。作者的结论是，由于没有制动器断裂，PRECICE®的磨损与MAGEC系统相比显得微不足道。

加压髓内钉与分期延长

PRECICE®髓内钉还可以在加压模式下用于治疗难治性骨折[30]或对长骨骨不连提供持续加压[16, 20]。这项技术需要对髓内钉的伸缩部分预牵张10~13mm，以创造加压空间。一旦骨不连得以矿化，可在休眠（"睡美人"）髓内钉周围行截骨术，使髓内钉延长。个人经验提示与我们所习惯的PRECICE®股骨延长术相比，其再生质量较差，突出了截骨技术的重要性。在现有髓内钉周围截骨联合髓内钉延长术（LON）的方法可以用于纠正创伤后肢体短缩。该技术包括在已有髓内钉周围仔细进行去皮质化。作者发现BHI迟滞，达52天/cm，这强化了缓慢牵张的必要性[31]（图21.26）。

结论

采用内延长髓内钉的Ilizarov方法是一种实现肢体平衡的可靠方法。肢体长度差异是对线的一个组成部分，外科医生必须熟悉对畸形的术前评估（临床和影像学），以便提出适当的策略。此外，经治的外科医生必须熟悉与肢体延长相关的多种并发症，其中一些是PRECICE®髓内钉所特有的。然而，通过降低其复杂性，这种使用髓内钉延长的能力可以改善患者的体验和外科医生手术操作的能力。

图 21.26　男性患者，28 岁，股骨骨不连，肢体短缩 10cm。（a）在置入前，将髓内钉预牵张 15mm（箭头），以便在骨不连部位逐渐加压。（b）髓内钉加压 10mm，明显短缩（白色箭头），远端锁定钉弯曲（白色箭头）（此处图中有误，远端螺钉标记的箭头也为白色），表明骨接触较强。（c）一旦骨愈合完成，就要在"休眠髓内钉"周围进行截骨术以牵张成骨。（d）先前加压的髓内钉功能良好，延长速率为 1mm/ 天，但再生骨形成较少。（e）延长速率减慢，骨成形术部位延迟愈合，总长度达 5cm。（f）采用股骨远端骨成形术，扩髓并更换逆行髓内钉，以延长缺失的 5cm 和矫正部分先天性股骨远端外翻畸形。之前延长的部位需要用单皮质钢板固定加以保护，以防止在此受损区域进一步分离。（g）以 1mm/ 天进行牵张，远端骨成形术部位产生典型的健壮骨再生，并恢复正常的肢体长度。（h）侧位 X 线片显示两个骨成形术部位均早期愈合

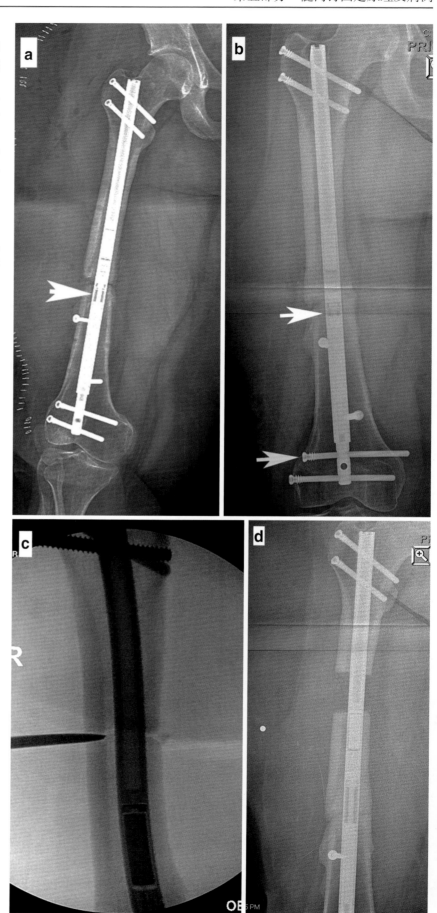

图 21.26　（续）

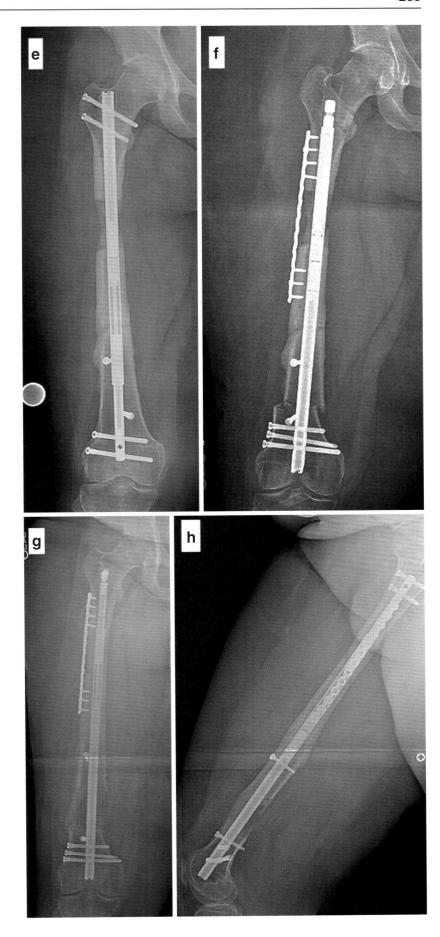

参考文献

[1] Ilizarov GA. The tension-stress effect on the genesis and growth of tissues. Part I. The influence of stability of fixation and soft-tissue preservation. Clin Orthop Relat Res. 1989;238:249–281.

[2] Kenawey M, Krettek C, Liodakis E, Wiebking U, Hankemeier S. Leg lengthening using intramedullary skeletal kinetic distractor: results of 57 consecutive applications. Injury. 2011;42(2):150–155.

[3] Mahboubian S, Seah M, Fragomen AT, Rozbruch SR. Femoral lengthening with lengthening over a nail has fewer complications than intramedullary skeletal kinetic distraction. Clin Orthop Relat Res. 2012;470(4):1221–31. 4.

[4] Fragomen AT, Rozbruch SR. Retrograde magnetic internal lengthening nail for acute femoral deformity correction and limb lengthening. Expert Rev Med Devices. 2017;14(10):811–820.

[5] Fragomen AT, Kurtz AM, Barclay JR, Nguyen J, Rozbruch SR. A comparison of femoral lengthening methods favors the magnetic internal lengthening nail when compared with lengthening over a nail. HSS J. 2018;14(2):166–176.

[6] Iobst CA, Rozbruch SR, Nelson S, Fragomen A. Simultaneous acute femoral deformity correction and gradual limb lengthening using a retrograde femoral nail: technique and clinical results. J Am Acad Orthop Surg. 2018;26(7):241–250.

[7] Hammouda AI, Standard SC, Robert Rozbruch S, Herzenberg JE. Humeral lengthening with the PRECICE magnetic lengthening nail. HSS J. 2017;13(3):217–223.

[8] Furmetz J, Kold S, Schuster N, Wolf F, Thaller PH. Lengthening of the humerus with intramedullary lengthening nails-preliminary report. Strategies Trauma Limb Reconstr. 2017;12(2):99–106.

[9] Hammouda AI, Jauregui JJ, Gesheff MG, Standard SC, Conway JD, Herzenberg JE. Treatment of post-traumatic femoral discrepancy with PRECICE magnetic-powered intramedullary lengthening nails. J Orthop Trauma. 2017;31(7):369–374.

[10] Hammouda AI, Jauregui JJ, Gesheff MG, Standard SC, Herzenberg JE. Trochanteric entry for femoral lengthening nails in children: is it safe? J Pediatr Orthop. 2017;37(4):258–264.

[11] Wagner P, Burghardt RD, Green SA, Specht SC, Standard SC, Herzenberg JE. PRECICE® magnetically-driven, telescopic, intramedullary lengthening nail: pre-clinical testing and first 30 patients. SICOT J. 2017;3:19.

[12] Wiebking U, Liodakis E, Kenawey M, Krettek C. Limb lengthening using the PRECICE(TM) nail system: complications and results. Arch Trauma Res. 2016;5(4):e36273.

[13] Karakoyun O, Sokucu S, Erol MF, Kucukkaya M, Kabukcuoglu YS. Use of a magnetic bone nail for lengthening of the femur and tibia. J Orthop Surg (Hong Kong). 2016;24(3):374–378.

[14] Tiefenboeck TM, Zak L, Bukaty A, Wozasek GE. Pitfalls in automatic limb lengthening - First results with an intramedullary lengthening device. Orthop Traumatol Surg Res. 2016;102(7):851–855.

[15] Laubscher M, Mitchell C, Timms A, Goodier D, Calder P. Outcomes following femoral lengthening: an initial comparison of the Precice intramedullary lengthening nail and the LRS external fixator monorail system. Bone Joint J. 2016;98-B(10):1382–1388.

[16] Fragomen AT, Wellman D, Rozbruch SR. The PRECICE magnetic IM compression nail for long bone nonunions: a preliminary report. Arch Orthop Trauma Surg. 2019;139(11):1551–1560.

[17] Schiedel FM, Vogt B, Tretow HL, Schuhknecht B, Gosheger G, Horter MJ, et al. How precise is the PRECICE compared to the ISKD in intramedullary limb lengthening? Reliability and safety in 26 procedures. Acta Orthop. 2014;85(3):293–298.

[18] Kirane YM, Fragomen AT, Rozbruch SR. Precision of the PRECICE internal bone lengthening nail. Clin Orthop Relat Res. 2014;472(12):3869–3878.

[19] Paley D. PRECICE intramedullary limb lengthening system. Expert Rev Med Devices. 2015;12(3):231–249.

[20] Fragomen AT. Transitioning to an intramedullary lengthening and compression nail. J Orthop Trauma. 2017;31(Suppl 2):S7–S13.

[21] Landge V, Shabtai L, Gesheff M, Specht SC, Herzenberg JE. Patient satisfaction after limb lengthening with internal and external devices. J Surg Orthop Adv. 2015;24(3):174–179.

[22] Fragomen AT, Fragomen FR. Distal femoral flexion deformity from growth disturbance treated with a twolevel osteotomy and internal lengthening nail. Strategies Trauma Limb Reconstr. 2017;12(3):159–167.

[23] Muthusamy S, Rozbruch SR, Fragomen AT. The use of blocking screws with internal lengthen-ing nail and reverse rule of thumb for blocking screws in limb lengthening and deformity correction surgery. Strategies Trauma Limb Reconstr. 2016;11(3):199–205.

[24] Paley D, Tetsworth K. Mechanical axis deviation of the lower limbs. Preoperative planning of uniapical angular deformities of the tibia or femur. Clin Orthop Relat Res. 1992;(280):48–64.

[25] Gomez C, Nelson S, Speirs J, Barnes S. Magnetic intramedullary lengthening nails and MRI compatibility. J Pediatr Orthop. 2018;38(10):e584–e587.

[26] Yilgor C, Efendiyev A, Akbiyik F, Demirkiran G, Senkoylu A, Alanay A, et al. Metal ion release during growth-friendly instrumentation for early-onset scoliosis: a preliminary study. Spine Deform. 2018;6(1):48–53.

[27] Panagiotopoulou VC, Tucker SK, Whittaker RK, Hothi HS, Henckel J, Leong JJH, et al. Analysing a mechanism of failure in retrieved magnetically controlled spinal rods. Eur Spine J. 2017;26(6):1699–1710.

[28] Panagiotopoulou VC, Davda K, Hothi HS, Henckel J, Cerquiglini A, Goodier WD, et al. A retrieval analysis of the Precice intramedullary limb lengthening system. Bone Joint Res. 2018;7(7):476–484.

[29] Foong B, Panagiotopoulou VC, Hothi HS, Henckel J, Calder PR, Goodier DW, et al. Assessment of material loss of retrieved magnetically controlled implants for limb lengthening. Proc Inst Mech Eng H. 2018;232(11):1129–1136.

[30] Watson JT, Sanders RW. Controlled compression nailing for at risk

humeral shaft fractures. J Orthop Trauma. 2017;31(Suppl 6):S25–S28.

[31]Kim HJ, Fragomen AT, Reinhardt K, Hutson JJ Jr, Rozbruch SR. Lengthening of the femur over an existing intramedullary nail. J Orthop Trauma. 2011;25(11):681–684.